Aufbau des Rehabilitationsverlaufs

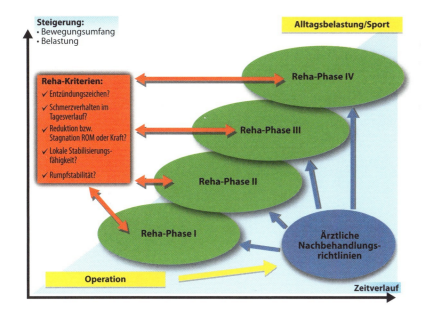

D1721198

Grundsätze zum Rehabilitationsverlauf

▌ Aus den Faktoren **Persönlichkeit des Patienten** (seinen Nebenerkrankungen, vorhandener Sport-erfahrung etc.) und **Operation** (Technik, Material, Komplikationen etc.) ergibt sich der zeitliche Aufbau der ärztlichen Nachbehandlungsrichtlinien und somit die Progression der Rehabilitations-phasen.

▌ Wesentlich sind ständige Befunderhebung, Abgleich mit dem Istzustand und Adaptation der Therapieinhalte durch den Therapeuten!

▌ Im Rehabilitationsverlauf orientiert sich die zeit- und kriterienabhängige Steigerung der Belastung und des Bewegungsumfangs an den ärztlichen Nachbehandlungsrichtlinien!

▌ Die Rehabilitationskriterien müssen ständig überprüft werden – besonders bei Steigerung der Belastung!

▌ Mit Hilfe der ICF-Kriterien werden zusätzlich spezifische Ziele für jede Phase der Rehabilitation gesetzt, und deren Erfüllung wird beurteilt.

▌ Die Therapieinhalte der einzelnen Reha-Phasen müssen in engem Abgleich mit den ärztlichen Nachbehandlungsrichtlinien angewendet werden!

Merkmale der Rehabilitationsphasen

Phase	Merkmale
Phase I	postoperative Akutphase
Phase II	Schrittweise Erweiterung des Bewegungsausmaßes
Phase III	und Aufbau der Belastung (Progression)
Phase IV	Bewegungsausmaß und Belastung sind freigegeben

A. B. Imhoff ▪ K. Beitzel ▪ K. Stamer ▪ E. Klein

Rehabilitationskonzepte in der orthopädischen Chirurgie

A.B. Imhoff   K. Beitzel
K. Stamer   E. Klein (Hrsg.)

Rehabilitationskonzepte in der orthopädischen Chirurgie

- **OP-Verfahren im Überblick**
- **Physiotherapie**
- **Sporttherapie**

Mit 543 farbigen Abbildungen

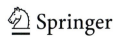

Prof. Dr. med. Andreas B. Imhoff
Vorstand Abteilung für Sportorthopädie
Technische Universität München
Klinikum rechts der Isar
Connolly Straße 32
80809 München

Dr. med. Knut Beitzel
Abteilung für Sportorthopädie
Technische Universität München
Klinikum rechts der Isar
Connolly Straße 32
80809 München

Knut Stamer (Physiotherapeut)
Medical Park St. Hubertus GmbH & Co. KG
Sonnenfeldweg 29
83707 Bad Wiessee

Elke Klein (Physiotherapeutin)
Medical Park St. Hubertus GmbH & Co. KG
Sonnenfeldweg 29
83707 Bad Wiessee

ISBN 978-3-642-13275-9 Springer-Verlag Berlin Heidelberg New York

Bibliografische Information Der Deutschen Nationalbibliothek
Die Deutsche Nationalbibliothek verzeichnet diese Publikation
in der Deutschen Nationalbibliografie; detaillierte bibliografische Daten
sind im Internet über http://dnb.d-nb.de abrufbar.

Springer Medizin
Springer-Verlag GmbH, ein Unternehmen von Springer Science+Business Media

springer.de

© Springer-Verlag Berlin Heidelberg 2010
Printed in Germany

Planung: Dr. med. Gertrud Volkert, Marga Botsch
Redaktion: Petra Elster, Natalie Brecht
Herstellung: Klemens Schwind
Umschlaggestaltung: deblik, Berlin
Satz: K + V Fotosatz GmbH, Beerfelden
Druck und Bindung: Stürtz GmbH, Würzburg

SPIN 12679843   105/7231-5 4 3 2 1 0 – Gedruckt auf säurefreiem Papier

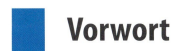

Vorwort

Die Idee zu diesem Buch entstand vor vielen Jahren aus der täglichen Zusammenarbeit mit den Physiotherapeuten am frisch operierten Patienten. Wir wollten ein praktisch erprobtes Handbuch, das auf der einen Seite die relevanten operativen und skizzierten Schritte einer Operation kurz und auf der anderen Seite die wichtigsten physiotherapeutischen Phasen einfach, verständlich und bildlich darstellt.

In einem Team von Physiotherapeuten, Ergotherapeuten, Orthopädietechnikern, Sozialpädagogen und Ärzten müssen die Behandlungspfade definiert, die Leitlinien für alle und auch für den Patienten im Zentrum des Teams verständlich und nachvollziehbar sein. Sie müssen auch nach der aktuellen Zeit in der ersten operativen Klinik noch gelten, wenn die weitere Therapie stationär oder ambulant in einem spezialisierten Rehabilitationszentrum oder bei freiberuflichen Physiotherapeuten durchgeführt wird. Wir haben uns deshalb auf die wichtigsten und häufigsten Operationstechniken an der oberen und der unteren Extremität sowie der Wirbelsäule beschränkt.

Unsere intensive Zusammenarbeit mit den Physiotherapeuten und Ärzten der Kliniken der Medical Park-Gruppe war die Grundlage, die wir zu einem praktischen Handbuch erweitern konnten. Frau Dr. Trudi Volkert, ehemalige Lektorin des Springer Verlages, und Herr Dr. Hubert Hörterer, ehemaliger Chefarzt der Klinik Medical Park St. Hubertus, hatten uns in den Anfängen immer wieder stark unterstützt und ermuntert, damit dieses einzigartige Werk entstehen konnte. Wir sind beiden sehr zu Dank verpflichtet. Große Unterstützung in der Entstehung und Gestaltung erhielten wir auch von Prof. Thomas Wessinghage, dem jetzigen Ärztlichen Direktor der Klinik Medical Park Bad Wiessee St. Hubertus mit seinen Mitarbeitern Knut Stamer und Elke Klein. Allerdings konnte das Buch erst dank der großzügigen finanziellen Unterstützung durch Herrn Hartmut Hain, Vorstandsvorsitzender der Medical Park AG erscheinen. Auch bei ihm möchten wir uns sehr bedanken.

Ein weiterer Dank geht auch an Burkhard Schulz, Fotograf, und an Kathrin Schöffmann, unser Model, die in unendlich vielen Sessionen die einzelnen physiotherapeutischen Schritte festgehalten und mit bildlichem Leben erfüllt haben, sowie an den Illustrator Rüdiger Himmelhan, für das Anfertigen der Zeichnungen. Bedanken möchten wir uns auch bei Prof. Maximilian Rudert und Dr. Michael Ulmer, die mit ihrem Fachwissen bei einzelnen Kapiteln mitgeholfen haben sowie bei Klaus Remuta, Dipl.-Sportwissenschaftler für seine Unterstützung bei der Erstellung der Praxisanleitungen für Phase 4.

Das Handbuch soll allen Teammitgliedern, die in den verschiedenen postoperativen Phasen den Patienten begleiten, eine wertvolle Hilfe, ein Hilfsmittel und ein Handbuch sein und als Leitlinie dienen, ohne dass die Empfehlungen des Operateurs und persönliche Erfahrungen der Therapeuten zu kurz kommen.

München, im Juli 2010
Für die Herausgeber   Andreas Imhoff

Inhaltsverzeichnis

C Wirbelsäule

Hinweis

Detailliert bebilderte Anleitungen zu **Eigenübungen**, die Sie Ihren Patienten als „Hausaufgaben" mitgeben können, finden Sie gebrauchsfertig aufbereitet im Internet:

http://www.springer.com/978-3-642-13275-9

Einleitung

Idee des Buches

Ziel dieses Buches ist ein individualisiert anwendbarer, kompakter und trotzdem umfassender Überblick über Nachbehandlungsempfehlungen.

Es besteht schon seit Langem ein Konsensus über den hohen Stellenwert der Nachbehandlung nach operativen Eingriffen in der Sportorthopädie. Ebenso wie es gilt, die Operationsverfahren und angewandten Techniken ständig zu optimieren, sollte auch die Nachbehandlung fortlaufend evaluiert, den neuen Erkenntnissen angepasst und verbessert werden. Ein optimales Behandlungsergebnis ist nur bei sehr guter Diagnosestellung, perfekter operativer Versorgung und einer optimal verlaufenden Rehabilitation zu erreichen. So kann der Patient das bestmögliche Aktivitätsniveau im Alltag oder auch seine sportliche Leistungsfähigkeit wiedererlangen.

Hierzu ist eine intensive Zusammenarbeit zwischen Patient, Arzt, Therapeut, Pflegepersonal und den weiteren an der Behandlung Beteiligten als Rehabilitationsteam erforderlich. Schon seit Langem arbeiten die Abteilung für Sportorthopädie der TU München und die Rehaklinik Medical Park Bad Wiessee St. Hubertus in einem solchen interdisziplinären Team erfolgreich zusammen. Die hier vorgestellten Empfehlungen sind Ergebnis dieser Zusammenarbeit, bilden die Grundlage unserer Therapiestrategien und der damit verbundenen langjährigen Erfolge.

Das vorliegende Buch soll dem Anwender einen interdisziplinären Überblick der aus unserer Sicht im Rehabilitationsverlauf erforderlichen Maßnahmen aufzeigen. Es versucht alle direkt beteiligten Berufsgruppen in einer ganzheitlichen Ansicht zu integrieren und die entsprechenden Maßnahmen im Verlauf der Rehabilitation anzubieten. Somit hat man zu jedem Zeitpunkt der Rehabilitation ein Konzept vorliegen, welches die Einordnung der momentanen Behandlungssituation und die Planung des weiteren Rehabilitationsverlaufs ermöglicht. Dies soll nicht die individuelle Befunderhebung als Grundlage der Therapiemaßnahmen ersetzen, sondern als Vorschlag und Leitfaden eines Rehabilitationsverlaufs dienen. Ziel ist es die in unserer täglichen Praxis angewendeten Verfahren darzustellen.

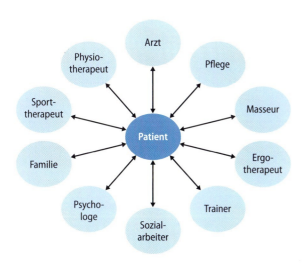

Abb. 1. Aufbau des Rehabilitationsteams

Rehabilitation: Physiotherapie – Medizinische Trainingstherapie – Sportfähigkeit

Im Rahmen des Rehabilitationsprozesses sollte ein breiter therapeutischer Ansatz gewählt werden, welcher versucht, eine Vielzahl von Konzepten und Methoden zu integrieren und sie diagnosespezifisch einzusetzen. Im Mittelpunkt müssen hierbei die Diagnose und das Rehabilitationsstadium stehen.

Schwerpunkte in unseren Rehabilitationskonzepten bilden die Therapieinhalte aus den Bereichen der Physiotherapie und der Medizinischen Trainingstherapie (MTT). Sie werden durch Maßnahmen aus dem Bereich der Ergotherapie, der Physikalischen Medizin (Massage, Hydrotherapie, Elektrotherapie etc.) und begleitend durch psychologische Maßnahmen ergänzt. Oft ist es aus finanziellen und infrastrukturellen Gründen (stationäre Rehabilitation → erweiterte ambulante Rehabilitation → Heilmittelversorgung) nicht möglich, ein Rehabilitationsteam mit Mitgliedern sämtlicher Bereiche zu besetzen. Hierbei erfüllt der nachbehandelnde Therapeut (meist der Physiotherapeut) die Funktionen aus den unterschiedlichen Therapiebereichen und ermöglicht so ein möglichst großes Spektrum an Therapieinhalten im Sinne einer Komplextherapie.

Zu Beginn des Rehabilitationsprozesses überwiegen Maßnahmen aus den Bereichen der Physikalischen Therapie und der Physiotherapie. Im weiteren Verlauf reduziert sich der Anteil an klassischen krankengymnastischen, ergotherapeutischen und physikalischen Anwendungen, die Maßnahmen der MTT werden entsprechend gesteigert und gewinnen mehr an Bedeutung. Somit ergibt sich ein fließender Übergang über den gesamten Rehabilitationsverlauf, der dann im besten Falle zur Wiederaufnahme des sportspezifischen Trainings oder zur vollen Rückkehr in das Berufsleben führt.

Physiotherapie

Erstes Prinzip bei der Steuerung der Therapiemaßnahmen ist die Beachtung der ärztlich festgelegten und individuell bestehenden Belastungsgrenzen. Diese richten sich primär nach den Phasen der Wund- und Gewebeheilung sowie nach den biomechanischen Eigenheiten der Operationstechnik.

Wund- und Gewebs-heilungsphasen	Therapieschwerpunkte
▌ Akutphase	Ruhe, Hochlagerung, vegetative Therapie, Ernährung
▌ Entzündungs-phase	Vegetative Therapie, Durchblutungsförderung lokal, Schmerz ↓, Matrixbelastung, Manuelle Therapie Stufe I, Propriozeption, Ernährung
▌ Proliferations-phase	O_2 ↑, Mobilisation mit zunehmender Belastung, Manuelle Therapie Stufe II–III, Koordination, Propriozeption, Trainingstherapie
▌ Remodellierungs-phase	Funktionelles Bewegen, Mobilisation, spezifische Belastungen, forcierte Trainingstherapie, sportspezifisches Training

Als *zweites Prinzip* gilt die ständige Beachtung der Entzündungszeichen (Dolor, Tumor, Rubor, Color, Functio laesa) als Hinweis auf eine Überbelastung des Patienten. Ebenfalls zählen hierzu allgemeine Erschöpfungs- und Überlastungssymptome (Müdigkeit, Abgeschlagenheit, Motivationsschwäche etc.), hervorgerufen durch einen zu großen Trainingsumfang oder zu intensiv durchgeführte Therapien. Zugleich ist beim Auftreten der o.g. Symptome ein Infektgeschehen zu bedenken und ggf. auszuschließen.

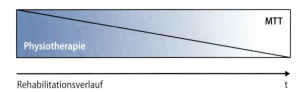

Abb. 2. Verlauf der Behandlungsschwerpunkte

Aufgrund der komplexen Reaktionen und Kompensationsstrategien des Körpers auf Verletzungen, degenerative Schäden und Operationsfolgen sollte im Rahmen der Rehabilitation ein vermehrtes Augenmerk auf sekundäre Dysfunktionen im Sinne der „Ursachen-Folge-Kette" (UFK) gelegt werden. Dies sehen wir als *drittes Prinzip* an, denn hierbei hat jede primäre körperliche Dysfunktion Auswirkungen auf die in einer Wirkungskette verknüpften anderen Bereiche des Körpers. Diese sollten permanent überprüft und ggf. in die Therapie miteinbezogen werden. Einige exemplarische Beispiele von UFKs sind im Anhang zu finden.

Ein wichtiger Faktor in all unseren Nachbehandlungsphasen ist als *viertes Prinzip* die Haltung (Posture). Ein stabiler Rumpf ist die Basis für einen optimalen Kraftfluss in der kinetischen Kette, wodurch erst ein korrekter und kräftiger Extremitäteneinsatz möglich wird. Die Extremitätenkraft wird aus dem Rumpf generiert. Deshalb sollten Haltungsschulung und -verbesserung sowie Koordinations- und Kraftverbesserung des Rumpfes in jeder Rehabilitationsphase integriert werden.

Eine ständige Kommunikation mit dem Patienten und innerhalb des Rehabilitationsteams über die Therapieverfahren, den Therapieverlauf, das Krankheitsgeschehen und die damit verbundenen Aktivitätseinschränkungen gilt als das *fünfte Prinzip*. Hierzu zählt auch die kontinuierliche Aufklärung und Schulung des Patienten über seine Erkrankung und die angewendeten Therapieverfahren (Edukation).

Die 5 Prinzipien der Physiotherapie

▮ Ärztliche Verordnungen und individuelle Belastungsgrenzen
▮ Entzündungs- und Überlastungszeichen
▮ Ursachen-Folge-Ketten (UFK)
▮ Haltung (Posture)
▮ Kommunikation und Edukation

Neben den grundlegenden Prinzipien sollte speziell während der einzelnen physiotherapeutischen Anwendungen ein besonderes Augenmerk auf die nachfolgendenden Behandlungsgrundsätze gelegt werden:

Allgemeine Grundsätze der physiotherapeutischen Behandlung

▮ Subjektive Empfindungen des Patienten
▮ Compliance des Patienten
▮ Lagern in Schmerzfreiheit
▮ Nicht über die individuelle Schmerzgrenze hinweg beüben (maximal Stufe 3–4 der VAS)
▮ Dem Gewebe bei Gewebstechniken für die Wirkung des mechanischen Impulses Zeit lassen, so dass eine Gewebereaktion erfolgen kann
▮ Inhibition/Mobilisation/Stabilisation
▮ Vasoregulation und lymphatische/venöse Abflusswege
▮ Bei akuter neuraler Schmerzsymptomatik erfolgt die Behandlung von distal nach proximal

Medizinische Trainingstherapie

Der MTT liegen neben den bereits für die Physiotherapie genannten Punkten die Prinzipien der allgemeinen Trainingslehre zugrunde. Die maßgebenden Reize für die Dosierung der Trainingsbelastung werden über die Belastungskomponenten gesteuert:

Belastungskomponenten der Medizinischen Trainingstherapie

▮ Intensität
▮ Dichte
▮ Dauer
▮ Umfang
▮ Häufigkeit

Neben den oben genannten Belastungskomponenten ist in der MTT die Bewegungsqualität ein Hauptkriterium der Belastungssteuerung. Nur nach Erreichen einer optimalen Qualität der durchgeführten Bewegung (Bewegungsablauf, -rhythmus und -ausmaß) sollte die Belastung gesteigert werden.

Allgemein werden zunächst Belastungsumfang und -dauer gesteigert, danach erfolgt die Steigerung der Belastungsintensität und -dichte. Ein bedeutender Inhalt der Medizinischen Trainingstherapie ist die Vermittlung von koordinativen Fähigkeiten. Der Patient sollte seine prätraumatisch ökonomischen und koordinierten Bewegungsabläufe wiedererlernen bzw. verbessern. Eventuell zuvor bestandene Defizite können korrigiert und ein Wiederauftreten dieser vermieden werden.

Die einzelnen Therapieinhalte sollten aufeinander aufbauen und eine Progression ermöglichen, durch welche wirksame Belastungsreize gesetzt werden. Diese führen nach entsprechender Pause zur anschließenden superkompensatorischen Adaptation des Organismus. Als Voraussetzungen für eine Trainingstherapiegestaltung ohne schädigende Reize ergeben sich in der MTT folgende Grundsätze:

Grundsätze der Medizinischen Trainingstherapie

▮ Kein Training bei Vorliegen von Entzündungszeichen

▮ Training nur im Bereich der Schmerzfreiheit

▮ Training im Bereich der freien Beweglichkeit

▮ Training im krepitationsfreien Bereich

▮ Training mit Vordehnung erst ab Phase III

▮ Scherbelastungen vermeiden

▮ Angepasste Gewichtsbelastungen (Cave: Überlastung)

▮ Keine schnelle oder explosive Bewegungsausführung (bis einschl. Phase III)

▮ Für mind. 3 Übungstage sollte das Training in den Kraftarten stabil verlaufen, erst dann erfolgt eine Belastungssteigerung

Unter Berücksichtigung der o.g. Grundsätze wird eine Belastungssteigerung nach den folgenden Trainingsprinzipien angestrebt:

Allgemeine Trainingsprinzipien

▮ Leicht nach schwer

▮ Einfach zu komplex

▮ Limitierte zu voller Range of Motion (ROM)

▮ Große zu kleiner Unterstützungsfläche

▮ Stabiler zu labilem Untergrund

▮ Kurzer zu langem Hebel

▮ Langsam zu schnell

▮ Eindimensional zu mehrdimensional

▮ Allgemein zu sportartspezifisch

Neben den passiven und aktiven Anwendungen und Trainingsformen ermöglicht das gerätegestützte Training eine Erweiterung der Trainingsinhalte und -reize. Die Patienten können an den spezifischen Geräten nach einer entsprechenden Einführung und unter ständiger Kontrolle ihr Training selbstständig durchführen. Zusätzlich bietet sich hiermit durch eine insgesamt hohe Wiederholungszahl die Möglichkeit des Automatisierens von Bewegungsabläufen. Regelmäßige Kontrolle und Weiterentwicklung der Übungen, auf Grundlage der Gesetze der Trainings-

lehre, sind jedoch unabdingbar. Der Schwerpunkt sollte in der Trainingstherapie allerdings auf funktionellen, dreidimensionalen Übungsformen liegen, da diese einen höheren koordinativen Anspruch an den Patienten darstellen. Des Weiteren ist das Training in der geschlossenen Kette, unter Einbindung des Rumpfes, möglichst vorzuziehen. Das Training in der offenen Kette ergänzt den funktionellen Ansatz bei alltags- und sportartspezifischen Bewegungen.

Bei der Durchführung des gerätegestützten Trainings sind folgende grundlegende Aspekte zu beachten:

Grundlegende Aspekte des gerätegestützten Trainings

▮ Therapeutische und biomechanische Gesichtspunkte

▮ Positionierung des Widerstandes

▮ Achsengerechte Position des Patienten

▮ Dosierung der Belastungskomponenten

▮ Reduktion belastender Mitbewegungen

▮ Wahl der Bewegungsbahn

▮ Wahl der Ausgangsstellung (ASTE)

▮ Funktionelle Ausrichtung der Trainingsinhalte entsprechend den Rehabilitationsphasen

Die hier aufgezeigten Prinzipien und Grundsätze stellen nur die wichtigste Basis der in der Rehabilitation angewendeten Therapieformen dar. Sie werden durch die jeweils spezifischen Gesichtspunkte der einzelnen Schulen und Theorien der Physio- und Sporttherapie erweitert und erst somit vervollständigt. Im Rahmen dieses Buches ist jedoch nur ein kurzer Überblick der Grundlagen möglich.

Sportfähigkeit

Die Bedeutung der sportlichen Aktivität für die Gesundheit und das allgemeine Wohlbefinden ist heute unbestritten. Zusätzlich haben gerade in der Sportorthopädie viele Patienten den Anspruch, ihre bisher ausgeübten sportlichen Aktivitäten auch nach der operativen Versorgung einer Verletzung oder einer degenerativen Erkrankung wiederaufzunehmen und sich weiterhin körperlich zu betätigen. Im Rehabilitationsverlauf stellt sich entsprechend oft die Frage nach der Möglichkeit und dem Zeitpunkt der Wiederaufnahme einer sportlichen Aktivität.

Auch wenn es z.B. speziell im Bereich der endoprothetischen Versorgung einige Empfehlungen zur sportlichen Betätigung gibt, ist eine Antwort nur unter Berücksichtigung der individuellen Voraussetzungen des Patienten, des zugrunde liegenden Operationsverfahrens und des Rehabilitationsverlaufs möglich. Hierbei hat sich eine intensive Kommunikation innerhalb des Rehabilitationsteams als sehr hilfreich erwiesen.

Richtungsweisend sind nach unserer Ansicht primär die Art der vorliegenden Verletzung/Erkrankung, die durchgeführte Operation, eventuell im Verlauf aufgetretene Komplikationen und möglicherweise bestehende Zusatzerkrankungen. Ebenfalls ist von großer Bedeutung, ob der Patient eine Sportart beginnen möchte, die er zuvor intensiv betrieben hat, oder ob er diese neu erlernen möchte („Life time-Sportler"/„Wiedereinsteiger"/„Beginner"). Dies beeinflusst drastisch die Eignung einer Sportart für den jeweiligen Patienten.

Es sollte jedoch immer die Möglichkeit in Betracht gezogen werden, dass eine Sportart auch modifiziert ausgeübt werden kann (Schontechnik im alpinen Skilauf, Schwungadaptation Golf, keine Teilnahme an Wettkämpfen etc.).

In unserer täglichen Praxis haben sich die folgenden zusätzlichen Kriterien mit Blick auf die angestrebte Sportart bewährt:

Kriterien zur Wiederaufnahme der sportlichen Betätigung

❚ Abwesenheit von Entzündungs- und Überlastungszeichen
❚ Zu erwartende Stabilität der verwendeten Implantate, Fixationen bzw. Rekonstruktionen
❚ Ausreichende schmerzfreie passive und aktive Beweglichkeit
❚ Ausreichende muskuläre und ligamentäre Stabilisationsfähigkeit (Abwesenheit von Ausweichbewegungen)
❚ Ausreichend vorhandene konditionelle Eigenschaften (besonders Koordination, Kraft, Ausdauer)
❚ Allgemeine Sportfähigkeit in Bezug auf Nebenerkrankungen
❚ Angepasste Motivation des Patienten und Verständnis für die eventuell vorliegenden Risiken und Grenzen der angestrebten Sportart (z. B. bei Endoprothesen)

Oft sieht der Patient die Zeit bis zur Sportfähigkeit als den entscheidenden Faktor an, diese sollte jedoch zweitrangig sein. Primär ist die Erfüllung der oben genannten Kriterien, daraus ergibt sich dann ein optimaler Zeitpunkt zur Wiederaufnahme der sportlichen Betätigung. Somit sind die erkrankungsbedingte Gefahr einer Verletzung oder Schäden durch Überlastung möglichst gering.

Im Idealfall begleitet das Rehabilitationsteam den Patienten bis zum Beginn des sportartspezifischen Trainings und zur Wiedereingliederung in den Trainingsprozess. Gerade bei Freizeit- und Amateursportlern zeigten sich Erfolge durch die Anwendung des Medical Park Re-SPORTS-Konzepts®. Hier werden die Patienten durch speziell ausgebildete Therapeuten, Trainer und Ärzte in bestimmte Sportarten (alpiner Skilauf, Golf etc.) integriert. Durch intensive Informationsmaßnahmen, Aufzeigen spezifischer Technikadaptationen, Bereitung optimaler Umgebungsbedingungen und mentaler Begleitung ist es somit auch wenig sporterfahrenen Patienten möglich, eine Sportart neu zu erlernen oder wieder zu beginnen.

In den hier vorgestellten Nachbehandlungsrichtlinien finden sich entsprechend abgestufte Empfehlungen. Nach Erlangung der vollen Belastungsfähigkeit kann die Wiedereingliederung in die gewünschte Sportart über die grundlegenden Alltagssportarten Laufen, Schwimmen und Radfahren beginnen. Hieran schließt sich die Aufnahme des Trainings sportartspezifischer Belastungsformen an. Hierbei können gezielt Bewegungsformen der angestrebten Sportart unter Schonung der operativ versorgten Körperabschnitte oder unter Technikmodifikation geübt und wiedererlernt werden. Erst im weiteren Verlauf kann die Belastung insoweit gesteigert werden, dass die volle Trainingsfähigkeit gegeben ist.

Unter Kontakt- und Risikosportarten verstehen wir Sportarten mit einem erhöhten Verletzungsrisiko. Dies ist insbesondere bei Spielsportarten mit Gegenspielerkontakt (Handball, Fussball etc.), aber auch z. B. im alpinen Skilauf gegeben. Diese sollten erst im späteren Rehabilitationsverlauf aufgenommen werden und benötigen eine intensive Vorbereitung über ein angepasstes sportartspezifisches Training.

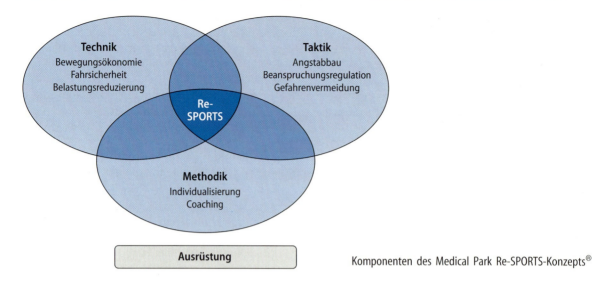

Komponenten des Medical Park Re-SPORTS-Konzepts®

ICF-Modell: Zielsetzung und Planung des Rehabilitationsverlaufes

Ziel der operativen Versorgung und Rehabilitation in der Sportorthopädie ist die bestmögliche Wiederherstellung der alltäglichen und sportlichen Leistungsfähigkeit des Patienten. Somit besteht das Hauptziel eines Rehabilitationsprogrammes darin, eine Umgebung zu schaffen, in der verschiedene Prozesse der Wundheilung optimal stattfinden können und alle negativen und behindernden Faktoren eliminiert werden.

Aus unserer Sicht beginnt die Zieldefinition und Planung des Rehabilitationsprozesses bereits mit der primären Diagnosestellung und Therapieentscheidung. Zu diesem Zeitpunkt werden in enger Zusammenarbeit der Teammitglieder und des Patienten (als vollwertiges Teammitglied) die Behandlungs- und Rehabilitationsziele festgelegt. Die Hoffnungen und Ansprüche des Patienten sollten durch Information und Aufklärung an die zu erwartende Behandlungs- bzw. Rehabilitationsprognose angepasst werden.

Als Grundlage der Zielfindung in der Rehabilitation wurde im Jahre 2001 die Internationale Klassifikation der Funktionsfähigkeit, Behinderung und Gesundheit (ICF) durch die WHO eingeführt. Sie ermöglicht eine ganzheitliche Betrachtung des Rehabilitationsprozesses, welche die Bereiche Körperfunktion/-struktur, Aktivität und Teilhabe erfasst. Hieran sollten sich die Rehabilitationsziele orientieren, um nicht nur den verletzten bzw. operierten Körperabschnitt, sondern den Patienten in seiner Gesamtheit zu erfassen und so die Behandlung zu optimieren.

Auf Basis der ICF und in Zusammenschau der vorliegenden Erkrankung/Verletzung, den Erwartungen des Patienten, dem erreichbaren Operationsergebnis und den zur Verfügung stehenden Ressourcen werden realistische und klar definierte Rehabilitationsziele festgelegt. Diese teilen sich entsprechend des phasenförmigen Rehabilitationsverlaufes in Fern- und Zwischenziele auf. Zusätzlich lassen sich für jede einzelne Therapiemaßnahme spezifische Nahziele definieren.

Die vorgegebenen ärztlichen Nachbehandlungsrichtlinien haben einen bedeutenden Einfluss auf die Planung und Zielsetzung. Sie geben Zeiträume vor, in denen physiologische Heilungsprozesse ermöglicht und Überlastungen vermieden werden müssen. Der Nachbehandlungsverlauf richtet sich jedoch nicht nur nach diesen zeitlichen Vorgaben, sondern berücksichtigt weiterhin das individuelle Rehabilitations-

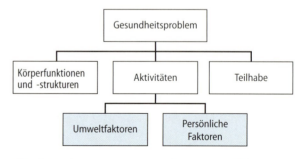

Abb. 3. Struktur der International Classification of Functionalities (ICF)

potenzial, die Fähigkeiten und erworbenen Fertigkeiten des Patienten.

Aufgrund dessen bevorzugen wir ein kombiniertes „zeit-" und „symptombasiertes" Vorgehen. Angelehnt an die definierten Ziele und den Ist-Zustand sollte der Rehabilitationsverlauf permanent symptombasiert evaluiert und evtl. adaptiert werden. Auf diese Weise ist eine stärkere Individualisierung des Rehabilitationsprozesses möglich. Dieses Vorgehen erfordert einen intensiven Informationsaustausch der beteiligten Teammitglieder und fortlaufende Information des Patienten. *Da die Nachbehandlungsrichtlinien entsprechend des Operationsverlaufes und dessen spezifischer Eigenheiten jeweils vom behandelnden Arzt festgelegt werden, darf eine Adaptation jedoch nur nach Rücksprache mit diesem erfolgen!*

In den aufgezeigten Rehabilitationskonzepten und Nachbehandlungsrichtlinien finden sich entsprechende Zielstellungen und Kriterienvorschläge, die aus unserer Sicht in den jeweiligen Phasen notwendig sind. Sie sollten als Vorschlag angesehen und entsprechend den individuellen Bedürfnissen angepasst werden.

A Obere Extremität

Strategie der Rehabilitation der oberen Extremität (Phase I–IV)

▮ Sicherung des OP-Ergebnisses:
  – Patientenedukation
  – Anatomische, biomechanische, patho- und neurophysiologische Kenntnisse (Wundheilungsphasen, Regenerationszeiten der Gewebe)
  – Kenntnisse der OP-Verfahren
  – Compliance des Patienten/Athleten.

▮ Verbesserung der Mobilität des Schulter- und skapulothorakalen Gelenks sowie der umliegenden Strukturen.

▮ Inhibition falscher Muskelrekrutierungen.

▮ Skapulasetting (static control und dynamic control).

▮ Humeruskopfzentrierung.

▮ Sensomotorik/Koordination/Feinkoordination von Auge-Hand.

▮ Rumpfstabilität.

▮ Koordination der gesamten Schultergürtelmuskulatur unter Einbindung des Rumpfes entlang der gesamten kinetischen Kette.

▮ Training: Kraft, Ausdauer und Schnelligkeit des gesamten Schultergürtels/Rumpf (s. Reha-Phase IV).

▮ Werfen, Stoßen.

▮ Alltags- und sportartspezifisches Training.

Gewichtung der Therapieinhalte im Phasen-Verlauf

	Phase II	Phase III	Phase IV
▮ Physiotherapie	**35%**	**15%**	**5%**
▮ Sensomotorik	25%	30%	25%
▮ Krafttraining	10%	25%	35%
▮ Sportartspezifisches Training	10%	10%	25%
▮ Training lokaler Stabilisatoren	20%	20%	10%

Trainingsinhalte der Sporttherapie der oberen Extremität

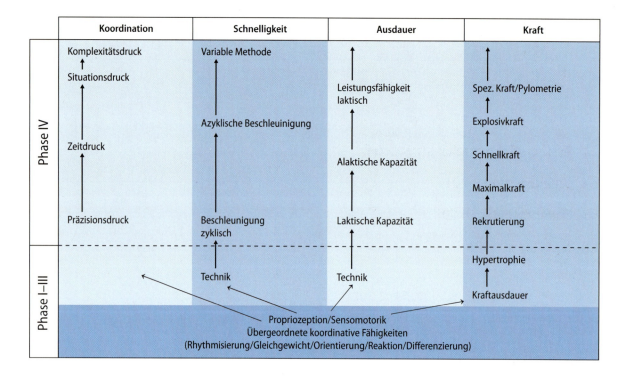

▎ Die Inhalte gliedern sich in die vier konditionellen Bereiche Koordination/Schnelligkeit/Ausdauer/Kraft.

▎ Jeder Bereich beginnt mit der Propriozeption bzw. Sensomotorik und endet nach Durchlauf aller Phasen. Es sollte möglichst kein Punkt übersprungen werden.

▎ Zusätzlich sind die Bereiche parallel verbunden, d.h., zum Inhalt im Bereich Kraft gehört der Inhalt auf der gleichen Ebene von Ausdauer, Koordination und Schnelligkeit.

1 Schulter: OP-Verfahren/Nachbehandlung

1.1 Muskel-/Sehnenrekonstruktionen

Rekonstruktionen der Rotatorenmanschette

Grundsätzlich erfolgt die Rekonstruktion der unterschiedlich lokalisierten Sehnendefekte nach der gleichen Operationstechnik. Es ergeben sich jedoch Modifikationen je nach Größe und Lage des Defektes. Man unterscheidet die *partielle* von *der kompletten Sehnenruptur*, wobei Komplettruptur den vollständige Durchriss der Sehne von artikulärseitig bis bursaseitig bedeutet. (*Cave:* Eine Aussage über die Rupturgröße ist hierbei noch nicht definiert!) Die Lage der Läsion kann unterschieden werden in: *anterior, anterosuperior, superior, postero-superior.*

Indikation

▪ Akute traumatische Läsion der Sehnen der Rotatorenmanschette (RM) [M. supraspinatus (SSP), M. infraspinatus (ISP), M. teres minor (TM), M. subscapularis (SSC)].

▪ Degenerative Läsionen der Sehnen der Rotatorenmanschette.

▪ Traumatische Schulterluxation mit Ruptur der Rotatorenmanschette.

OP-Technik

▪ Allgemeinnarkose und Skalenuskatheter zur regionalen Analgesie (verbleibt ca. 3 Tage postoperativ).

▪ Arthroskopie über den dorsalen Standardzugang zur Beurteilung der vorliegenden artikulärseitigen Pathologie. Intraartikuläre Versorgung von Läsionen des SSC durch Release der Sehne und Refixation mittels Fadenankern entsprechend des Läsionsausmaßes. Bei zusätzlicher Läsion der langen Bizepssehne kann zusätzlich eine arthroskopische Tenodese der Sehne mit Refixation mittels Fadenanker erfolgen.

▪ Wechsel in den subakromialen Raum, Bursektomie, Denervierung, elektrothermische Blutungsstillung und subakromiale Dekompression mit dem Shaver (bei Akromion Typ III).

▪ Darstellung der bursaseitigen Sehnenläsion, Mobilisation der Sehnen, Lösung von Verwachsungen und Anfrischen des Insertionsortes am Tub. majus bzw. minus.

(Bei der Mini-Open-Technik erfolgt dieser Schritt über einen ca. 4 cm langen Hautschnitt mit Split des M. deltoideus.)

▪ Anschlingen und Refixation der Sehnen mittels Fadenankern.

▪ Evtl. zusätzliche Sicherung der Rekonstruktion durch eine zweite laterale Fadenankerreihe bei Double-Row-Technik zur Vergrößerung der Insertionsfläche.

▪ Bei zusätzlicher Bizepssehnenpathologie: Fixation der zuvor proximal abgetrennten Sehne mit Fadenanker (LBS-Tenodese) bzw. Annaht der Sehne (Weichteiltenodese) im Sulcus bicipitalis. Alternativ kann die Sehne auch nur am Ursprungsort abgelöst werden (LBS-Tenotomie).

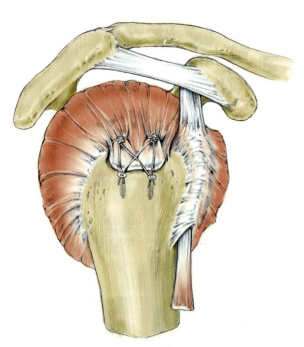

Rekonstruktion des M. supraspinatus und infraspinatus in Doppelreihentechnik

Nachbehandlung

Rekonstruktion der anterioren RM-Läsion (SSC)	
Schulterabduktions-Orthese in 15° Abduktion (z.B. medi® SAS 15) für 4–6 Wochen	
Phase	**Bewegungsausmaße und erlaubte Belastungen**
I	*1.–3. postoperative Woche:* – Passive Abd/Add: 90°/15°/0° – Passive Flex/Ext: 90°/15°/0° – Passive IR/AR: frei/0°/0 – Aktiv-ass. AR: bis 0°
II	*4.–6. postoperative Woche:* – Aktiv-ass. Abd/Add: 90°/15°/0° (passiv: frei) – Aktiv-ass. Flex/Ext: 90°/15°/0° (passiv: frei) – Passive IR/AR: frei/0°/0° – Aktiv-ass. AR: bis 0°
III	*ab 7. postoperativer Woche:* Freie aktiv-ass. Beweglichkeit
	ab 9. postoperativer Woche: Freie aktive Beweglichkeit
	ca. ab 12. postoperativer Woche: Joggen
IV	*ca. 4 Monate postoperativ:* Radfahren, Schwimmen (kein Armzug über Kopf; z.B. keine Kraul- und Delphintechnik)
	ca. 6 Monate postoperativ: Sportartspezifisches Training nach ärztlicher Rücksprache (z.B. Beginn Golf/Tennis/Ski)
	ca. 9 Monate postoperativ: Kontakt- und Risikosportarten

Rekonstruktion der antero-superioren RM-Läsion (SSC und SSP)	
Schulterabduktions-Orthese in 30° Abduktion (z.B. medi® SAK) für 4–6 Wochen	
Phase	**Bewegungsausmaße und erlaubte Belastungen**
I	*1.–3. postoperative Woche:* – Passive Abd/Add: 90°/30°/0° – Passive Flex/Ext: 90°/30°/0° – Passive IR/AR: frei/0°/0° – Aktiv-ass. AR: bis 0°
II	*4.–6. postoperative Woche:* – Passive Abd/Add: frei/30°/0° – Aktiv-ass. Abd/Add: 90°/30°/0° – Passive Flex/Ext: frei/30°/0° – Aktiv-ass. Flex/Ext: 90°/30°/0° – Passive IR/AR: frei/0°/0° – Aktiv-ass. AR: bis 0°
III	*ab 7. postoperativer Woche:* Freie aktiv-ass. Beweglichkeit
	ab 9. postoperativer Woche: Freie aktive Beweglichkeit
	ca. ab 12. postoperativer Woche: Joggen
IV	*ca. 4 Monate postoperativ:* Radfahren, Schwimmen (kein Armzug über Kopf; z.B. keine Kraul- und Delphintechnik)
	ca. 6 Monate postoperativ: Sportartspezifisches Training nach ärztlicher Rücksprache (z.B. Golf)
	ca. 9 Monate postoperativ: Kontakt- und Risikosportarten (z.B. Tennis)

Rekonstruktion der superioren und postero-superioren RM-Läsion (SSP, SSP und ISP) Schulterabduktions-Orthese in 30° Abduktion (z. B. medi® SAK) für 4–6 Wochen		
Phase	**Bewegungsausmaße und erlaubte Belastungen**	
I	*1.–3. postoperative Woche:*	– Passive Abd/Add: 90°/30°/0° – Passive Flex/Ext: 90°/30°/0° – Passive IR/AR in 30° Abduktionsstellung: frei
II	*4.–6. postoperative Woche:*	– Passive Abd/Add: frei/30°/0° – Aktiv-ass. Abd/Add: 90°/30°/0° – Aassive Flex/Ext: frei/30°/0° – Aktiv-ass. Flex: bis 90° – Aktiv-ass. IR/AR: in Abduktionsstellung: frei
III	*ab 7. postoperativer Woche:*	Freie aktiv-ass. Beweglichkeit
	ab 9. postoperativer Woche:	Freie aktive Beweglichkeit
	ca. ab 12. postoperativer Woche:	Joggen
IV	*ca. 4 Monate postoperativ:*	Radfahren, Schwimmen (kein Armzug über Kopf; z. B. keine Kraul- und Delphintechnik)
	ca. 6 Monate postoperativ:	Sportartspezifisches Training (Beginn z. B. Tennis und Golf nach ärztlicher Rücksprache)
	ca. 9 Monate postoperativ:	Kontakt- und Risikosportarten

Latissimus dorsi-Transfer

Indikation

▮ Nicht rekonstruierbare superiore und postero-superiore Defekte der RM des aktiven Patienten mit ausgeprägten Funktions- und Bewegungseinschränkungen (keine Arthrosezeichen und intakter M. subscapularis).

OP-Technik

▮ Antero-lateraler Hautschnitt mit Split des M. deltoideus zwischen Pars anterior und medialis.

▮ Debridement des M. supraspinatus und infraspinatus und Tenodese der LBS.

▮ Zweite Inzision dorsal, Z-förmig am Vorderrand des M. latissimus dorsi in Richtung der hinteren Axillarfalte.

▮ Präparation und Mobilisation des Muskels, dann Abtrennen am Insertionsort.

▮ Hindurchführen des Muskels durch das Intervall zwischen posteriorem M. deltoideus und langer Sehne des M. triceps brachii und Fixation in Abduktions- und Außenrotationsstellung im Bereich der Läsion am Tuberculum majus mittels Fadenankersystemen.

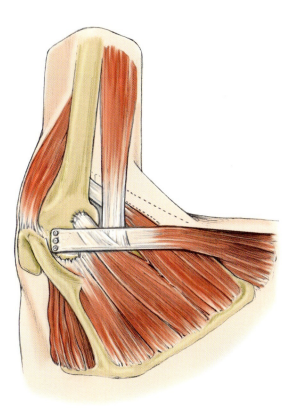

Latissimus dorsi – Transfer bei nicht rekonstruierbarer Rotatorenmanschettenläsion

Nachbehandlung

Latissimus dorsi-Transfer Schulterabduktionsgips oder Abduktionsschiene in 45° Abduktion, 45° Flexion und 45° Innenrotation für 6 Wochen		
Phase	**Bewegungsausmaße und erlaubte Belastungen**	
I	*1.–3. postoperative Woche:*	– Nur Lymphdrainage – Rein passive Physiotherapie aus dem Gips heraus (streng limitierte, passive IR bis 0° in Abduktionsstellung, passive AR frei, passive Abd/Add: 90°/45°/0° in Glenoidebene)
II	*ab 4. postoperativer Woche:*	– Unter Beachtung der Schmerzgrenze: Aktiv-ass. Abd/Add: 90°/45°/0° – Passive IR: bis 0° in Abduktionsstellung – AR: passiv frei (Cave: Auch Beübung im Ellenbogengelenk in allen Ebenen)
	nach Abschluss der 6. postoperativen Woche:	Gipsabnahme, Anpassung eines Schulterabduktionskissens und intensivierte Physiotherapie
III	*ab 6. postoperativen Woche:*	Aktiv-ass. Abd/Add: 90°/0°/0°, aktiv-ass. IR/AR: 30°/0/frei (langsam steigern)
	ab 8. postoperativen Woche:	Freie Beweglichkeit (nach ärztlicher Kontrolle)
	ab 12. postoperativer Woche:	Joggen
IV	*ca. 4 Monate postoperativ:*	Radfahren, Schwimmen (kein Armzug über Kopf; z.B. keine Kraul- und Delphintechnik)
	ca. 6 Monate postoperativ:	Sportartspezifisches Training
	ca. 9 Monate postoperativ:	Kontakt- und Risikosportarten

Pectoralis major-Transfer

Indikation

▌ Nicht rekonstruierbare anteriore und anterio-superiore Defekte der Rotatorenmanschette.

OP-Technik

▌ Deltoideo-pectoraler Zugang und Präparation des Insertionsbereichs des M. subscapularis und des gesamten Insertionsbereichs des M. pectoralis major am Humerus.

▌ Tenodese der LBS.

▌ Ablösen der superioren Hälfte des M. pectoralis major im Insertionsbereich und trennen der Muskelfasern der Pars clavicularis und sternalis über eine Strecke von ca. 10 cm.

▌ Durchführen des Muskelstumpfes hinter der kurzen Bizepssehne und dem M. pectoralis minor unter Schonung des N. musculocutaneus.

▌ Fixation des Muskelstumpfes am Tub. minus mittels Fadenankersystemen (im Falle eines anterior-superioren Defektes ebenfalls Fixation im Bereich des anterioren Tub. majus).

▌ Evtl. zusätzlich Verschluss eines Defektes des M. supraspinatus (s. o.).

Nachbehandlung

Pectoralis major-Transfer Schultergelenkbandage für 6 Wochen (z. B. medi® SLING)		
Phase	**Bewegungsausmaße und erlaubte Belastungen**	
I	*1.–6. postoperative Woche:*	– Passive Abd/Add: 90°/0°/0° – Passive Flex/Ext: 90°/0°/0° – Passive IR/AR: frei/0°/0°
II	*7.–8. postoperative Woche:*	– Passive Abd/Add: frei/0°/0° – Aktiv-ass. Abd/Add: 90°/0°/0° – Passive Flex/Ext: frei/0°/0° – Aktiv-ass. Flex/Ext: 90°/0°/0° – Aktiv-ass. IR/AR: frei/0°/0°
III	*ab 9. postoperativer Woche:*	Freie aktiv-ass. Beweglichkeit
	ab 12. postoperativer Woche:	Freie aktive Beweglichkeit
	ca. ab 12. postoperativer Woche:	Joggen
IV	*ca. 4 Monate postoperativ:*	Radfahren, Schwimmen (kein Armzug über Kopf; z. B. keine Kraul- und Delphintechnik)
	ca. 6 Monate postoperativ:	Sportartzpezifisches Training
	ca. 9 Monate postoperativ:	Kontakt- und Risikosportarten

Arthroskopische AC-Gelenk-Resektion (ARAC)

Indikation

▮ AC-Gelenk-Arthrosen (auch als Kombinationseingriff bei RM-Rekonstruktionen).

▮ Posttraumatische Arthrosen nach AC-Gelenk-Luxationen.

OP-Technik

▮ Glenohumerale Arthroskopie des Schultergelenks über den dorsalen Standardzugang zur Beurteilung evtl. Begleitpathologien.

▮ Wechsel nach subakromial, Denervierung, Bursektomie und Darstellung der AC-Gelenk-Unterfläche.

▮ Dreieckförmige Resektion des AC-Gelenks mittels Blutstillung und Denervation (z. B. OPES®) und Shaver über zusätzlichen anterioren Zugang vor dem ACG.

(Schonung des kranialen und dorsalen Anteils des klaviko-akromialen Bandapparates)

Nachbehandlung

AC-Gelenk-Resektion (ARAC) Schultergelenkbandage (z. B. medi® SLING) für 24 Stunden, dann für 3 Wochen v. a. nachts und bei längerer Gehbelastung oder Aktivitäten		
Phase	**Bewegungsausmaße und erlaubte Belastungen**	
	6 Wochen postoperativ:	Keine horizontale Adduktion
I	*1.–2. postoperative Woche:*	– Aktiv-ass. Flex/Ext: 60°/0°/0° – Aktiv-ass. Abd/Add: 60°/0°/0° – Rotationen frei
II	*3.–6. postoperative Woche:*	– Aktive Flex/Ext: 90°/0°/0° und – Aktive Abd/Add: 90°/0°/0° im schmerzfreien Rahmen (kurze Hebelarme, hubfrei, gelenknah)
III	*ca. ab 6. postoperativer Woche:*	Joggen
IV	*ca. 12 Wochen postoperativ:*	Radfahren, Schwimmen (kein Armzug über Kopf; z. B. keine Kraul- und Delphintechnik)
	ca. 4 Monate postoperativ:	Sportartspezifisches Training
	ca. 6 Monate postoperativ:	Kontakt- und Risikosportarten

1.2 Stabilisierung

Je nach zugrunde liegender Pathologie können anteriore, posteriore oder kombinierte arthroskopische Stabilisationen des Schultergelenks durchgeführt werden.

Arthroskopische antero-inferiore Schulterstabilisierung

Indikation

▎ Z. n. traumatischer Schulterluxation beim jungen Patienten.

▎ Chronisch posttraumatische Instabilität.

▎ Rezidivierende Subluxationen und Luxationen.

OP-Technik

▎ Diagnostischer Rundgang über das dorsale Standardportal mit Beurteilung der vorliegenden Pathologie.

▎ Anlage eines antero-superioren Portals zur Präparation der vorderen Glenoidkante.

▎ Mobilisierung des Kapsel-Labrum-Komplexes mit einem Bankart-Messer.

▎ Anfrischen mit einem Bankart-Rasp (Durchblutungsförderung) und Setzen der Knochennuten am vorderen Glenoidrand (je nach Ausdehnung des Defektes).

▎ Anlage des tiefen antero-inferioren Portals (5:30-Uhr-Zugang).

▎ Gewindebohrung und Platzierung des ersten bioresorbierbaren Fadenankers in der inferioren Knochennut.

▎ Anschlingen des Kapsel-Labrum-Komplexes mittels gebogenem Holnadel.

▎ Verknoten mittels Rutschknoten und Knotenschieber in gewünschter Rotationsposition des Armes (bei vorliegender knöcherner Bankart-Läsion kann diese auch mitfixiert werden). Gleiches Vorgehen nach superior für weitere Fadenanker.

▎ *Alleiniger Kapselshift (Kapselplikatur):* Es erfolgt eine W-förmige Durchflechtung des vorderen Kapsel-Labrum-Komplexes und Verknotung mittels PDS-Fäden ohne Ankerfixation.

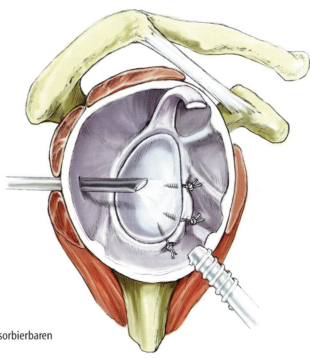

Arthroskopische antero-inferiore Stabilisierung mit 3 bioresorbierbaren Fadenankern über das tiefe antero-inferiore Portal

Nachbehandlung

Arthroskopische antero-inferiore Schulterstabilisierung Schultergelenkbandage (z. B. medi® SLING) für 24 Stunden, dann v. a. nachts und bei längerer Gehbelastung oder Aktivitäten für 4 Wochen		
Phase	**Bewegungsausmaße und erlaubte Belastungen**	
I	*1.–3. postoperative Woche:*	– Aktive Abd/Add: 45°/0°/0° – Aktive Flex/Ext: 45°/0°/0° – Aktive IR/AR: 80°/30°/0°
II	*4.–6. postoperative Woche:*	– Aktive Abd/Add: 90°/0°/0° – Aktive Flex/Ext: 90°/0°/0° – Aktive IR/AR: 80°/0°/0°
	ab 7. postoperativer Woche:	Freie Beweglichkeit
III	*ca. ab 7. postoperativer Woche:*	Joggen
	ca. 3 Monate postoperativ:	Radfahren
IV	*ca. 4 Monate postoperativ:*	Schwimmen (kein Armzug über Kopf; z. B. keine Kraul- und Delphintechnik)
	ca. 6 Monate postoperativ:	Sportartspezifisches Training
	ca. 9 Monate postoperativ:	Kontakt- und Risikosportarten (z. B. Handball/Eishockey)

Arthroskopische antero-inferiore Kapselplikatur Schultergelenkbandage (z. B. medi® SLING) für 3 Wochen, anschließend nachts für weitere 3 Wochen		
Phase	**Bewegungsausmaße und erlaubte Belastungen**	
I	*1.–3. postoperative Woche:*	– Passive Abd/Add: 30°/0°/0° – Passive Flex/Ext: 30°/0°/0° – Passive IR/AR: 80°/45°/0°
II	*4.–6. postoperative Woche:*	– Aktiv-ass. Abd/Add: 45°/0°/0° – Aktiv-ass. Flex/Ext: 45°/0°/0° – Aktiv-ass. IR/AR: 80°/30°/0°
III	*7.–9. postoperative Woche:*	– Aktive Abd/Add: 90°/0°/0° – Aktive Flex/Ext: 90°/0°/0° – Aktive IR/AR: frei/0°/0°
	ca. ab 7. postoperativer Woche:	Joggen
	ab 10. postoperativer Woche:	Freie Beweglichkeit
	ca. 12 Wochen postoperativ:	Radfahren
IV	*ca. 4 Monate postoperativ:*	Schwimmen (kein Armzug über Kopf; z. B. keine Kraul- und Delphintechnik)
	ca. 6 Monate postoperativ:	Sportartspezifisches Training
	ca. 9 Monate postoperativ:	Kontakt- und Risikosportarten

Arthroskopische posteriore Schulterstabilisierung

Indikation

▪ Z. n. traumatischer dorsaler Schulterluxation.

▪ Chronisch posttraumatische dorsale Instabilität.

▪ Rezidivierende dorsale Subluxationen und Luxationen.

OP-Technik

▪ Diagnostischer Rundgang über das dorsale Standardportal.

▪ Präparation der hinteren Glenoidkante.

▪ Mobilisierung des Kapsel-Labrum-Komplexes mit einem Bankart-Messer.

▪ Anfrischen mit einem Bankart-Rasp (Durchblutungsförderung) und Setzen der Knochennuten (bei Labrumläsion).

▪ Gewindebohrung und Platzierung des ersten bioresorbierbaren Fadenankers in der inferioren Knochennut.

▪ Anschlingen des Kapsel-Labrum-Komplexes mittels gebogenem Holnadel.

▪ Verknoten mittels Rutschknoten und Knotenschieber in gewünschter Rotationsposition des Armes (bei vorliegender knöcherner Bankart-Läsion kann diese auch mitfixiert werden). Gleiches Vorgehen nach superior für weitere Fadenanker.

▪ *Alleiniger Kapselshift (Kapselplikatur):* Es erfolgt eine W-förmige Durchflechtung des hinteren Kapsel-Labrum-Komplexes und Verknotung mittels PDS-Fäden.

Nachbehandlung

Phase	Bewegungsausmaße und erlaubte Belastungen	
Arthroskopische posteriore Schulterstabilisierung Schulterlagerungskissen in 0° Rotation (z. B. medi® SLK) für 3 Wochen, anschließend nachts für weitere 3 Wochen		
	6 Wochen postoperativ:	Keine horizontale Adduktion, bzw. kein Bewegen des Armes hinter den Körper
I	1.–3. postoperative Woche:	– Aktiv-ass. Abd/Add: 45°/0°/0° – Passive Flex/Ext: 30°/0°/0° – Aktive IR/AR: 30°/0°/60°
II	4.–6. postoperative Woche:	– Aktiv-ass. Abd/Add: 90°/0°/0° – Aktiv-ass. Flex/Ext: 60°/0°/0° – Aktive IR/AR: 45°/0°/75°
III	7.–8. postoperative Woche:	– Aktive Abd/Add: 90°/0°/0° – Aktive Flex/Ext: 60°/0°/0° – Aktive IR/AR: 60°/0°/frei
	ab 9. postoperativer Woche:	Freie Beweglichkeit
	ca. ab 7. postoperativer Woche:	Joggen
IV	ca. 3 Monate postoperativ:	Radfahren
	ca. 4 Monate postoperativ:	Schwimmen (kein Armzug über Kopf; z. B. keine Kraul- und Delphintechnik)
	ca. 6 Monate postoperativ:	Sportartspezifisches Training
	ca. 9 Monate postoperativ:	Kontakt- und Risikosportarten (z. B. Eishockey)

Nachbehandlung

Arthroskopische posteriore und anteriore Schulterstabilisierung mit Kapselshift Schulterlagerungskissen in 0° Rotation (z.B. medi® SLK) für 6 Wochen		
Phase	**Bewegungsausmaße und erlaubte Belastungen**	
	6 Wochen postoperativ:	Keine horizontale Adduktion bzw. kein Bewegen des Armes hinter den Körper
I	*1.–3. postoperative Woche:*	– Aktiv-ass. Abd/Add: 45°/0°/0° – Passive Flex/Ext: 30°/0°/0° – Pktive IR/AR: 30°/0°/0°
II	*4.–6. postoperative Woche:*	– Aktiv-ass. Abd/Add: 90°/0°/0° – Aktiv-ass. Flex/Ext: 60°/0°/0° – Aktive IR/AR: 45°/0°/0°
III	*7.–8. postoperative Woche:*	Aktive Flex/Ext: 90°/0°/0°, sonst frei
	ab 9. postoperativer Woche:	Freie Beweglichkeit der Schulter
	ca. ab 7. postoperativer Woche:	Joggen
	ca. 3 Monate postoperativ:	Radfahren
IV	*ca. 4 Monate postoperativ:*	Schwimmen (kein Armzug über Kopf; z.B. keine Kraul- und Delphintechnik)
	ca. 6 Monate postoperativ:	Sportartspezifisches Training
	ca. 9 Monate postoperativ:	Kontakt- und Risikosportarten

SLAP Repair

SLAP Läsionen können nach Snyder und Maffet in sieben Subtypen klassifiziert werden:

SLAP Läsionen (nach Snyder und Maffet)

- ▮ Typ I: Degenerative Veränderung des superioren Labrums
- ▮ Typ II: Abriss des Bizepsankers vom superioren Glenoid
- ▮ Typ III: Korbhenkelläsion des superioren Labrums bei ansonsten intaktem Bizepsanker
- ▮ Typ IV: Riss des superioren Labrums mit Beteiligung der Bizepssehne
- ▮ Typ V: SLAP II und zusätzliche Bankart-Läsion, welche ineinander übergehen
- ▮ Typ VI: SLAP II und zusätzlich instabiler Labrumflap
- ▮ Typ VII: SLAP Läsion, die sich bis ins mittlere glenohumerale Gelenk fortsetzt

Indikation

- ▮ Typ I: Konservativ.
- ▮ Typ III: Arthroskopische Labrumresektion.
- ▮ Typ II, IV–VII: Arthroskopische Refixation.

OP-Technik

- ▮ Diagnostische Arthroskopie über das posteriore Standardportal mit Beurteilung der Pathologie.
- ▮ Anlage eines anterosuperioren Portals.
- ▮ *Typ-III-Läsion:* Resektion des abgelösten Labrums.
- ▮ *Typ II, IV–VII:* Anfräsen des Glenoidrandes und Platzierung von Fadenankersystemen über das zweite laterale transspinöse Portal je nach Lage und Ausmaß der Läsion.
- ▮ *Typ V:* Zusätzliche anteriore Stabilisierung über tief-anteriores Portal in o. g. Technik.

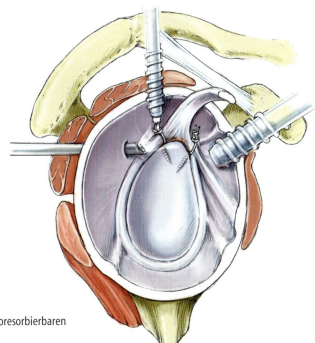

Arthroskopische Refixation einer SLAP-II-Läsion mit 2 bioresorbierbaren Fadenankern

Nachbehandlung

SLAP II Repair		
Schultergelenkbandage (z. B. medi® SLING) für 6 Wochen ganztägig (außer zur Therapie)		
Phase	**Bewegungsausmaße und erlaubte Belastungen**	
	6 Wochen	Keine aktiven Bizepsübungen
I	1.–3. postoperative Woche:	– Aktive Abd/Add: 45°/0°/0° – Passive Flex/Ext: 45°/0°/0° – Aktive IR/AR: 80°/0°/0°
II	4.–6. postoperative Woche:	– Aktive Abd/Add: 60°/0°/0° – Passive Flex/Ext: 90°/0°/0° – Aktive IR/AR: 80°/0°/0°
	ab 7. postoperativer Woche:	Freies Bewegungsausmaß
III	ca. ab 7. postoperativer Woche:	Joggen
	ca. 3 Monate postoperativ:	Radfahren
IV	ca. 4 Monate postoperativ:	Schwimmen (kein Armzug über Kopf; z. B. keine Kraul- und Delphintechnik)
	ca. 6 Monate postoperativ:	Sportartspezifisches Training
	ca. 9 Monate postoperativ:	Kontakt- und Risikosportarten (z. B. Handball)

SLAP IV–VII Repair		
Schultergelenkbandage (z. B. medi® SLING) für 6 Wochen ganztägig (außer zur Therapie)		
Phase	**Bewegungsausmaße und erlaubte Belastungen**	
	6 Wochen	Keine aktiven Bizepsübungen
I	1.–3. postoperative Woche:	– Aktive Abd/Add: 45°/0°/0° – Passive Flex/Ext: 45°/0°/0° – Aktive IR/AR: 80°/30°/0°
II	4.–6. postoperative Woche:	– Aktive Abd/Add: 60°/0°/0° – Passive Flex/Ext: 90°/0°/0° – Aktive IR/AR: 80°/0°/0°
	7.–8. postoperative Woche:	– Aktive Abd/Add: 90°/0°/0° – Aktive Flex/Ext: frei – Aktive IR/AR: frei
III	ab 9. postoperativer Woche:	Freie Beweglichkeit
	ca. ab 7. postoperativer Woche:	Joggen
	ca. 3 Monate postoperativ:	Radfahren
IV	ca. 4 Monate postoperativ:	Schwimmen (kein Armzug über Kopf; z. B. keine Kraul- und Delphintechnik)
	ca. 6 Monate postoperativ:	Sportartspezifisches Training (z. B. Wurfsportarten)
	ca. 9 Monate postoperativ:	Kontakt- und Risikosportarten

AC-Gelenk-Rekonstruktion

Indikation

▪ AC-Gelenk-Luxationen Typ IV–VI nach Rockwood.

OP-Technik

▪ Glenohumerale diagnostische Arthroskopie über dorsalen Standardzugang mit Beurteilung und Therapie von Begleitverletzungen (z. B. SLAP-Läsionen).

▪ Anlage eines antero-lateralen Portals und Weichteilpräparation bis zur Darstellung der Basis des Proc. coracoideus.

▪ Ca. 2 cm langer Hautschnitt im Bereich des lateralen Klavikuladrittels und Anlage zweier Bohrkanäle mittel arthroskopischem Zielgerät im anatomischen Verlauf der korako-akromialen Bandstrukturen.

▪ Durchzug zweier Tight-Rope®-Seilsysteme (Fa. Arthrex) und Verblockung unter arthroskopischer Kontrolle. Evtl. biologische Augmentation mittels Grazilis-Sehnentransplantat bei chronischen Läsionen.

▪ Spannen und Verknoten der Tight Ropes® unter arthroskopischer und radiologischer Repositionskontrolle.

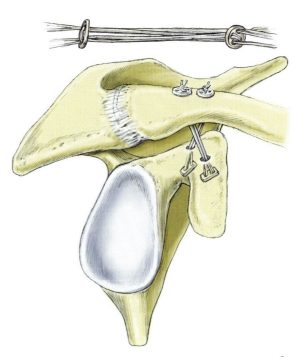

Arthroskopische AC-Gelenksrekonstruktion mit 2 × Tight Rope® (Fa. Arthrex)

Nachbehandlung

Zeitlicher Phasenverlauf bei AC-Gelenk-Rekonstruktion Schultergelenkbandage (z. B. medi® SLING) für 6 Wochen		
Phase	**Bewegungsausmaße und erlaubte Belastungen**	
I	*1.–2. postoperative Woche:*	– Passive Abd/Add: 30°/0°/0° – Passive Flex/Ext: 30°/0°/0° – Passive IR/AR: 80°/0°/0°
II	*3.–4. postoperative Woche:*	– Aktiv-ass. Abd/Add: 45°/0°/0° – Aktiv-ass. Flex/Ext: 45°/0°/0° – Aktiv-ass. IR/AR: 80°/0°/0°
	5.–6. postoperative Woche:	– Aktive Abd/Add: 60°/0°/0° – Aktive Flex/Ext: 60°/0°/0° – Aktive IR/AR: frei
III	*ab 7. postoperativer Woche:*	Freie Beweglichkeit
	ca. ab 7. postoperativer Woche:	Joggen
	ca. 3 Monate postoperativ:	Radfahren (angepasste Geländewahl)
IV	*ca. 4 Monate postoperativ:*	Schwimmen (kein Armzug über Kopf; z. B. keine Kraul- und Delphintechnik)
	ca. 6 Monate postoperativ:	Sportartspezifisches Training
	ca. 9 Monate postoperativ:	Kontakt- und Risikosportarten

1.3 Endoprothetik

Totalendoprothese (TEP), Hemiprothese ohne Glenoidersatz (HEP) und Humeruskopfersatz (z. B. Eclipse®)

Indikation

▮ Primär und sekundäre Omarthrosen bei erhaltener Rotatorenmanschette (mit und ohne Glenoidbeteiligung).

▮ Humeruskopfnekrosen.

▮ Omarthrosen bei jungen Patienten.

OP-Technik

▮ Hautschnitt und Präparation über einen deltasplit- oder deltoido-pectoralen Zugang.

▮ Präparation und Ablösen des M. subscapularis.

▮ Exponieren des Humeruskopfes und Resektion mittels Prothesenschablone.

▮ Bei zusätzlichem Glenoidersatz Präparation und Abfräsen des Glenoids.

▮ Anpassen der Prothese unter Berücksichtigung des Weichteilbalancings und Fixation des Schaftes oder Kopfersatzes bei zusätzlichem Glenoidersatz Fixation des Glenoids zementfrei mit Schrauben oder zementiert.

▮ Refixation des M. subscapularis.

▮ Schichtweiser Wundverschluss.

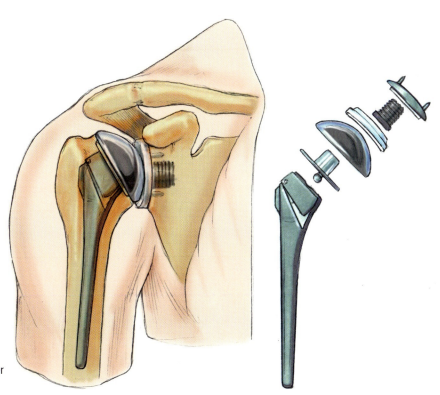

Totalendoprothese der Schulter (Typ Univers®, Fa. Arthrex)

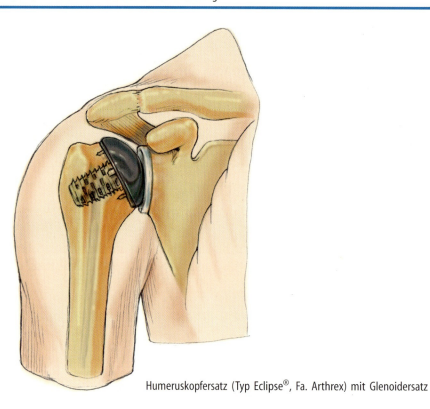

Humeruskopfersatz (Typ Eclipse®, Fa. Arthrex) mit Glenoidersatz

Nachbehandlung

Schulterendoprothese (TEP, HEP, Humeruskopfersatz) Schulterabduktions-Orthese in 15° Abduktion (z.B. medi® SAS 15) für 6 Wochen		
Phase	**Bewegungsausmaße und erlaubte Belastungen**	
I	1.–3. postoperative Woche:	– Passive Abd/Add: 90°/0°/0° – Passive Flex/Ext: 90°/0°/0° – Passive IR/AR: 80°/0°/0°
II	4.–6. postoperative Woche:	– Aktiv-ass. Abd/Add: 90°/0°/0° – Aktiv-ass. Flex/Ext: 90°/0°/0° – Passive IR/AR: frei/0°/0°
III	ab 7. postoperativer Woche:	Nach klinischer und radiologischer Kontrolle: Freigabe der Bewegung
	ca. ab 7. postoperativer Woche:	Joggen/Walken
IV	ca. 3 Monate postoperativ:	Radfahren, Schwimmen
		Kontakt- und Risikosportarten allgemein nicht empfohlen/individuelle Therapieentscheidung!

Inverse Schulterendoprothese

Indikation

❚ Sekundäre Omarthrosen nach RM-Rupturen (Defektarthropathien).

❚ Nicht rekonstruierbare RM-Defekte.

OP-Technik

❚ Hautschnitt und Präparation über einen deltoido-pectoralen Zugang.

❚ Präparation und Ablösen des M. subscapularis (sofern noch vorhanden).

❚ Exponieren des Humeruskopfes und Resektion mittels Schablone.

❚ Präparation und Abfräsen des Glenoids.

❚ Anpassen der Prothese unter Berücksichtigung des Weichteilbalancings und Fixation des Schaftes zementfrei oder mit Zement und Fixation der Glenosphere (Glenoidbasis und inversen Kopf) mit Hohlschraube.

❚ Refixation evtl. noch vorhandener Anteile des M. subscapularis.

❚ Schichtweiser Wundverschluss.

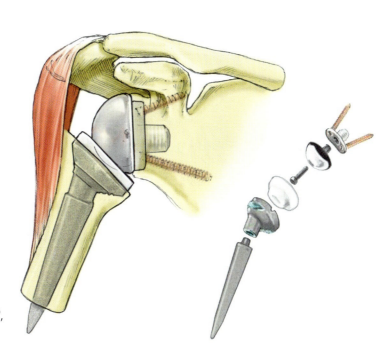

Inverse Schulterendoprothese (Typ Promos®, Fa. Smith & Nephew)

Nachbehandlung

Inverse Schulterendoprothese Schulterabduktions-Orthese in 15° Abduktion (z. B. medi® SAS 15) für 3 Wochen		
Phase	**Bewegungsausmaße und erlaubte Belastungen**	
	für 6 Wochen postoperativ:	Keine aktive IR und keine passive AR > 0°
I	*1.–2. postoperative Woche:*	– Aktiv-ass. Abd/Add: 60°/0°/0° – Aktiv-ass. Flex/Ext: 60°/0°/0° – Passive IR/AR: 80°/0°/0°
II	*3.–4. postoperative Woche:*	– Aktiv-ass. Abd/Add: 90°/0°/0° – Aktiv-ass. Flex/Ext: 90°/0°/0° – Passive IR/AR: 80°/0°/0°
	ab 5. postoperativer Woche:	Bewegungsausmaß ist freigegeben
III	*ca. ab 7. postoperativer Woche:*	Joggen/Walken
IV	*ca. 3 Monate postoperativ:*	Radfahren
		Kontakt- und Risikosportarten allgemein nicht empfohlen/individuelle Therapieentscheidung!

1.4 Arthrolyse

Arthroskopische Arthrolyse der Schulter

Indikation

▮ Frozen shoulder Stadium 3 und 4 (nach erfolgloser konservativer Therapie).

OP-Technik

▮ Allgemeinnarkose mit Skalenuskatheter.

▮ Anlage eines posterioren und anterio-superioren Arthroskopieportals.

▮ Elektrothermisches Lösen der anterioren und posterioren Kapselanteile unter Kontrolle der erlangten Beweglichkeit (Wechsel zwischen Arthroskopie- und Instrumentenportalen).

▮ Elektrothermisches Lösen von evtl. Verwachsungen im Bereich des M. subscapularis.

▮ Schichtweiser Wundverschluss.

Nachbehandlung

Arthroskopische Arthrolyse des Schultergelenks Modifizierter Gilchrist-Verband zur Wechsellagerung in den ersten postoperativen Tagen		
Phase	**Bewegungsausmaße und erlaubte Belastungen**	
I	*direkt postoperativ:*	– Wechsellagerung im modifizierten Gilchrist-Verband in Innen- und Außenrotation in 90° Abduktion während der Hospitalisationsphase (2-stündlich) – Kein Bewegungslimit, intensive endgradige passive Beübung (mehrfach täglich) – Anleitung zur Eigenbeübung
II		Bei ausreichender Schulterkontrolle Übergang zu aktiven Übungen, konzentrisches/exzentrisches Training sämtlicher den Schultergürtel betreffender Muskulatur sowie Anleitung zum Eigentraining
III	*ca. ab 4. postoperativer Woche:*	Joggen/Walken, Radfahren, Schwimmen, sportartspezifisches Training
IV	*ca. ab 3 Monate:*	Kontakt- und Risikosportarten

2 Schulter: Rehabilitation

2.1 Phase I

Ziele der Phase I (nach ICF)

▌ **Körperfunktion/Körperstruktur:**

  – **Schmerzlinderung**
  – **Resorptionsförderung**
  – **Erhalt/Verbesserung der Gelenkbeweg–
    lichkeit**
  – Regulierung beeinträchtigter vegetativer
    und neuromuskulärer Funktionen
  – Verbesserung der Gelenkstabilität
  – Vermeidung von Funktions- und
    Strukturschäden
  – Verbesserung der die Sensomotorik
    betreffenden Funktionen
  – Erlernen der optimalen Skapulapositio-
    nierung und der Humeruskopf-
    zentrierung

▌ **Aktivitäten/Teilhabe:**

  – Durchführen der täglichen Routine
    unter Entlastung des operierten Armes
  – Förderung der Mobilität (Aufrechter-
    halten und Änderung von Körper-
    positionen, Gehen und Fortbewegung,
    Gegenstände heben und tragen)
  – Abbau von Barrieren, die die Teilhabe
    erschweren (Angst…)

Therapieinhalte

Physiotherapie

Patientenedukation

▌ Gemeinsame Absprache der Therapieinhalte
und -ziele mit dem Patienten.

▌ Schmerzmanagement, mit dem Ziel der
Schmerzfreiheit (physiologische Schmerzver-
arbeitung):
  – Die Behandlung sollte im schmerzfreien
    Bereich stattfinden
  – Lagerung in schmerzfreien Positionen, be-
    sonders nachts (z. B. Unterstützung des Ar-
    mes mit Kissen in Rücken- oder Seitenlage)
  – Lagerungskontrolle: Der Arm sollte vor
    dem Körper in der Skapulaebene gelagert

sein, mit dem Ellenbogen vor dem Körper.
Im Liegen wird der Arm mit einem Kissen
dorsal am Humerus unterlagert ◉.

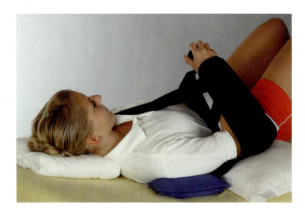

Latissimus dorsi Transfer: Durch die strik-
te Ruhigstellung in einem Thorax-Abdukti-
onsgips für 6 Wochen ist das Prüfen der
exakten Position/Anlage besonders wichtig: Die Lagerung des Armes sollte druckfrei bei möglichst entspannter Schulter-
Nacken-Muskulatur sein.

Arthrolysen: Die Compliance des Patienten
und eine suffiziente Analgesie sind hierbei
besonders wichtig, damit die Schulter bzw.
der Ellenbogen möglichst schmerzarm be-
handelt und gelagert werden kann, und
der Patient in der Lage ist, konsequent seine Eigenübungen durchzuführen. Die Lagerung bei Arthrolyse des SG wird abwechselnd aus 90° Abduktionsstellung in
IR und AR durchgeführt. (*Tip:* Lagerungs-
verbesserung über Sandsäckchen) ◉ ◉.

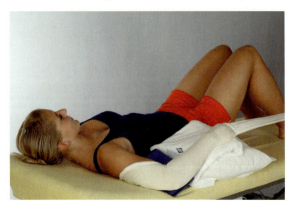

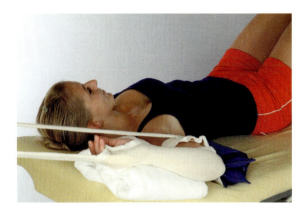

▮ Aufklärung des Patienten über seine individuelle Schulterpathologie mit visueller Hilfe (Spiegel, Schultermodell etc.), taktiler Unterstützung und verbalem Feedback. Ist das Problemverständnis bei dem Patienten vorhanden, so ist seine Motivation und Kooperationsbereitschaft wesentlich höher!

▮ Information des Patienten über die mit der OP verbundenen Einschränkungen bei:
  – Hochheben des Armes
  – Tragen von Gewichten
  – Abstützen auf Hand oder Ellenbogen
  – schnellen, abrupten Bewegungen.

Prophylaxe

▮ Pneumonie- und Thromboseprophylaxe über:
  – Frühzeitige Mobilisation aus dem Bett
  – Anleitung SMI Trainer, einatemvertiefende Maßnahmen wie z.B. Nasenstenose, schnupperndes Einatmen oder Atemlenkung. Aktives endgradiges Bewegen in den Sprunggelenken im Sekundenrhythmus
  – Aktivierung der Muskelpumpe über kräftiges Öffnen und Schließen der Hand bzw. bei freier Ellenbogenbeweglichkeit aktives Bewegen in allen Freiheitsgraden des Ellenbogengelenks. Selbständige stündliche Ausführung durch den Patienten als aerobes lokales Ausdauertraining.

Resorptionsförderung

▮ Aktivierung der Muskelpumpe über kräftiges Öffnen und Schließen der Faust.

▮ Aktives Bewegen im Ellenbogengelenk (*Cave:* SLAP-Refixationen und LBS-Tenodese).

▮ Hochlagerung des Armes über Herzhöhe.

▮ Manuelle Lymphdrainage.

▮ Heiße Rolle im Segment.

Verbesserung der Beweglichkeit

▮ Passives bzw. aktiv-assistiertes Bewegen des Gelenks je nach Prozedere. Evtl. Schlingentisch zur hubfreien bzw. hubarmen Mobilisation.

▮ Erhalt der Beweglichkeit: Mobilisation des Glenohumeralgelenks über Skapulamobilisation:
  – Skapulapattern in Sitz oder Seitenlage (SL)
  – Gleitmobilisation in SL, z.B. in Richtung Medialrotation, Adduktion.

▮ Verbesserung der Beweglichkeit der angrenzenden Gelenke: Hand und Ellenbogen.

▮ Manualtherapeutische Maßnahmen nach Befund: Okziput-Atlas-Axis-Komplex (OAA), HWS, BWS, ACG, SCG, Rippengelenke.

▮ Widerlagernde Mobilisation aus der Funktionellen Bewegungslehre (Klein-Vogelbach, FBL) ◉.

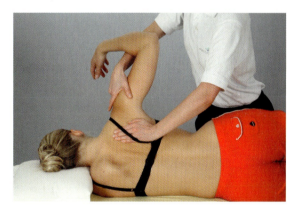

▮ Weichteilbehandlung der Muskulatur mit Techniken wie MET, INIT, Reziproke Hemmung, Funktionsmassage, PIR:
  1. M. levator scapulae
  2. M. trapezius pars descendens
  3. Mm. pectorales
  4. M. biceps brachii
  5. M. latissimus dorsi
  6. Extensorengruppe des Ellenbogens
  7. Okzipitale Muskulatur.

▌ Anleitung zu Eigenmobilisationen:

> Voraussetzung für alle Eigenübungen ist die Fähigkeit des Patienten, die Schulterposition in Ruhe und bei Bewegung zu kontrollieren!

Schulterstabilisierung: Zur aktiven Kontrolle der Skapulaposition soll der Patient einen Tennisball mit der Skapula gegen die Wand halten und dabei – je nach erlaubtem Aktivitätsgrad aktiv oder assistiert – den Arm im erlaubtem Bewegungsausmaß in Flexion, Abduktion und Rotation führen ◉.

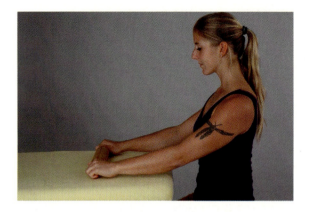

SG-Arthrolyse: Die Patienten mobilisieren das SG mithilfe eines Stabes in RL, SL ◉.

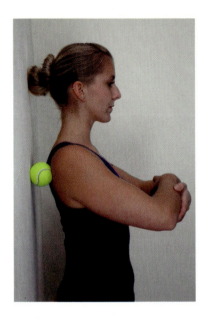

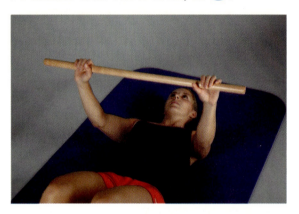

> **Arthrolyse:** Gezielte manuelle Gelenkmobilisationstechniken zur Verbesserung der Elastizität der Gelenkkapsel (MT Stufe 3, in Widerstand hinein!)
> **Gute analgetische Abdeckung des Patienten, besonders während der Therapiezeiten!**

Rotatorenmanschetten-Rekonstruktionen, Prothesen:
- Mobilisation mithilfe eines Flaschenzuges, bei dem der operierte Arm passiv in die Flexion bzw. Abduktion gebracht wird
- Wischübung im Sitz vor der Bank: Die Hände sind auf einem Tuch abgelegt, das nun vor- und zurückgeschoben wird; alternativ Einsatz eines Nudelholzes ◉.

▌ Hubarme Mobilisationsmöglichkeit im Bewegungsbad: Der Patient steht im Wasser und wird mithilfe eines Gummizügels, der um sein Becken gelegt wird, stabilisiert. Durch das Vorwärtslehnen des Patienten in Richung Horizontale gelangt der Arm mehr und mehr in Elevation. Für Fortgeschrittene: Horizontallage im Wasser mit den Füßen an der Wand, unter Einsatz eines Schnorchels und einer Taucherbrille.

Regulierung vegetativer und neuromuskulärer Funktionen

▮ Therapie im ortho- und parasympathischen Ursprungsgebiet Th1–Th8, OAA-Komplex:
  - Manuelle Therapie (MT), Mobilisation der BWS, Mobilisation der Rippengelenke,
  - Physikalische Therapie: Massage, Heiße Rolle, Elektrotherapie (ET) etc.

▮ Passives Bewegen im schmerzfreien Bereich, Traktion und Kompression aus der MT als Stimulus für die Regeneration der Membrana synovialis der Gelenkkapsel.

▮ Manuelle Therapie im nervalen Ursprungsgebiet der Schulter-Arm-Muskulatur C5–C8.

Verbesserung der Sensomotorik

▮ Minimal dosierte Traktion und Kompression Stufe 1 aus der MT als afferenter sensomotorischer Input.

▮ Overflow- und Fazilitationstechnik aus dem PNF-Konzept über den Rumpf und die nicht operierten Extremitäten, z.B. Skapulapattern im Sitz ◉.

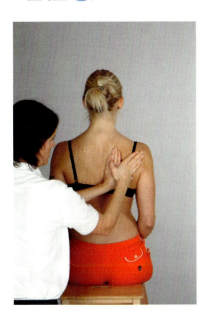

Lernen von komplexen Bewegungen

Bewegungssequenzen (Partial Task) (nach Bizzini, 2000):

▮ zuerst werden einzelne Komponenten einer Bewegung isoliert geübt
  Beispiel: Zentrierung Humeruskopf. Der Patient übt zunächst statisch (Arm in Skapulaebene gelagert), dann dynamisch (z.B. mit Seilzug)

▮ Integration in den gesamten Bewegungsablauf (Whole Task).

Stabilisation und Kräftigung

▮ Erarbeiten des Skapulasettings (statische Kontrolle) als stabile Basis für physiologisches Bewegen im Sinn der Wahrnehmungsschulung mit taktilen, visuellen (vor dem Spiegel) und verbalen Hilfen. Einsatz von EMG.

▮ Beginn der aktiven Humeruskopfzentrierung *(nähere Erläuterung s. Phase II)*.

▮ Verbesserung der Gleitkomponente des Humeruskopfes nach kaudal, im Sitz, manuell oder mit Führungskontakt.

▮ Fazilitation einer physiologischen Humeruskopfzentrierung, z.B. über:
  - Arm-/Skapulapattern in Flex-Abd-AR kontralaterale Seite ◉

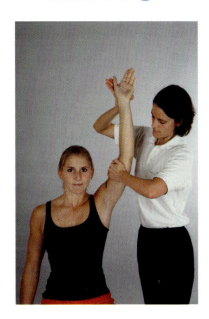

– Beinpattern in Flex-Add-AR (Spielbeinaktivität auf der kontralateralen Seite fazilitiert die Stützarmaktivität ipsilateral).

■ Aktivierung der skapulastabilisierenden Muskulatur, besonders M. trapezius pars ascendens und transversum, M. serratus ant, Mm. rhomboidei in den verschiedenen ASTEN. Schnellstmögliche Vertikalisierung.

■ Erarbeiten der Rumpfstabilität.

■ Übungen der nicht betroffenen Extremität mit dem Seilzug oder Vitality®-Band (ARTZT vitality®-Band).

Skapulasetting: Optimale Position der linken Skapula auf dem Thorax im Sitz ⊙:
■ Der Humeruskopf sollte nicht mehr als 1/3 vor dem Akromion stehen
■ Der Margo medialis der Skapula steht parallel zu den Dornfortsätzen
■ Die Spinae scapulae kreuzen sich auf Höhe von Th4
■ Der Angulus inferior befindet sich auf Höhe Th7
■ Die Skapulaebene ist bei neutraler BWS 30° aus der Frontalebene nach ventral geschwenkt
■ Low row isometrisch ⊙

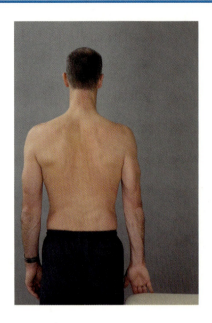

Physikalische Maßnahmen

■ Heiße Rolle.

■ Massage, besonders der Schulter-Nacken-Muskulatur.

■ Manuelle Lymphdrainage (MLD).

■ Coolpacks® oder Cryocuff® als milde Kühle.

■ Cryokinetics.

■ CPM-(Continous Passive Motion)-Schulterbewegungsschiene: im Rahmen des erlaubten Bewegungsausmaßes 6 Stunden täglich in mehrmaligen Anwendungen ⊙.

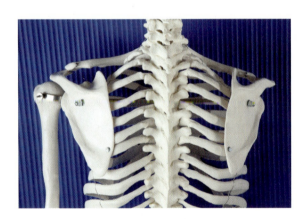

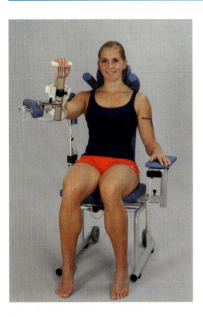

Hinweis: Während der CPM-Anwendung muss der Patient in aufgerichteter Haltung bei kontrollierter Skapulaführung die passiven Bewegungen mitdenken!

2.2 Phase II

Ziele der Phase II (nach ICF)

▌ **Körperfunktion/Körperstruktur:**

– **Resorptionsförderung**
– **Erhalt/Verbesserung der Gelenkbeweglichkeit**
– **Verbesserung der Gelenkstabilität**
– **Verbesserung der die Sensomotorik betreffenden Funktionen**
– **Regulierung beeinträchtigter vegetativer und neuromuskulärer Funktionen**
– Schmerzlinderung
– Verbesserung der Funktionen der Muskelkraft
– Vermeiden von Funktions- und Strukturschäden
– Erlernen des Skapulasettings und der Humeruskopfzentrierung

▌ **Aktivitäten/Teilhabe:**

– **Durchführen der täglichen Routine (Haushalt, Körperpflege, Beschaffung von Lebensnotwendigkeiten)**
– Haltungskorrektur (Erarbeiten ökonomischer Haltung/Arbeitshaltung)
– Mobilität (Gehen, Gegenstände tragen/heben, Arm-Hand-Gebrauch)
– Teilnahme am Gemeinschaftsleben
– Selbständiges Durchführen eines Heimtrainingsprogrammes

Therapieinhalte

Physiotherapie

Patientenedukation

▌ Gemeinsame Absprache der Therapieinhalte und -ziele mit dem Patienten.

▌ Bewusstmachen des erlaubten Bewegungsausmaßes entsprechend des Prozederes.

▌ Schmerzmanagement, mit dem Ziel der Schmerzfreiheit (physiologische Schmerzverarbeitung):

- Die Behandlung/Bewegung sollte im schmerzfreien Bereich stattfinden
- Lagerung in schmerzfreien Positionen, besonders nachts (z. B. Unterstützung des Armes mit Kissen in Rücken- oder Seitenlage)
- Lagerungskontrolle.

▮ Information des Patienten über die mit der OP verbundenen Einschränkungen:
- Hochheben des Armes
- Tragen von Gewichten
- Abstützen auf Hand oder Ellenbogen
- Schnelle, abrupte Bewegungen.

> **Latissimus dorsi-Transfer:** Kontrolle des Armes im Gips: Kann die Schultergürtelmuskulatur entspannen? Bestehen Parästhesien oder Druckstellen?

▮ Aufklärung des Patienten über seine individuelle Schulterpathologie mit visueller Hilfe (Spiegel, Schultermodell), taktiler Unterstützung und verbalem Feedback.

Ist das Problemverständnis bei dem Patienten vorhanden, so ist seine Motivation und Kooperationsbereitschaft wesentlich höher, sich an Belastungs- und Bewegungsvorgaben zu halten!

> Postoperative Bewegungseinschränkungen entstehen häufig auch aufgrund von Bewegungsangst und reflektorischer Schutzspannung der Muskulatur!

▮ Selbständiges An- und Ausziehen, Körperpflege sowie Essen sollten möglich sein, ohne dass die Schulter in eine verletzungsgefährdende Situation gebracht wird. (Tätigkeiten mit dem Patienten üben, damit dieser Zutrauen bekommt.) Gleichzeitig Information geben: zur veränderten Belastbarkeit der Körperstrukturen aufgrund der Wundheilungsphasen. Motivation des Patienten, sich an Belastungs- und Bewegungsvorgaben zu halten, aber auch innerhalb dieser Grenzen zu agieren.

> **Arthrolyse:** Deutliche Absprache der Therapieziele gemeinsam mit dem Patienten. (Ohne tägliches selbstständiges Üben droht erneutes Einsteifen der Schulter!)

Prophylaxe

▮ Pneumonie- und Thromboseprophylaxe (je nach Allgemeinzustand des Patienten).

Resorptionsförderung

▮ Aktivierung der Muskelpumpe über kräftiges Öffnen und Schließen der Faust.

▮ Aktives Bewegen im Ellenbogengelenk. *Cave:* Nicht bei SLAP-Fixationen und LBS-Tenodese für 6 Wochen!

▮ Manuelle Lymphdrainage.

▮ Kontrolle der venösen Abflusswege und ggf. Behandlung der Engpassstellen: Detonisierung der Mm. scaleni, M. pectoralis minor, Mobilisation der 1. Rippe, Klavikula.

Verbesserung der Beweglichkeit

▮ Passives, aktiv-assistiertes oder aktives Bewegen im schmerzfreien Bereich unter Beachtung des dreidimensionalen Bewegungsverhaltens der Schulter im erlaubten ROM.

▮ Mobilisation des Schultergürtels in verschiedenen ASTEN, z. B. modifizierte widerlagernde Mobilisation nach Klein-Vogelbach in SL unter aktiver posteriorer Depression des Schultergürtels bei gleichzeitiger passiver Elevation bzw. Abduktion des Armes durch den Therapeuten. Mobilisation der Skapula in Medialrotation bei voreingestelltem Arm in unterschiedlichen Flexions- und Abduktionspositionen.

▮ Manuelle Therapie: vorsichtiges Kaudal- und Dorsalgleiten des Humeruskopfes (arthrokinematische Mobilisation). *Cave:* Stabilisierungen!

▮ Schlingentisch zur hubfreien bzw. hubarmen Mobilisation.

▮ Erhalt der Beweglichkeit der angrenzenden Gelenke: Hand und Ellenbogen.

▮ Verbesserung der Gelenkbeweglichkeit nach Befund über manualtherapeutische Maßnahmen (OAA, HWS 👁, BWS 👁, ACG, SCG, Rippengelenke).

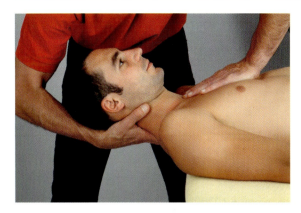

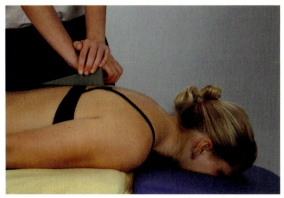

∎ Weichteilbehandlung:
- Muskulatur mithilfe der Techniken MET, Reziproke Hemmung, Funktionsmassage, INIT ⊙ ⊙, Strain-Counterstrain, PIR:

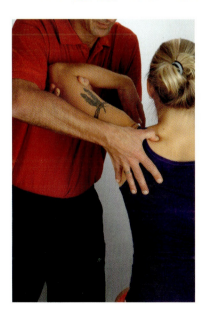

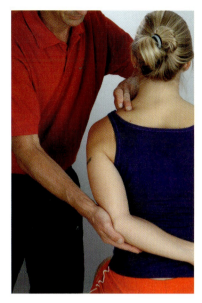

–– M. levator scapulae
–– M. trapezius pars descendens
–– Mm. scaleni
–– Mm. pectorales ⊙

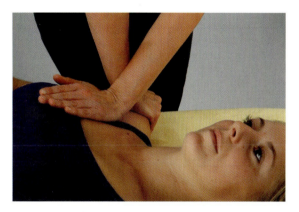

–– M. biceps brachii
–– M. latissimus dorsi
–– M. sternocleidomastoideus und okzipitale Muskulatur ⊙.

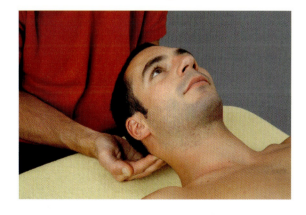

– Faszienbehandlung mit Release-Techniken, Druck und Dehnung:
 – – Behandlung von Magen-, Leber-, Milzfaszie oder Diaphragma nach Befund
 – – Mobilisation der Hals- und Schulterfaszien ◉.

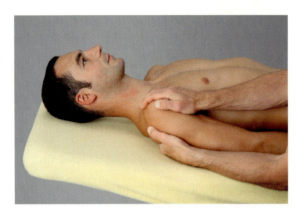

▌ Anleitung zu Eigenmobilisation:
 – ASTE RL: assistive Flexion über Stab oder mit gefalteten Händen ◉

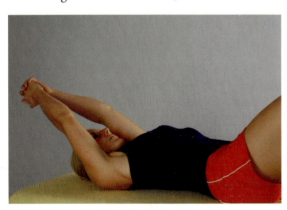

– Stand vor der Bank, Unterarme auf Bank abgelegt: Vertauschen von Punctum fixum (jetzt Humerus) und Punctum mobile (jetzt Skapula) zur Mobilisation der Flexion ◉ ◉

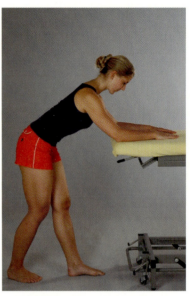

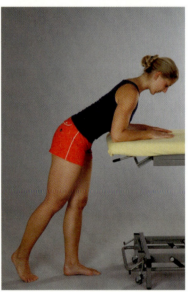

– Flaschenzug für Flexion, Abduktion in Kombination mit Außenrotation
– Eigenmobilisation mit Stab

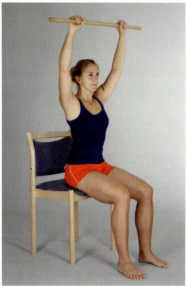

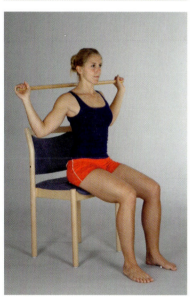

– „Einarmiger Bandit" zur Mobilisation der Außenrotation

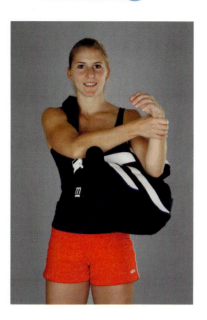

– Eigenmobilisation der BWS über einen Mobilisationskeil in RL oder Sitz
– Möglichkeit für zuhause: über 2 Tennisbälle in einer Socke :

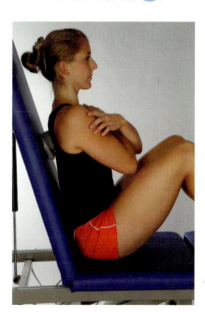

a) Verriegelung der LWS (Beine anstellen) zur Vermeidung weiterlaufender Bewegung
b) Kontaktaufnahme
c) Minimale Mobilisation parallel der Facettenebene nach dorso-kranial.

Arthrolyse: Intensive, gezielte manuelle Mobilisation des Glenohumeralgelenks mittels Traktion und Kompression, translatorische und anguläre Mobilisationstechniken zur Verbesserung der Elastizität der Gelenkkapsel: MT Stufe 3 (in Widerstand hinein!), Maitland Stufe 4 👁.

Schmerzfreiheit ist in diesem Fall nicht möglich! Patient vor der Therapie gut mit Schmerzmittel abdecken lassen.

Cave: Dreidimensionales Bewegungsverhalten der Schulter!

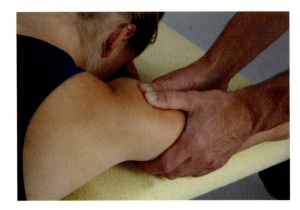

Regulierung vegetativer und neuromuskulärer Funktionen

■ Behandlung bei Funktionsstörungen in den Schlüsselregionen:
- OAA-Komplex (Okziput-Atlas-Axis)
- Zervikothorakaler Übergang
- Wirbelkörper Th1–Th5; Rippen 1–5
- Thorakolumbaler Übergang.

■ Therapie im ortho- und parasympathischen Ursprungsgebiet (Th1–Th8, OAA–Komplex) nach Befund.

■ Mobilisation der Rippen 1–5.

■ Mobilisation des zervikothorakalen Überganges.

■ Manuelle Therapie im nervalen Ursprungsgebiet der Schulter-Arm-Muskulatur (C5–C8).

■ Behandlung möglicher Triggerpunkte mit Techniken nach Simons/Travel oder INIT: M. trapezius, M. subscapularis (nicht bei Rekonstruktion des M. subscapularis).

■ Behandlung neurolymphatischer und neurovaskulärer Reflexpunkte:
- M. supraspinatus
- M. infraspinatus
- M. teres minor
- M. subscapularis
- M. serratus anterior
- M. latissimus dorsi.

Neurolymphatische Reflexpunkte, deren Behandlung indiziert ist, sind gegenüber dem umliegenden Gewebe palpatorisch zu unterscheiden. Sie sind meist schmerzhaft und fühlen sich teigig, ödematös und aufgequollen an.

■ **Therapie:** Eine nicht zu schmerzhafte Massage des Punktes für mindestens 30 Sekunden. Bei sehr schmerzhaften Punkten mit sanftem Druck beginnen und dann langsam erhöhen. Eine Reduktion der Empfindlichkeit sollte in der Behandlung stattfinden.

Neurovaskuläre Reflexpunkte: Palpatorisch sind sie nicht so auffällig wie die NLR, aber für den Therapeuten zu erspüren.

■ **Therapie:** NVR mit zwei, drei Fingerkuppen fassen und sanft in verschiedene Richtungen verschieben. Die Richtung mit der größten Spannung bzw. wo eine Pulsation zu spüren ist, wird für 30 Sekunden gehalten.

Verbesserung der Sensomotorik

■ Minimal dosierte Traktion und Kompression Stufe 1 aus der MT als afferenter senosomotrischer Input.

■ PNF-Konzept: Overflow- und Fazilitationstechniken über den Rumpf und die nicht operierten Extremitäten.

■ Wahrnehmung der Skapula- und Schulterposition sowie der Rumpfhaltung durch:
- Visuelle Kontrolle mit Spiegel
- Taktile Hilfen
- Erlernen der selbständigen Korrektur.

■ Repositionierung: Therapeut gibt Position des Armes vor. Patient muss mit geschlossenen Augen die Position nachstellen.

■ Inhibition falscher Muskelrekrutierung bei den Bewegungsabläufen aufgrund präoperati-

ver Pathologien in den Muskelschlingen: z. B.
Mm. pectoralis major und minor, M. latissi-
mus dorsi und M. trapezius. Anschließende
Kräftigung der Antagonisten durch:
- Visuelle Kontrolle über Spiegel
- Biofeedback über Oberflächen-EMG

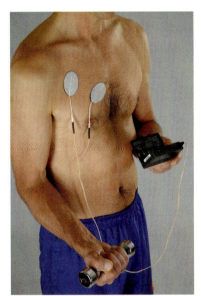

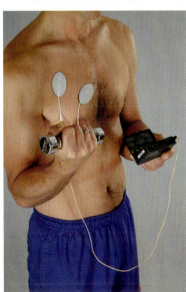

- Taktile Hilfen über Handkontakt
- Tape zur Fazilitierung der Muskelaktivität,
  z. B. am M. serratus anterior.

▮ Anbahnung der Stützfunktion, d. h. ohne Gewichtsübernahme, im geschlossenen System:
Fazilitation der Koaktivierung der Muskeln
der Rotatorenmanschette und Skapulafixatoren:
- ASTE Sitz vor der Bank, Arm in Skapulaebene gelagert: Der Therapeut gibt Führungskontakt an den Handwurzelknochen.
  Alternativ kann die Patientenhand gegen
  die Bank, einen Ball oder Wand gelagert
  werden. Achte auf die Kontrolle der Skapulaposition und Humeruskopfzentrierung!
- ASTE BL im Überhang: Stütz auf einen
  Pezzi-Ball ◉.

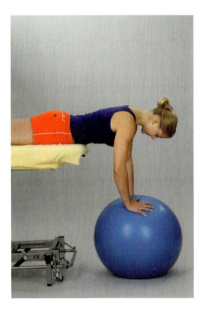

▮ Bahnung der RM über Führungskontakt an
den Handwurzelknochen zur Koaktivierung
der RM und Skapulafixatoren ◉.

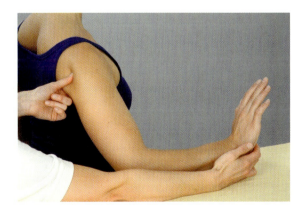

▮ Anbahnung der Greiffunktion 👁.

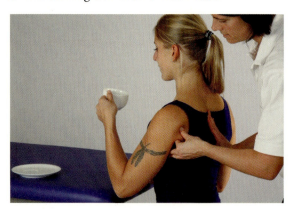

Bei Pectoralis major-Transfer:

▮ Aktivierung der Muskelfunktion.

▮ Mentales Training im Gips als Innervationsschulung – Funktionsänderung des Muskels (kognitive Phase des motorischen Lernens).

Bei Latissimus dorsi-Transfer:

▮ Neuprogrammierung der Muskelfunktion von Adduktor/Innenrotator zum Abduktor/Außenrotator.

▮ Mentales Training im Gips als Innervationsschulung (kognitive Phase im Prozess des motorischen Lernens).

▮ Wahrnehmungsschulung von Rumpf und Schulter:
  – Inhibition falscher Muskelrekrutierung aufgrund präoperativer Pathologien (z. B. M. pectoralis major, M. latissimus dorsi und M. trapezius) mit Einsatz
  – Visuelle Kontrolle über Spiegel
  – Biofeedback über Oberflächen-EMG
  – Taktile Hilfen
  – Tape.

Hinweis: Zielorientiertes Bewegen ermöglicht eine Feedforward-Innervation der primär stabilisierenden Muskulatur (Stabilizer), d. h., Bewegungsübungen in Alltagssituationen durchführen.

Arthrolyse:

▮ Arbeiten im geschlossenen System:
  – ASTE BL:
    – – Stütz auf Pezzi-Ball
  – ASTE Vierfüßlerstand:
    – – Stütz auf labiler Unterstützungsfläche 👁
    – – Abwechselndes Abheben der Extremitäten
    – – Stütz auf Posturomed im Vierfüßlerstand, Bärenstand
  – ASTE Stand:
    – – Propriomed/Bodyblade ein- und beidhändig in allen Ebenen, statisch und in Bewegung
    – – Steigerung: Stand auf labiler Unterstützungsfläche

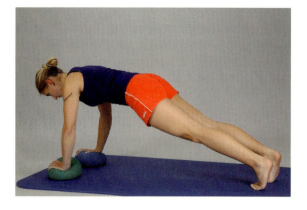

▌ Push-ups auf labiler Unterstützungsfläche.

▌ Gyrotonic ⊙ ⊙.

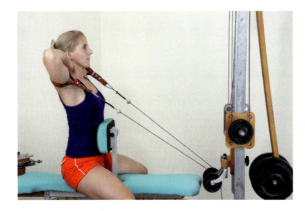

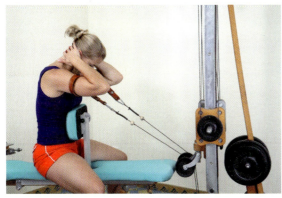

▌ Stabilisation im Redcord® System.

Stabilisation und Kräftigung

▌ Weiterführendes Erarbeiten des Skapulasettings (statische Kontrolle) als stabile Basis für physiologisches Bewegen im Sinne der Wahrnehmungsschulung mit taktilen, visuellen (z. B. Spiegel) und verbalen Hilfen.

▌ Bei ausreichender Wahrnehmung der Schulterposition in Ruhestellung und ausreichendem Bewegungsgefühl kann zu *dynamischer Skapulastabilisation* übergegangen werden, z. B. unter abgenommener Schwere im Sitz:
  – Vor der Bank, Unterarme bzw. Hände auf einem Rollbrett abgelegt: Kontrolle der Flexion
  – Hände auf einem Ball: Flexion und Extension bis zur Nullstellung durch Vor- und Zurückrollen des Balles ⊙ ⊙

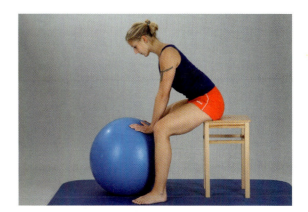

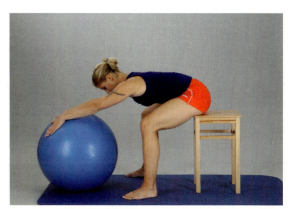

Dynamische Skapulastabilisation: Von Bedeutung ist besonders das Gleichgewicht der Muskelschlingen zwischen Skapula und Rumpf, damit eine optimale Position der Skapula auf dem Rumpf bzw. eine koordinierte Skapulabewegung bei Bewegung im Glenohumeralgelenk gewährleistet werden kann.

Muskelschlingen und ihre Bewegungsrichtungen (nach Hochschild, 2002):
- ▌ Levator scapulae – Trapezius pars ascendens: Kontrolle Elevation/Depression
- ▌ Serratus anterior – Trapezius pars transversa: Kontrolle Abduktion/Adduktion
- ▌ Pectoralis minor – Trapezius pars descendens: Kontrolle Verschiebung dorsokranial/ventero-kaudal
- ▌ Rhomboidei – Serratus anterior: Kontrolle Rotation

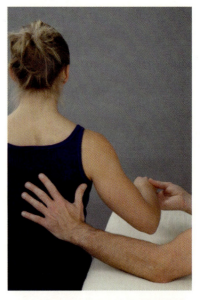

- ▌ Schulung des skapulothorakalen Rhythmus ASTE: Sitz, Arm ist in der Skapulaebene auf der Bank abgelegt:
  - Beginn mit der Wahrnehmung der Körperhaltung, der Schulter- und der Skapulaposition über visuelle Kontrolle mit Hilfe eines Spiegels: Aufzeigen der Ist- mit der Soll-Position
  - Taktile Unterstützung bei der Ansteuerung des M. trapezius pars ascendens am Trigonum spinae bei der Elevation. Der Patient aktiviert den Muskeln in Richtung des takilen Impulses.

1) Statisch: der Arm des Patienten bleibt in der Skapulaebene liegen.

2) Dynamisch: der Patient führt den Arm assitiv/aktiv in die Elevation (Vorstellung: der Arm sei eine sich öffnende Bahnschranke, die Skapula das Betongegengewicht am Ende der Schranke, das sich senkt – während der Arm in Elevation geführt wird, bleibt die Skapula am Thorax)
   - taktile Unterstützung bei der Ansteuerung des M. serratus anterior entlang der Lateralseite des Angulus interior für die Lateralrotation der Skapula. ◉ ◉

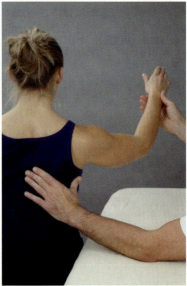

- Stützübungsprogramm:
  - – Wall press
  - – Liegestütz
  - – Einarmige Liegestützen
  - – Bench press plus (Bankdrücken mit Skapulaprotraktion.

▌ Behandlungsverfahren aus dem PNF-Konzept:
  - Skapulapattern in verschiedenen ASTEN mit Techniken der Combination of Isotonics (Wechsel zwischen dynamisch-konzentrischer, dynamisch-exzentrischer und statischer Muskelarbeit im agonistischen Muster zur Verbesserung der intra-/intermuskulären Koordination und zur Rekrutierung motorischer Einheiten)
  - Armpattern mit Techniken der Dynamischen Umkehr (konzentrische Arbeit der Agonisten und Antagonisten im Wechsel)

Feedback findet durch den Therapeuten statt. Zu viele Korrekturen erschweren jedoch den *Lernprozess*! Dem Patienten Zeit für die Umsetzung der Übungen geben!

Im motorischen Lernmodell entspricht dies der *assoziativen* Phase: Einzelne Bewegungskomponenten werden mit Erfolg und Misserfolg assoziiert und entsprechend beibehalten oder modifiziert; der Patient entwickelt eine Strategie zur Lösung der Aufgabe (sensomotorische und motorische Areale aktiv).

Automatisation ist das eigentliche Ziel des Lernens: Eine bewusste Kontrolle ist bei der Durchführung von Bewegungen nicht mehr erforderlich.

  - Als selbstständige Übung für den Patienten zuhause eignet sich ein Nudelholz oder ein Geschirrtuch auf glattem Tisch zum beidhändigen Wischen. Auch durch das Balancieren einer Kaffeetasse auf einer Untertasse wird die Anbindung der Skapula an den Rumpf geschult ◉

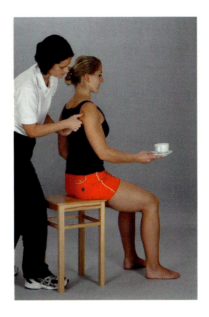

  - ASTEN Sitz, Stand: Mit dem kontralateralen Arm in PNF-Pattern Flex-Add-AR üben → bewirkt im Gangmuster auf ipsilateraler Seite eine automatische Anbindung der Skapula an dem Rumpf (Aktivität besonders M. trapezius pars ascendens, M. serratus anterior)
  - Statisches und dynamisches Training der skapulafixierenden Muskulatur ◉

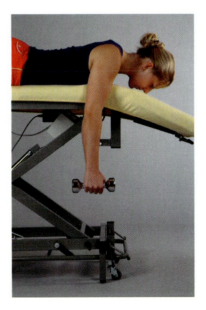

  - Übungen der nicht betroffenen Extremitäten am Seilzug oder mit Vitality®-Band
  - Arbeiten mit labilen Unterstützungsflächen wie Sitz auf Pezzi-Ball, Ballkissen und zusätzlichen Widerständen.

Wichtige Faktoren für eine **koordinierte Skapulabewegung** sind:

1) Ausgewogene Koaktivierung in den Muskelschlingen
2) Korrektes Training der Skapularotatorenaktivität
3) Level, auf das der entsprechende Muskel bei Bewegung aktiviert wird

∎ Humeruskopfzentrierung:
   – Kann die zentrierte Position statisch in der Skapulaebene gehalten werden, so kann dazu übergegangen werden, diese in verschiedenen Gelenkpositionen zu erarbeiten. Als weitere Steigerungsmöglichkeit bietet sich an, die Zentrierung statisch halten zu lassen und Zusatzaufgaben an den Patienten zu stellen.

Humeruskopfzentrierung

Voraussetzung:
∎ Aufrichtung der HWS und BWS
∎ Skapulasetting: siehe Phase I
∎ Ausreichende Mobilität des Glenohumeralgelenks

Vorgehen:
∎ ASTE: Lagerung des Armes in der Skapulaebene (beste Aktivierung der RM)
∎ Manueller Führungskontakt dorso-kaudal am Humeruskopf 👁
∎ Alternativ: Mit beiden Händen eine Traktion Stufe I im 90° Winkel zur Skapulaebene proximal am Humeruskopf geben oder in Längsrichtung des Humerusschafts. Der Patient soll sich vorstellen, sein Glenoid sei eine Staubsaugerdüse, mit der er den Humeruskopf in die Gelenkpfanne ansaugen möchte 👁. M. pect. maj. und M. latissimus dorsi sollen dabei nicht anspannen

Steigerung:
∎ Lagerung des Armes in verschiedenen, erlaubten Gelenkpositionen. Statisch beginnen und bei guter Stabilisationsfähigkeit Übergang in dynamisches Üben. Kurze Hebel!

(Zusatzaufgaben über kontralateralen Arm bei gleichzeitig gehaltener Humeruskopfzentrierung)

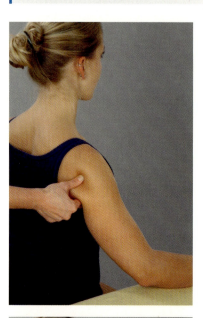

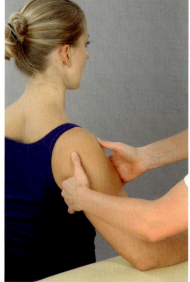

▮ Erarbeiten der Rumpfstabilität ◉:

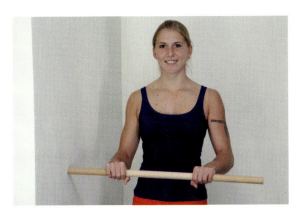

– Kräftigung der Bauch- und Rückenmuskulatur isoliert und in der kinetischen Kette ◉ ◉

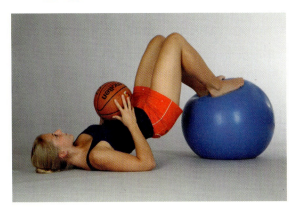

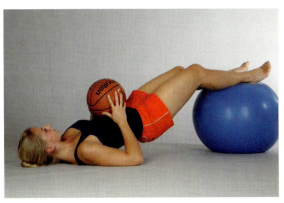

– Segmentale Stabilisation HWS/LWS (s. Kapitel WS, S. 292)
– Stabilisation über Aktivierung der tiefen Nackenflexoren (s. Kapitel WS, S. 272).

Rumpfstabilität: Nur ein stabiler Rumpf bietet die nötige Basis zum Aufbau der Schulterfunktion in der weiteren Rehabilitation. Von dorsal ist die Anbindung der Skapula an den Rumpf wichtig, um die in der UEX generierte Energie auf den Arm bis ins distale Segment zu transportieren. Für die ventrale Muskelkette ist insbesondere die Funktion der unteren Bauchmuskulatur, die für die nötige Stabilität am Becken sorgt, von großer Bedeutung.

▮ Haltungskorrektur: Besonderes Augenmerk auf die Stellung bzw. die segmentale Stabilität der WS richten. Häufig begleitet eine insuffiziente Rumpfstabilität die Schulterpathologie.

▮ Kräftigung besonders der schrägen Bauchmuskulatur zur Stabilisierung der Rippen an den Rumpf ◉.

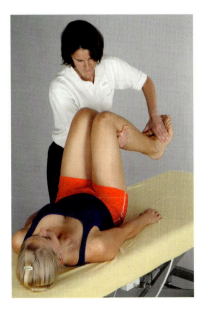

▮ ASTE RL: Stabilisation HWS/BWS unter isometrischer Stabilisation der Schulter im Redcord® System.

Arthrolyse:

∎ Schulung des skapulothorakalen Rhythmus: Ist bei dem Patienten die Wahrnehmung der Schulterposition in Ruhestellung und das Bewegungsgefühl ausreichend gut vorhanden, so kann zur dynamischen Skapulastabilisation übergegangen werden:
  – Flaschenzug: Operierte Seite wird aktiv-assistiv über die nicht operierte Seite in die Flexion bzw. Abduktion gezogen
  – Kräftigung der Bauchmuskulatur
  – ASTE SL im Thrustmuster: Oben liegender Arm stützt gegen Therapeut oder Wand. Der Patient rollt das Becken ventral und dorsal
  – ASTE Unterarmstütz und Zehenstand: Schieben des gesamten Körpers nach kranial und kaudal
  – Frosch aus dem FBL-Konzept
  – ASTE BL auf Pezzi-Ball: Handstütz: Anhocken

∎ Propriomed: Ein- und beidhändig in allen Ebenen statisch und dynamisch. Steigerungsmöglichkeit: Stand auf labiler Unterstützungsfläche

∎ Arbeiten in Ketten über dreidimensionales Einstellen der Bewegung mit Techniken. Rhythmische Stabilisation, Dynamische Umkehr (kurze Armpattern, nicht endgradige Einstellung in SL und Sitz)

∎ Kräftigung der skapulafixierenden Muskulatur

∎ Training der den Humeruskopf zentrierenden Muskulatur:
  – Seilzug AR 👁
  – ASTE SL: AR
  – ASTE BL: AR in 90° Abduktion

Endoprothetik: Bei der inversen Prothese steht von Anfang an das Training des M. deltoideus mit allen 3 Anteilen im Vordergrund. In dieser Phase darf bei Schmerzfreiheit gegen die Schwerkraft geübt werden.

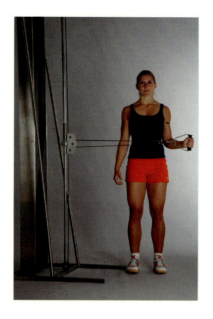

Physikalische Maßnahmen

∎ Heiße Rolle, z. B. im sympathischen Versorgungsgebiet zur Verbesserung der Stoffwechsellage.

∎ Massage: Schulter-Nacken-Muskulatur und Lösen von Verklebungen des skapulothorakalen Gelenks.

∎ Manuelle Lymphdrainage.

∎ Cryokinetics.

∎ Coolpacks oder Cryocuff als milde Kühlung.

∎ Lokale Durchblutungsförderung mittels Elektrotherapie (diadynamische Ströme), Ultraschall, Massage, flächiger BGM. (*Cave:* Endoprothesen!)

∎ Behandlung mit Schröpfgläsern: Verschieben entlang der Lymphbahnen zur Entstauung.

∎ CPM-Schulterbewegungsschiene im Rahmen des erlaubten Bewegungsausmaßes: ca. 6 h täglich in mehrmaligen Anwendungen.

Cave: Signale für Überlastungsreaktionen:
∎ 24-h-Schmerzverhalten
∎ Schwellung/Erguss
∎ Rötung/Überwärmung
∎ Reduzierung bzw. Stagnation ROM
∎ Reduzierung bzw. Stagnation Kraft

Bei Auftreten eines der genannten Signale sollten Behandlungsintensität und Maßnahmen überprüft werden!

Medizinische Trainingstherapie

▮ Begleitend allgemeines Training der Ausdauer auf dem Sitzfahrrad sowie der Rumpf- und Beinmuskulatur: Beinpresse, Beinbeuger und -strecker, Crunches.

Sensomotorisches Training

▮ Anbahnung der lokalen Stabilisatoren (RM) im erlaubten ROM:
  - ASTE Rückenlage: Arm gelagert, mit einem Stab in beiden Händen nach rechts/links schieben ⊙

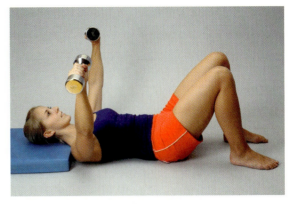

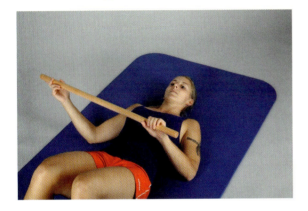

  - Erarbeiten der ADL: Zähne putzen, Auge-Hand-Koordination, z. B. Flashcups stapeln
  - Griffvarianten am Kletterfelsen
  - Feinkoordination ohne Last, z. B. Schreiben (*Cave:* LBS-Tenodesen!)
  - Skapulasetting: Wiederholung des Erlernten aus der Physiotherapie und Training der Muskulatur: M. serratus ant. = Bankdrücken plus ⊙ ⊙; Mm. rhomboidei = Winkeltisch, Oberkörper angelehnt. (*Cave:* Erlaubtes Bewegungsausmaß und Belastung!)

  - Rumpf: Stabtraining auf Posturomed, Balancepad, Therapiekreisel (ein- und beidbeinig)
  - Stützaufnahme an der Bank

Automobilisation

▮ ASTE Stand seitlich am Seilzug: Mit Zug von oben zur Gewichtsabnahme für die Abduktion und Flexion in der Skapulaebene ⊙

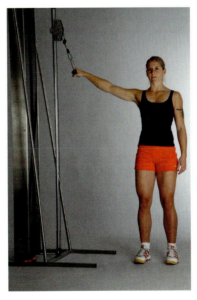

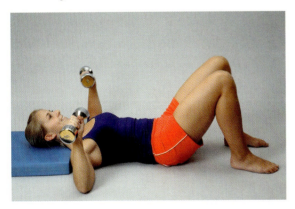

■ Ball auf dem Winkeltisch in alle Richtungen rollen oder Therapieball im Sitz rollen ◉

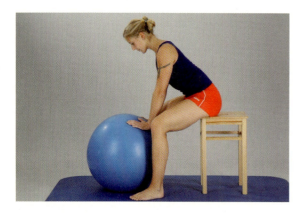

■ BWS-Mobilisation ◉.

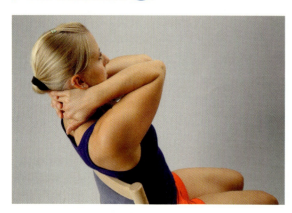

Krafttraining

■ Intramuskuläre Ansteuerung über Isometrie: Die Haltezeit beträgt hierbei maximal 8–10 Sekunden.
  – ASTE Sitz neben Pezzi-Ball: Der Patient gibt Druck nach unten auf den Ball zur Aktivierung des M. triceps brachii
  – ASTE Stand an der Sprossenwand: Griff an der Sprosse und Druck nach unten, seitlich, vorne, hinten geben

■ Kraftausdauertraining in Adduktion, Retroversion, 4×30 Wiederholungen (Wdh)
■ Overflow-Training über die kontralaterale Seite in Richtung Flex/Ext; Add/Abd; IR/AR; 4×20 Wdh (Seilzugtraining langsam kon- und exzentrisch); betroffener Arm optimal eingestellt im Sinne von Skapulasetting und Humeruskopfzentrierung.

Isokinetik

– CPM Modus ◉.

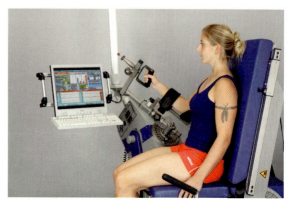

Bei allen Übungen zuerst Skapulasetting und Humeruskopfzentrierung! Während der CMP-Anwendung muss der Patient in aufrechter Wirbelsäulenhaltung die Skapulastellung kontrollieren und die passiven Bewegungen mental mitgehen.

Therapeutisches Klettern

■ Griff-Fixationstraining in verschiedenen Richtungen.

■ Griff-Fixationstraining mit dynamischer Körperschwerpunktverlagerung im Stand.

2.3 Phase III

Ziele der Phase III (nach ICF)

∎ Körperfunktion/Körperstruktur:

- Verbesserung der die Sensomotorik betreffenden Funktionen
- Wiederherstellung der Gelenkbeweglichkeit
- Wiederherstellung der Gelenksstabilität
- Wiederherstellung der Muskelkraft/Muskelausdauer
- Wiederherstellung der physiologischen Bewegungsmuster

∎ Aktivitäten/Teilhabe:

- Erarbeiten einer ökonomischen Haltung in Alltag/Beruf/Sport
- Mobilität (Hand-Arm-Gebrauch, Fahrzeug fahren)
- Wiedererlangen des Vertrauens in die Bewegung und Stabilität der Schulter
- Wiederaufnahme der bezahlten Tätigkeit
- Teilnahme am Gemeinschaftsleben
- Selbständiges Durchführen eines Heimtrainingsprogrammes

Therapieinhalte

Physiotherapie

Patientenedukation

∎ Gemeinsame Absprache der Therapieinhalte und -ziele mit dem Patienten.

∎ Schmerzmanagement mit dem Ziel der Schmerzfreiheit (physiologische Schmerzverarbeitung).

∎ Aufklärung und Wahrnehmung des Patienten über seine individuelle Pathologie.

∎ Weiterführende Information des Patienten über den Stand der Wundheilung und die mit der OP verbundenen Einschränkungen:
- Überkopfarbeit, z.B. Heben von Lasten in hohe Schränke etc.

∎ Tips zur Vermeidung von Fehlhaltungen.

∎ Ergonomieberatung im Alltag und am Arbeitsplatz.

∎ Hinweise und Tips zur Wiederaufnahme der sportlichen Aktivitäten.

Verbesserung der Beweglichkeit

∎ Mobilisation der neuralen Strukturen (ULNT I–III).

∎ Dosiertes intermittierendes Dehnen und Bewegen.

∎ Manuelle Mobilisation des Glenohumeralgelenks mittels Traktion und Kompression, translatorische und anguläre Mobilisationstechniken über den Hebel Humerus.

∎ Mobilisation der dorsalen Kapsel ◉.

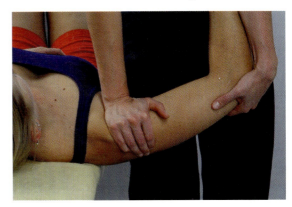

∎ Manuelle Mobilisation des Glenohumeralgelenks über den Hebel Skapula für endgradig freie Schulterbeweglichkeit, z.B. in Seitenlage unter Voreinstellung des Humerus aus verschiedenen Flexions- und Rotationspositionen.

Referenzpunkt der Skapulastellung bei Elevation:
In maximaler Elevation im Glenohumeralgelenk steht die Skapula mit dem Angulus inferior auf Höhe der hinteren Achselhaarbegrenzung. Außerdem sollte es zu einer Lateral-/Kaudalrotation der Skapula am Ende der Bewegung kommen.

∎ Verbesserung der Gelenkbeweglichkeit über manualtherapeutische Maßnahmen nach Befund. Behandlung von: OAA-Komplex, HWS, BWS ◉, ACG, SCG, 1. Rippe, Rippengelenke.

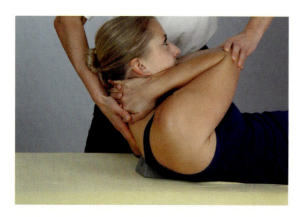

Hinweis: Eine Dysbalance bei den antagonistischen Paaren einer Muskelschlinge an der Skapula führt zu unphysiologischer Position der Skapula auf dem Thorax bzw. zu einer Skapuladyskinesie.

Definition Skapuladyskinesie: Eine Veränderung der normalen Position und Bewegung der Skapula während einer skapulohumeralen Bewegung. Sie tritt häufig in Zusammenhang mit Verletzungen und Beschwerden des Schultergelenks auf. Dies führt zu Hemmung und Fehlkoordination in der skapulastabilisierenden Muskulatur.

▌**Beispiel:** Bei hypertonen, verkürzten Mm. rhomboidei kann der M. serratus anterior seine Aufgabe der Lateralrotation der Skapula nicht optimal ausführen.

▌ Weichteilbehandlung
  – Muskeltechniken:
    – – Reziproke Hemmung: Skapulapattern statisch oder dynamisch in posteriore Depression
    – – Strain-Counterstrain
    – – Muscle Energy Technique (MET)
    – – Querdehnungen 👁

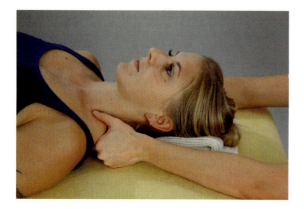

    – – Funktionsmassage
  – Faszienmobilisation:
    – – Release-Technik oder
    – – Druck und Dehnung (Hals- und Schulterfaszien)
      Behandlung der Magen- 👁, Leber-, Milzfaszie oder des Diaphragmas 👁 nach Befund.

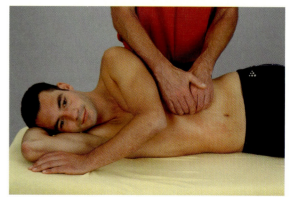

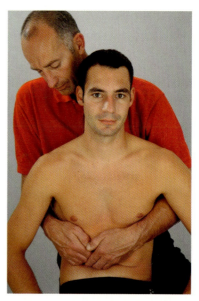

▌ Steigerung der aktiven Bewegungen: Mit kurzem Hebel beginnend, bei ausreichender Stabilität auch mit längerem Hebel in verschiedenen Ausgangsstellungen (Sitz, Bauchlage, Stand) unter Skapula- und Rumpfkontrolle arbeiten.

▌ Eigenübungen für den Patienten:
  – ASTE Stand oder Sitz: an der Wand mit den Fingern hochkrabbeln
  – ASTE Vierfüßlerstand: Mit den Armen in maximale Flexionsposition rutschen

– ASTE SL auf der zu mobilisierenden Schulter (diese liegt in 90° Flex auf): Der 90° flektierte Ellenbogen wird mithilfe der oben liegenden Hand als Hebel für die Mobilisation der Innen- und Außenrotation eingesetzt 👁

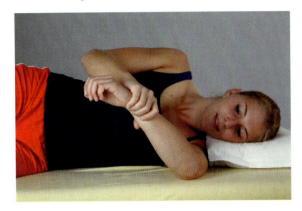

– ASTE Stand mit dem Rücken zur Wand: Der Patient fixiert dabei mit der Skapula einen Tennisball und bewegt aktiv oder assistiert den Arm im erlaubten Bewegungsausmaß in Flexion, Abduktion und Rotation. Beginnend mit kurzen Hebeln!
– Eigenmobilisation der BWS über einen Mobilisationskeil oder über 2 Tennisbälle, die sich in einer Socke befinden und unter der zu mobilisierenden Stelle platziert werden: ASTE RL oder Sitz:
   a) Verriegelung der LWS
   b) Kontaktaufnahme
   c) Minimale Mobilisation parallel der Facettenebene nach dorso-kranial.

Cave: Evtl. vorhandene Differenzialdiagnosen beachten!
▮ *Thoracic-outlet-Syndrom* (Kompression des Plexus brachialis mit eventueller Mitbeteiligung der A. und V. subclavia)
▮ *Skalenusyndrom* (Kompression in der vorderen [zwischen M. sternocleidomastoideus und M. scalenus anterior] oder hinteren [zwischen M. scalenus anterior und medius] Skalenuslücke)
▮ *Kostoklavikuläres Syndrom* (Kompression zwischen Klavikula und 1. Rippe)
▮ *Pectoralis-minor-Syndrom* (Kompression zwischen Pectoralis minor und 1. Rippe)

Regulierung vegetativer und neuromuskulärer Funktionen

▮ Mobilisation im orthosympathischen Ursprungsgebiet Th1–Th8.
▮ Mobilisation des Okziput-Atlas-Axis Komplexes (OAA) 👁.

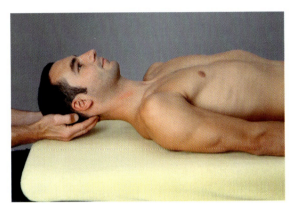

▮ Manuelle Therapie im nervalen Ursprungsgebiet der Schulter-Arm-Muskulatur C5–C8.
▮ Behandlung neurolymphatischer und neuromuskulärer Reflexpunkte:
   – M. supraspinatus
   – M. infraspinatus/M. teres minor
   – M. scapularis
   – M. latissimus
   – M. serratus anterior
   – M. deltoideus.
▮ ULNT 👁.

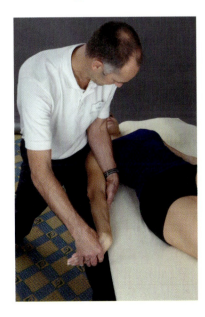

Verbesserung der Sensomotorik

▮ Zielorientiertes Arbeiten, z.B. Üben der Greiffunktion für verbesserte Bewegungsplanung im ZNS: Dem Patienten zum Üben immer einen Gegenstand in die Hand nehmen oder anvisieren lassen 👁.

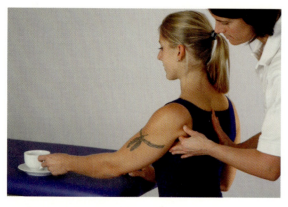

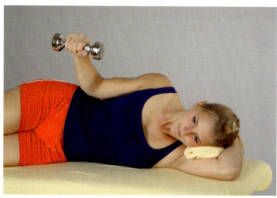

▮ *Im offenen System:*
ASTE RL, BL, SL und Sitz: Der Patient hält seine Skapula in optimaler Position, während er den Arm in verschiedenen Abduktions-, Innenrotations-, Außenrotations- und Flexionsstellungen hält bzw. dynamisch bewegt. Beginnen ohne Widerstand und mit kurzen Hebeln. Steigerung mit kleinen Hanteln und in vertikalere ASTEN gehen 👁.
Zielorientiertes Bewegen ermöglicht eine „Feedforward-Innervation" der primär stabilisierenden Muskulatur (Stabilizer), d.h., Bewegungsübungen werden mit praktischem Bezug in Alltagssituationen durchgeführt, um einen Lerneffekt zu erreichen!
▮ *Im geschlossenen System:*
  – Vierfüßlerstand bei optimal eingestellter Skapula (Steigerung: einarmig)
  – ASTE BL auf der Bank: Liegestützposition (90° Flex) mit den Händen auf dem Boden. Je weniger der Rumpf unterstützt ist, umso schwieriger ist die Kontrolle der Position: statische Kontrolle der Serratus anterior-Anspannung (Steigerung: einarmig)
  – ASTE Vierfüßler: Patient stützt auf labilen Unterstützungsflächen 👁 👁

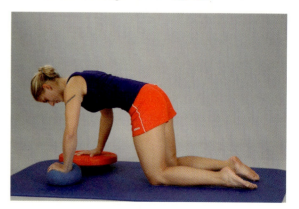

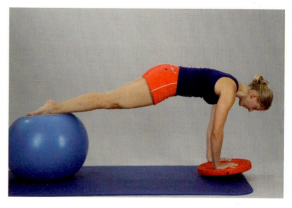

  – Stützvarianten auf Flowin-Matte 👁 👁

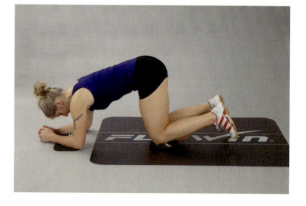

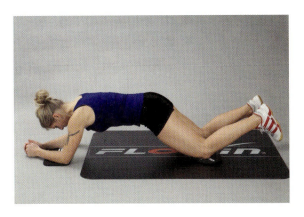

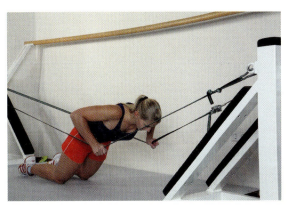

– Liegestütz an der Wand
▍ Optimale Ansteuerung von M. serratus anterior und M. trapezius asc. durch Einbezug der unteren Extremitäten: Streckung des ipsilateralen Beines

▍ Reaktives Training:
– Dribbeln gegen eine Wand
– Wurfstabilisation am Seilzug oder Fang eines Balles, Aufschlagbewegung beim Badminton

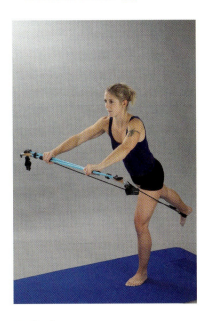

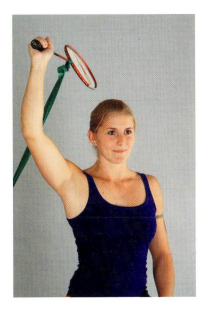

Arthrolyse:

▍ Im geschlossenen System:
– Unterarmseitstütz unter Skapulakontrolle
– ASTE: Stand: Patient stützt mit den Armen auf einen Pezzi-Ball, der durch den Therapeuten gegen die Wand gehalten wird. Statische Stabilisaton oder auch dynamisch als modifizierte Liegestützübung. Steigerung über labile Unterstützungsfläche und als Zusatzaufgabe ADL-Übung (Telefon greifen)
– Liegestütz auf Haramed

– Falltraining auf Weichbodenmatte

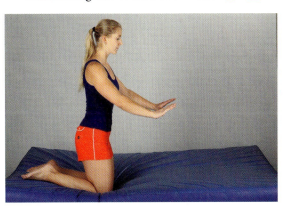

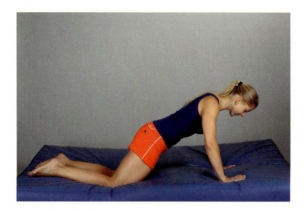

– Fallenlassen von Stonies durch den Therapeuten, die der Patient in verschiedenen Winkelstellungen seiner Schulter auffangen soll. Aufbau erst unter Blickkontrolle, dann ohne ◉ ◉.

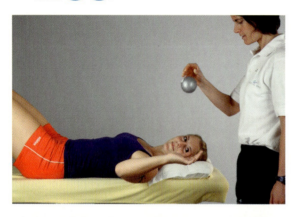

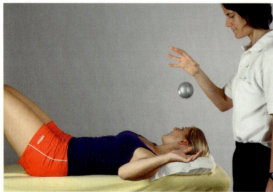

▌ Inhibition falscher Muskelrekrutierung aufgrund präoperativer Pathologien (z.B. M. pectoralis major, M. latissimus dorsi und M. trapezius) durch:
- Visuelle Kontrolle über Spiegel
- Biofeedback über Oberflächen-EMG
- Taktile Hilfen
- Tape.

Bei Pectoralis major-Transfer:

▌ Aktivierung der Muskelfunktion (unter Kontrolle der Skapula):
1. Statisches Anspannen in der Skapulaebene in Innenrotation
2. Statisches Anspannen in allen Ebenen des Schultergelenks
3. Dynamisches Bewegen von der Nullstellung bis in Innenrotation bis zum Bauch.

Bei Latissimus dorsi-Transfer:

▌ Neuprogrammierung der Muskelfunktion von IR/Add zu AR/Abd
1. Statisches Anspannen in der Skapulaebene in Außenrotation
2. Statisches Anspannen in allen Ebenen des Schultergelenks
3. Dynamisches Bewegen von der Außenrotation bis 30° Innenrotation (ab 8. Woche freie Beweglichkeit).

Stabilisation und Kräftigung

Hinweis: Voraussetzung für alle Stabilisationsübungen ist eine optimale Skapulapositionierung und eine sichere Humeruskopfzentrierung!

▌ Techniken aus dem PNF-Konzept:
- Dreidimensionales Einstellen der Armbewegung mit Techniken Rhythmische Stabilisation, Stabilisierende Umkehr, z.B. kurze Armpattern mit nicht endgradiger Einstellung in ASTEN SL und Sitz
- Bewegungskombinationen Chopping und Lifting zum Üben der Rumpfmuskulatur in den ASTEN RL, BL, SL, Sitz
- *Beispiel:* ASTE BL im Überhang: Lifting – exzentrisches Nachlassen der schrägen Bauchmuskulatur ◉ ◉.

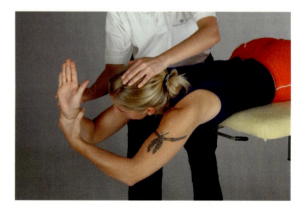

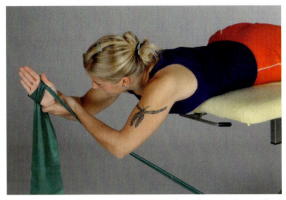

▮ Training der den Humeruskopf zentrierenden Muskulatur gegen die Schwerkraft und gegen dosierten Widerstand ⊙ ⊙ ⊙.

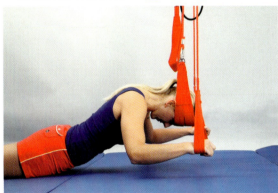

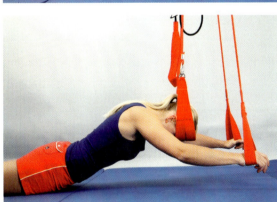

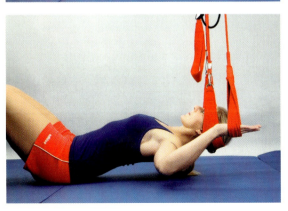

▮ – Push-ups
– Seitstütz-Reformer ⊙

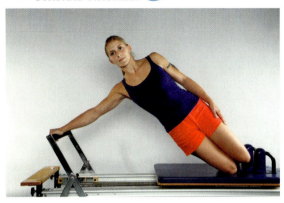

– Redcord®.

▮ Stabilisation der tiefen Nackenmuskulatur unter gleichzeitiger Aktivierung des Armes, z. B. in RL/Sitz.

▮ Erarbeiten der dynamischen Kontrolle: Voraussetzung ist, der Patient verfügt über ausreichende Mobilität der Schulter und kann die Skapula statisch gut kontrollieren.

▮ Kräftigen der Schultermuskulatur, Kon- und Exzentrik im Wechsel in den gesamten funktionellen Ketten unter Einbindung des Rumpfes.

▮ Kräftigung der Skapulastabilisatoren: M. trapezius, Mm. rhomboidei, M. latissimus dorsi, M. serratus anterior, M. levator scapulae:
– ASTE BL: Bei neben dem Körper gestreckten Armen die SG in Retraktion/Depression bringen lassen, mit Zusatzgewichten
– ASTE BL: Mit Armen in Skapulaebene eleviert, Brustbein hält Kontakt zur Unterlage: Außenrotation unter gehaltener Serratus ant.-Anspannung ⊙

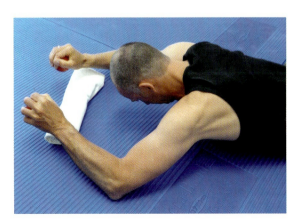

– Pilates
– Seilzug ◉ ◉

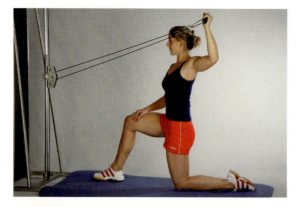

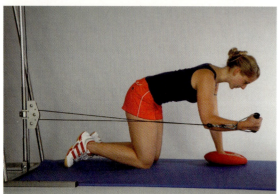

– Bodyblade, auch auf labiler Unterstützungsfläche, z. B. Powerplate® ◉.

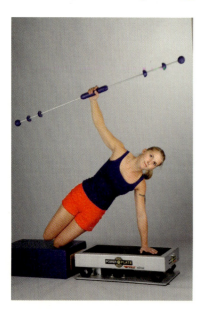

– Training der skapulothorakalen Muskulatur
und der Rotatorenmanschette unter Einbezug des Rumpfes der Maler ◉ ◉ ◉
◉.

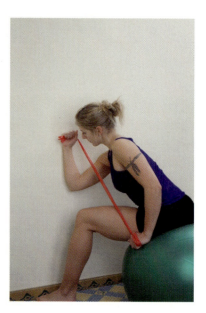

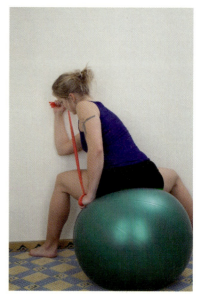

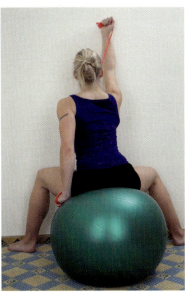

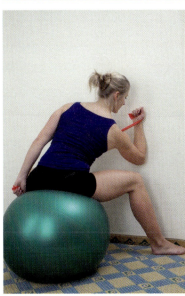

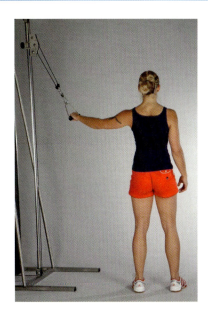

▌ **Hinweis:** Eine Schwäche des M. latissimus dorsi begünstigt eine Verkürzung des oberen Trapeziusanteiles.

▌ Schulung des skapulothorakalen Rhythmus im offenen und geschlossenen System:
  – Zentrieren in der exzentrischen Phase mittels Seilzug ⊙.

Endoprothese:

▌ Steigerung der aktiven Bewegungen mit kurzen Hebeln in verschiedenen alltagsbezogenen Ausgangsstellungen (Sitz und Stand) unter Skapula- und Rumpfkontrolle mit zielorientierten Bewegungsaufträgen.

▌ Eigenübung:
ASTE: Patient steht mit dem Rücken zur Wand und fixiert dabei mit der Skapula einen Tennisball. Gleichzeitig soll er je nach erlaubtem Aktivitätsgrad aktiv oder assistiv den Arm im erlaubten Bewegungsausmaß in Flexion, Abduktion und Rotation führen.

▌ ASTE: Beim Sitz vor dem Pezzi-Ball oder in BL auf der Bank im Überhang stützt sich der Patient auf dem Pezzi-Ball: Dabei bewegt er in Flexion oder arbeitet statisch gegen Widerstand des Therapeuten bei gut stabilisierter Skapula und zentrierter Schulter.

▌ ASTE Sitz: Die Unterarme sind auf einem Ballkissen abgelegt, und der Patient arbeitet kontralateral mit einem Vitality®-Band in PNF-Mustern (oder mit Hanteln).

▌ Training der den Humeruskopf zentrierenden Muskulatur gegen Schwerkraft und dosierten Widerstand im erlaubten ROM (z.B. ASTE SL auf nicht operierter Seite; ASTE Sitz: AR mit 90° gebeugtem Ellenbogen von 80° IR bis zur Nullstellung gegen die Schwerkraft (Muskelfunktionstestwert 2–3) ⊙.

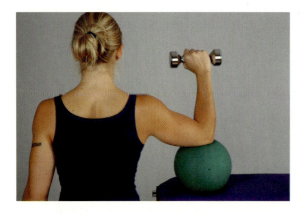

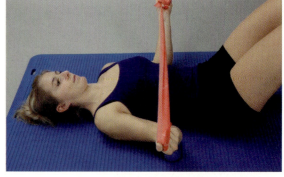

– Kräftigen des M. serratus anterior im offenen System und im Stütz
– Scaption Raises (Elevation in der Glenoidebene) mit/ohne Gewicht 👁

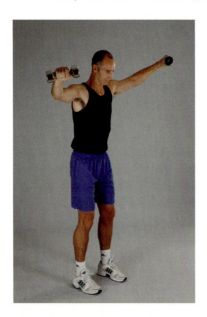

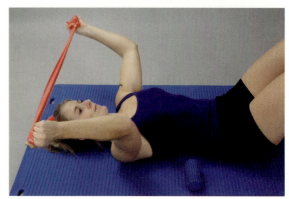

– Stand vor der Wand: Der Patient hält einen Ball in Außenrotationsposition in beiden Händen mittig vor dem Körper. Die Unterarme sollten möglichst parallel zueinander bleiben, während der Ball an der Wand nach oben gerollt wird 👁 👁 👁.

– RL/Stand: Ein Vitality®-Band wird in Nullstellung (bei 90° flektierten EBG) um beide Hände gewickelt. Hände in Dext spannen und in Außenrotation symmetrisch die Arme in Elevation bringen. Unterarme bleiben parallel zueinander und stehen auf gesamtem Bewegungsweg senkrecht 👁 👁

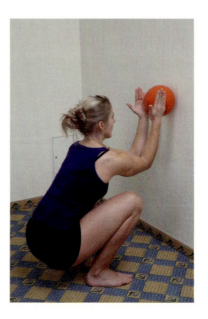

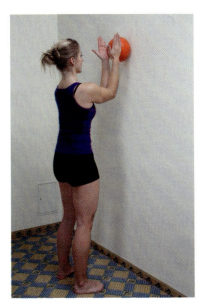

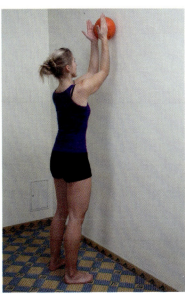

▌ Kräftigen der RM und der den Humeruskopf kaudalisierenden Muskulatur.

Physikalische Maßnahmen

▌ Massage: Lösen von Verklebungen des skapulothorakalen Gelenks.

▌ Behandlung der Head-Zonen Magen und Leber: Lokalisation li/re in der Schlüsselbeingrube und über dem Schulterdach.

▌ Cryokinetics.

▌ Coolpacks oder Cryocuff als milde Kühle.

▌ Manuelle Lymphdrainage (MLD).

▌ Bindegewebsmassage.

▌ Fußreflexzonenmassage.

▌ Akupunktmassage.

▌ Massage.

▌ Elektrotherapie: Hochvolt (keine Interaktion mit Implantat).

▌ Heiße Rolle, z. B. lokal angewandt zur Detonisierung hypertoner Muskulatur oder zur reflektorischen Therapie im sympathischen Versorgungsgebiet der oberen Extremität.

▌ Fango.

Medizinische Trainingstherapie

▌ Allgemeines begleitendes Training der Ausdauer und der Rumpf- und Beinmuskulatur.

Sensomotorisches Training

▌ Ansteuerung der lokalen Stabilisatoren im erlaubten ROM:
  – IR/AR im erlaubten Bewegungsausmaß am Seilzug oder mit Kurzhantel (Gewicht 200–500 g).

▌ Erarbeiten Stützen, Hängen, Ziehen, Schieben:
  – Stützaufnahme im Kniestand, Lastwechsel der Hände ⊙ ⊙ ⊙

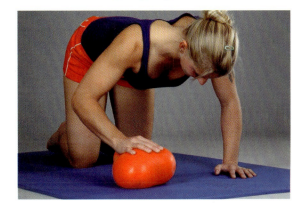

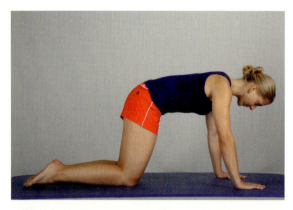

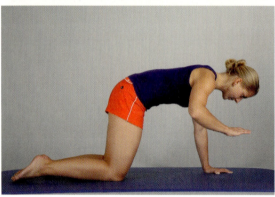

– Reverse Push-up an der Sprossenwand
– Push-up an der Sprossenwand
– Gewichtsunterstütztes Klimmziehen.

▌ Rumpf: Stand auf Therapiekreisel und zusätzlich Zusammendrücken einer Rolle ⊙.

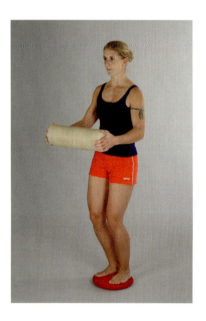

▌ Feinkoordination mit Last oder Geschwindigkeit (z. B. Jonglieren, Stab balancieren etc.).

▌ Instabile Umgebungen (z. B. Stütz auf Pezzi-Ball, Unterarmstütz auf Aerostep) ⊙ ⊙.

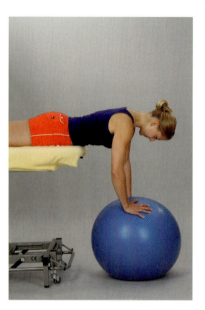

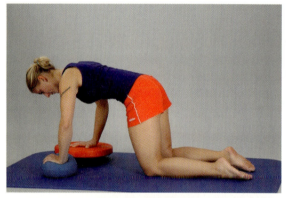

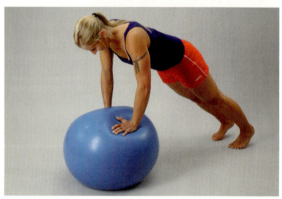

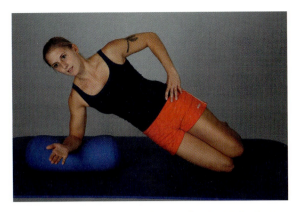

▌ Aufbau der Präzisionskontrolle (Fähigkeit, Bewegungen präzise anzusteuern), z.B. Greifen an Sprossen auf verschiedenen Höhen/Entfernungen, verschiedene Gewichte.

Automobilisation

▌ Seilzug seitlich mit Zug von oben, unter Gewichtsabnahme Abduktion/Flexion.
▌ BWS-Mobilisation.

Krafttraining

▌ Kraftausdauertraining der lokalen Stabilisatoren in der Erwärmung: IR/AR ⊙ ⊙.

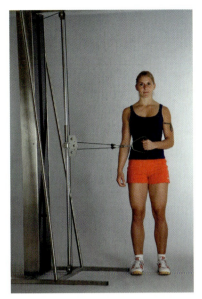

Serratus-Aktivität:
▌ Push-up plus
▌ Serratus ant.-Punch
▌ Dynamic Hug
▌ Scaption

▌ Training Skapulasetting: Bankdrücken ⊙ ⊙ Bench press plus.

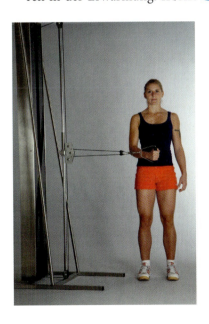

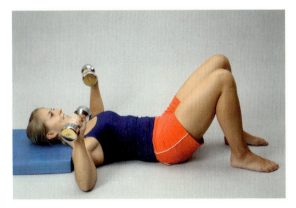

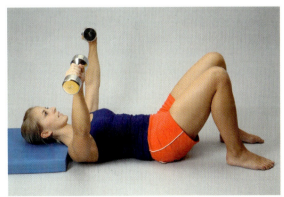

▮ Training M. subscapularis:
Unterteilung des Muskels funtionell in 2 Anteile: oberen und unteren Anteil:
– Training für beide Anteile:
– – Push-up plus (Liegestützbewegung mit Protraktion des Schultergürtels am Ende der Bewegung) 👁 👁

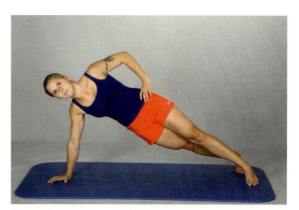

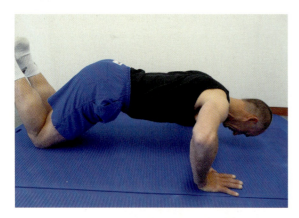

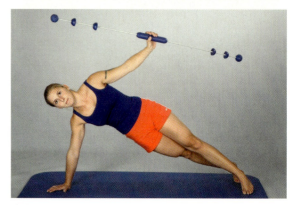

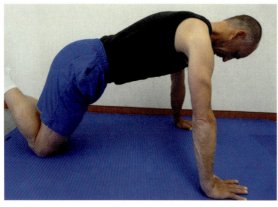

Hinweis: Ein geschwächter M. serratus ant. reduziert die Skapularotation und -protraktion. Der Humeruskopf kann nach anterior/superior translatieren und so zu einem sekundären Impingement führen.

▮ Stütz: Funktionelle Reihe von leicht zu schwer (Beginn Phase III bis Ende Phase III/IV) 👁 👁 👁

– – Diagonal Exercise (Schrittstellung mit dem Rücken zum Seilzug)
ASTE: SG 90° Abd + AR, EBG leichte Flex
ESTE: SG Add/IR
Zugrichtung: bis Griff auf Höhe der kontralateralen SIAS
– Training für oberen Anteil:
– – Seilzug: Je größer der Abd-Winkel, umso höher ist die Aktivierung
– Training für unteren Anteil:
– – Seilzug: IR bei 45° ABD

▮ Muskelaufbautraining der Mobilisatoren: M. latissimus dorsi, M. deltoideus, M. trapezius, M. triceps, M. pectoralis (Bankdrücken, Liegestütz, Ruderziehen 👁, Dips, Latissimus-Zugmaschine, Trizeps, Bizeps (*Cave:* LBS-Tenodese!).

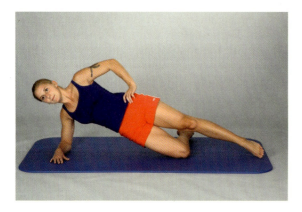

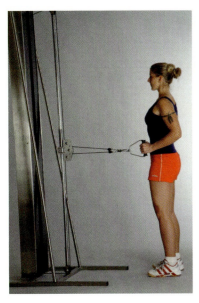

- Hypertrophietraining mittleres ROM (im absolut schmerzfreien Bereich!): ca. 4–6 Wo, 6×15 Wdh oder als Pyramidentraining: 18/15/12/12/15/18.
- Intramuskuläres Koordinationstraining: ca. 4–6 Wo×3–5 Wdh, mittleres ROM.
- Hypertrophietraining: 6×15 Wdh oder als Pyramidentraining: 18/15/12/12/15/18; Overflow über die kontralaterale Seite ⊙ ⊙.

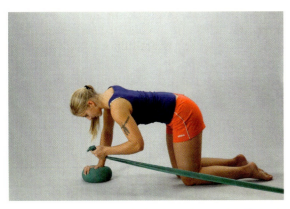

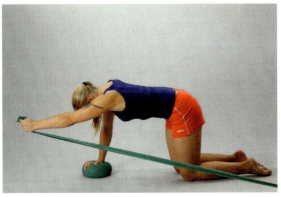

Therapeutisches Klettern

- Griff-Wechseltraining in verschiedenen Richtungen (3–4 verschiedene Griffe in kurzer Zeit punktgenau fixieren, dabei die Bewegungsrichtung vorgeben, z.B. nur auf/ab).
- Griff-Fixationstraining mit dynamischer Körperschwerpunktverlagerung an der Wand: 2 Griffe fixieren, die Beine verschieben die Position bei stabiler Schulterposition.
- Griff-Fixationstraining in verschiedenen Richtungen in negativen Wandbereich.

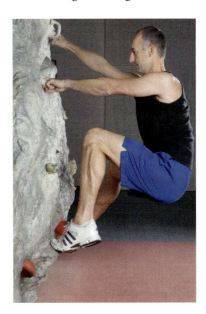

2.4 Phase IV

Ziel des Trainings in Phase IV ist die Sportfähigkeit des Patienten. Die sporttherapeutischen Inhalte der Rehabilitationsphase IV nach Schultergelenkoperationen sind zusammenfassend für die gesamte obere Extremität in Kap. 4.4 beschrieben.

3 Ellenbogen: OP-Verfahren/Nachbehandlung

3.1 Stabilisierung

Kapsel-/Bandrekonstruktionen bei Instabilität des Ellenbogengelenks

Indikation

∎ Traumatische Ellenbogenluxation.
∎ Rezidivierende Luxation.

Vorgehen

∎ Überprüfung der Durchblutung, Motorik, Sensibilität und radiologische Bildgebung.
∎ Geschlossene Reposition, Stabilitäts- und Röntgenkontrolle.
∎ Bei Gelenkinstabilität bzw. -fraktur oder Gefäß-Nerven-Verletzung besteht eine Operationsindikation.

OP-Technik

∎ Medialer oder lateraler (Kocher) Hautschnitt (entsprechend der vorliegenden Pathologie).
∎ Frakturreposition und Fixation (falls erforderlich).
∎ Bandnaht oder Bandraffung, ggf. Kapselraffung bei akuter Instabilität (evtl. Einsatz von Fadenankersystemen).
∎ Evtl. Bandplastik mittels Sehnentransplantat (z. B. M. trizeps oder M. palmaris longus) bei chronischer Instabilität.
∎ Fixation des Transplantates am anatomischen Resektionsort am medialen oder lateralen Epikondylus.
∎ Schichtweiser Wundverschluss.

Nachbehandlung

Ellenbogenluxation (konservativ) Gipsschiene (90°) für 1 Woche (Übungen aus der Schiene heraus erlaubt)		
Phase	**Bewegungsausmaße und erlaubte Belastungen**	
I	*ab 1. postoperativem Tag:*	– Freies Bewegungsausmaß – Keine Belastung für 6 Wochen
II	*ca. ab 7. postoperativen Woche:*	Joggen/Walken/Schwimmen/Radfahren
III	*ca. 3 Monate postoperativ:*	Sportartspezifisches Training
IV	*ca. 4 Monate postoperativ:*	Kontakt- und Risikosportarten

Kapsel-/Bandrekonstruktion nach Ellenbogenluxation Gipsschiene (90°) für 4 Wochen (Übungen aus der Schiene heraus erlaubt)		
Phase	**Bewegungsausmaße und erlaubte Belastungen**	
I	*3 Wochen postoperativ:*	– Bewegungsausmaß: Flex/Ext: 130°/20°/0° – Keine Belastung für 6 Wochen (bei medialer Instabilität: Vermeidung von Valgusstress; bei lateraler Instabilität: Vermeidung von Varusstress und Supination in Streckung)
II	*ca. ab 7. postoperativer Woche:*	Joggen/Walken
III	*ca. 3 Monate postoperativ:*	Schwimmen/Radfahren
IV	*ca. 6 Monate postoperativ:*	Sportartspezifisches Training
	ca. 9 Monate postoperativ:	Kontakt und Risikosportarten

3.2 Knorpelchirurgie

OATS Ellenbogen

Indikation

▮ Fokale osteochondrale Läsionen.

▮ Osteonekrosen (z. B. Morbus Panner).

OP-Technik

▮ Evtl. Arthroskopie über Standardportale zur Beurteilung der Pathologie.

▮ Nach Lage der Läsion medialer oder lateraler Zugang.

▮ Ausstanzen der Läsion mittels Entnahmezylinder und anschließende Größenbestimmung des Transplantates.

▮ Entnahme des korrelierenden Spenderzylinder über eine ca. 3 cm lange Inzision lateral der Patella aus dem lateralen Femurkondylus (Trochlea).

▮ Einbringen des Spenderzylinder in Press-Fit-Technik unter Höhen- und Lagekontrolle.

▮ Schichtweiser Wundverschluss.

Nachbehandlung

OATS Ellenbogen Gipsschiene (90°) für 1 Woche (Übungen aus der Schiene heraus erlaubt)		
Phase	**Bewegungsausmaße und erlaubte Belastungen**	
		– Keine Belastung (insbesondere axiale Stützbelastung) für 6 Wochen – Pro- und Supinationsbewegungen frei
I	1.–2. Woche postoperativ:	Passive Flex/Ext: frei
II	3.–6. Woche postoperativ:	Aktiv-ass. Flex/Ext: frei
III	ab der 7. postoperativen Woche:	Freies aktives Bewegungsausmaß (Joggen/Walken)
	ca. 2 Monate postoperativ:	Schwimmen
IV	ca. 3 Monate postoperativ:	Radfahren, sportartspezifisches Training
	ca. 6 Monate postoperativ:	Kontakt- und Risikosportarten

3.3 Endoprothetik

Endoprothese des Ellenbogengelenks

Indikation

▌ Fortgeschrittene primäre und sekundäre Arthrosen nach Versagen konservativer Maßnahmen.

▌ Rheumatoide Arthritis.

▌ Fehlverheilte Frakturen.

OP-Technik

▌ Dorsaler Hautschnitt ca. 12 cm mit radialem Bogen um die Olekranonspitze.

▌ Präparation des N. ulnaris und Neurolyse, Spaltung der Trizepssehne und knöchernes Abheben der Sehne.

▌ Resektion der Knochenblöcke mittels Resektionsschablone und Anpassen der Prothese.

▌ Probereposition (gekoppelt oder ungekoppelt) und Kontrolle des Bewegungsausmaßes.

▌ Fixation der Komponenten mit Zement.

▌ Schichtweiser Wundverschluss.

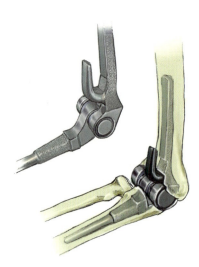

Gekoppelte Totalendoprothese Ellenbogen

Nachbehandlung

Endoprothese des Ellenbogens Schultergelenkbandage (z. B. medi® SLING) für 4 Wochen		
Phase	**Bewegungsausmaße und erlaubte Belastungen**	
I	*1.–2. Woche postoperativ:*	Passive Flex/Ext: 90°/0°/0°
II	*3.–6. Woche postoperativ:*	Aktiv-ass. Flex/Ext: 90°/0°/0°
III	*ab der 7. Woche postoperativ:*	Freies aktives Bewegungsausmaß
IV		Joggen/Walken/Schwimmen ohne Armzug (evtl. unter Verwendung von Hilfsmitteln) *Cave:* Eine weitere Belastungssteigerung bedarf einer individuellen Therapieentscheidung/Kontakt- und Risikosportarten nicht empfohlen!

3.4 Arthrolyse

Arthrolyse des Ellenbogengelenks

Indikation

▮ Konservativ nicht behandelbare fortgeschrittene Einschränkung des Bewegungsausmaßes.

OP-Technik

▮ Anlage eines ulnaren- und radialen Arthroskopieportals.

▮ Elektrothermisches Lösen der Kapselanteile,
Abtragung evtl. osteophytärer Anbauten und
Entfernung freier Gelenkkörper unter Kontrolle der erlangten Beweglichkeit sowie besonderer Berücksichtigung der Nervenverläu-
fe.

▮ Schichtweiser Wundverschluss.

Nachbehandlung

Arthrolyse des Ellenbogengelenks Evtl. Einsatz einer Quengelschiene oder Wechsellagerung in Gipsschalen		
Phase	**Bewegungsausmaße und erlaubte Belastungen**	
I II	*1.–4. postoperative Woche:*	– Ab sofort intensive Beübung der Beweglichkeit – Kein Bewegungslimit, intensive endgradige passive Beübung (mehrmals täglich), Anleitung zur Eigen-beübung
III IV	*ca. ab 4. postoperativer Woche:*	Joggen/Walken, Radfahren, Schwimmen, sportart-spezifisches Training, Kontakt- und Risikosportarten

4 Ellenbogen: Rehabilitation

4.1 Phase I

Ziele der Phase I (nach ICF)

▮ Körperfunktion/Körperstruktur:
- **Schmerzlinderung**
- **Resorptionsförderung**
- **Regulierung beeinträchtigter vegetativer und neuromuskulärer Funktionen**
- **Verhütung von Funktions- und Strukturschäden**
- **Erhalt/Verbesserung der Gelenkbeweglichkeit**
- Verbesserung der Gelenkstabilität
- Verbesserung der die Sensomotorik betreffenden Funktionen
- Erlernen des Skapulasettings

▮ Aktivitäten/Teilhabe:
- Durchführen der täglichen Routine unter Entlastung des operierten Armes
- Eigenständiges Durchführen der Muskelpumpe
- Förderung der Mobilität (Aufrechterhalten und Änderung von Körperpositionen, Gehen und Fortbewegung)
- Abbau von Barrieren, die die Teilhabe erschweren (Angst)

Therapieinhalte

Physiotherapie

Patientenedukation

▮ Lagerung:
- Der Arm sollte zur Unterstützung des venösen Rückflusses über Herzhöhe druckfrei gelagert werden: die Hand höher als der Ellenbogen und dieser höher als die Schulter
- Bei *Arthrolyse:* Der Arm wird mittels Quengelschiene abwechselnd in maximaler Flexion und Extension gelagert. Umlagerung nach 2 Stunden, besser häufiger, sofern der Patient dies toleriert. Therapiebegleitende Analgetikagabe für Mobilisation und Lagerung.

▮ Gemeinsame Absprache der Therapieinhalte und -ziele mit dem Patienten.

▮ Patienteninformation:
- Patient sollte über die OP mit den dazugehörigen Einschränkungen informiert sein, um mit seinem Verhalten die Gewebeheilung zu unterstützen.

Als Verbote gelten:
▮ Hochheben und Tragen von Gewichten
▮ Abstützen auf Hand oder Ellenbogen
▮ Schnelle, abrupte Bewegungen.

▮ Bei Arthrolysen ist die Compliance des Patienten besonders wichtig. Der Patient muss das Gelenk auch selbständig mobilisieren, dehnen und lagern, um eine erneute Einsteifung zu verhindern.

Hinweis:
▮ Limitierung von Valgusbelastungen: keine Schulteradduktion oder -innenrotation gegen Widerstand, Stützen in AR + Supination
▮ Limitierung von Varusbelastungen: keine Schulterabduktion oder -außenrotation gegen Widerstand, Stützen in IR + Press.

Prophylaxe

▮ Frühzeitige Mobilisation aus dem Bett.

▮ Anleitung SMI-Trainer, einatemvertiefende Maßnahmen wie z.B. Nasenstenose, schnupperndes Einatmen, Atemlenkung.

▮ Aktives Bewegen in den Sprunggelenken. Darauf achten, dass die Bewegungen im Sekundenrhythmus endgradig ausgeführt werden, um die Flussgeschwindigkeit signifikant zu erhöhen.

▮ Aktives Fausten bzw. bei freier Ellenbogenbeweglichkeit über aktives Bewegen in allen Freiheitsgraden des Gelenks.
(Die Übungen sollten regelmäßig, am besten stündlich, selbständig durch den Patienten durchgeführt werden).

▮ Gehen.

Resorptionsförderung

▮ Aktivierung der Muskelpumpe über kräftiges Öffnen und Schließen der Faust.

▌ Pumpübung mit Softball.

▌ Hochlagerung.

▌ Sanfte Ausstreichungen von den Fingern schulterwärts.

▌ Manuelle Lymphdrainage.

▌ Isometrie.

▌ Kontrolle der venösen Abflusswege und ggf. Behandlung der Engpassstellen: Detonisierung der Mm. scaleni, M. pectoralis minor, Mobilisation der 1. Rippe ⊙, Klavikula.

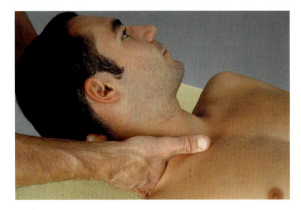

Verbesserung der Beweglichkeit

▌ Erhalt der Beweglichkeit der angrenzenden Gelenke: Hand, Schulter, distales Radioulnargelenk HWS, BWS

▌ Weichteilbehandlung:
  - Behandlung möglicher Triggerpunkte mit Techniken nach Simons/Travel
  - Muskulatur mit Techniken der MET, Integrierter neuromuskulärer Inhibitionstechnik (INIT), Strain-Counterstrain (SCS), Funktionsmassage, Reziproke Hemmung, Entspannungstechniken aus dem PNF-Konzept:
    – – M. biceps brachii
    – – M. triceps brachii
    – – M. coracobrachials
    – – M. brachialis
    – – Extensoren- und Flexorengruppe des Unterarmes
    – – Supinatoren und Pronatoren des Ellenbogens
    – – Mm. pectoralis minor und major.

Langzeiteisbehandlung:

Wechselnde Eiskompressen auf den zu entspannenden Muskel für ca. 10 Minuten geben.

Cave: Eis nie direkt auf die Haut bzw. auf kaltes Gewebe bringen, da die Gefahr von Erfrierungen besteht!

▌ Passives bzw. aktiv-assistiertes Bewegen des Ellenbogengelenks und der Unterarmgelenke je nach Prozedere im schmerzfreien Bereich.

Häufige **Komplikationen** in Verbindung mit Verletzungen im Bereich des Ellenbogens:
▌ Myositis ossificans
▌ Arthrogene Kontrakturen
▌ N.-ulnaris-Affektionen

▌ Bei *Arthrolyse:* Gezielte manuelle Gelenksmobilisationstechniken zur Verbesserung der Elastizität der Gelenkkapsel: MT (Kaltenborn) Stufe 3 (in Widerstand hinein!), Maitland 4.

Regulierung vegetativer und neuromuskulärer Funktionen

▌ Manuelle Therapie im nervalen Ursprungsgebiet der Schulter-Arm-Muskulatur (C5–C8).

▌ Elektrotherapie.

▌ Heiße Rolle.

▌ Schröpfkopfmassage ⊙.

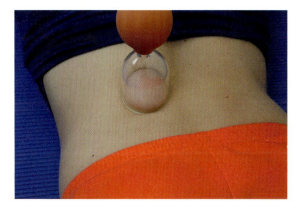

▌ Behandlung möglicher Triggerpunkte nach Simons/Travel oder Technik INIT.

▌ Behandlung des ortho-sympathischen Ursprungsgebietes (Th1–Th5) wegen dessen Einfluss auf die arterielle Versorgung des Armes.

Verbesserung der Sensomotorik

▮ Minimal dosierte Traktion und Kompression Stufe 1 aus der MT als afferenter sensomotorischer Input zur Reizung der Mechanorezeptoren.

▮ Isometrie 👁.

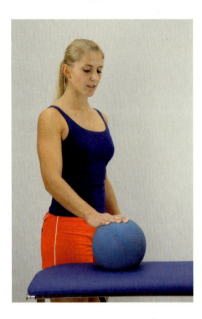

▮ Zur Integration der gestörten Muskulatur Aktivierung in der kinetischen Kette mittels Vojta, E-Technik, PNF.
Beispiel: Spannungsaufbau von distal (in PNF Ketten mit statischem Anspannen der distalen Komponente entsprechend der Armpattern gegen Führungskontakt, z.B. mit Technik der Rhythmischen Stabilisation).

Stabilisation und Kräftigung

▮ Übungen mit dem Vitality®-Band an der nicht betroffenen Extremität unter Beachtung der aufrechten Körperhaltung.

▮ Isometrie im Matrixbelastungsbereich (im schmerzfreien Bereich Stufe I Manuelle Therapie).

▮ Rumpfstabilisation.

Physikalische Maßnahmen

▮ Massage der Schulter-Nacken-Muskulatur.

▮ Manuelle Lymphdrainage.

▮ Cryokinetics.

▮ Coolpacks oder Cryocuff als milde Kühle.

▮ Einsatz der CPM-Schiene.

4.2 Phase II

Ziele der Phase II (nach ICF)

▮ **Körperfunktion/Körperstruktur:**
- **Schmerzlinderung**
- **Resorptionsförderung**
- **Verbesserung der Gelenkbeweglichkeit**
- **Verbesserung der sensomotorichen Funktionen**
- Regulierung beeinträchtigter vegetativer und neuromuskulärer Funktionen
- Verbesserung der Gelenkstabilität

▮ **Aktivitäten/Teilhabe:**
- Durchführen der täglichen Routine unter Entlastung des operierten Armes
- Eigenständiges Durchführen der Muskelpumpe
- Förderung der Mobilität (Aufrechterhalten und Änderung von Körperpositionen, Hinweise zu Hand-Arm-Gebrauch)
- Abbau von Barrieren, die die Teilhabe erschweren (Angst)

Therapieinhalte

Physiotherapie

Patientenedukation

▮ Gemeinsame Absprache der Therapieinhalte und -ziele mit dem Patienten.

▮ Patienteninformation:
- Patient sollte über die mit der OP verbundenen Einschränkungen informiert sein,

um mit seinem Verhalten die Gewebeheilung zu unterstützen:
- – Hochheben und Tragen von Gewichten
- – Schieben gegen Widerstand
- – Abstützen auf Hand oder Ellenbogen
- – Schnelle, abrupte Bewegungen
- – Mediale Instabilität: kein Valgusstress
- – Laterale Instabilität: kein Varusstress.

▮ Bei Auftreten zunehmender Schmerzsymptomatik wie Rötung, Schwellung und Funktions-/Sensibilitätsverlust umgehende Wiedervorstellung beim Operateur.

Hinweis: Bei Arthrolyse ist die Compliance des Patienten, selbständig zu mobilisieren, zu dehnen und zu lagern, besonders wichtig.

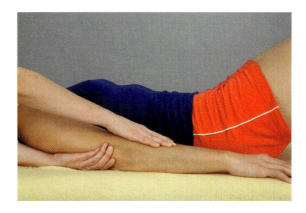

Resorptionsförderung

▮ Aktivierung der Muskelpumpe über:
- Kräftiges Öffnen und Schließen der Faust
- Kneten eines Softballes.

▮ Hochlagerung.

▮ Manuelle Lymphdrainage.

▮ Isometrie.

▮ Aktives Bewegen des Ellenbogengelenks und der Handgelenke.

▮ Softball kneten.

▮ Kontrolle der venösen Abflusswege und ggf. Behandlung der Engpassstellen: Detonisierung der Mm. scaleni, M. pectoralis minor, Mobilisation der 1. Rippe, Klavikula.

Verbesserung der Beweglichkeit

▮ Mobilisation des Ellenbogengelenks in das freigegebene Bewegungsausmaß.

▮ Erhalt der Beweglichkeit der angrenzenden Gelenke: Hand, Schulter, Schultergürtel, HWS

▮ Manuelle Therapie im nervalen Ursprungsgebiet C5–C8.

▮ Weichteilbehandlung:
- Behandlung vordere und mittlere Halsfaszie, Ober- und Unterarmfaszie 👁, Schulterfaszie

- Hypertone, verkürzte Muskulatur
(M. biceps brachii, M. triceps brachii, M. coracobrachials, M. brachialis, Extensoren- und Flexorengruppe des Unterarmes, Supinatoren und Pronatoren des Ellenbogens, Mm. pectoralis minor et major) mittels:
- – Funktionsmassage
- – MET
- – Strain-Counterstrain
- – Integrierter neuromuskulärer Inhibitionstechnik (INIT)
- – Entspannungstechniken aus dem PNF-Konzept: Hold-Relax (rein statische Muskelspannung mit nachfolgender Entspannung) und reziproke Hemmung (Antagonistenhemmung).

▮ Einsatz der CPM-Schiene.

▮ Passives bzw. aktiv-assistiertes Bewegen des Ellenbogengelenks und der Unterarmgelenke je nach Prozedere im schmerzfreien Bereich 👁 👁.

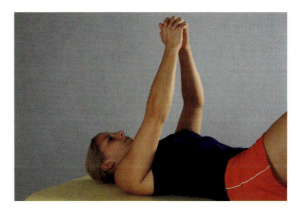

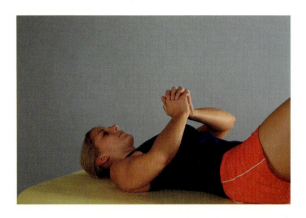

▌ Arthrokinematische Mobilisation (MT in Ruhestellung sowie in Bewegung).

▌ Verbesserung der neuralen Beweglichkeit über Slidertechniken im distalen oder proximalen Armbereich (Hand oder Schulter/HWS).

Arthrolyse:

▌ Gezielte manuelle Gelenkmobilisationstechniken zur Verbesserung der Elastizität der Gelenkkapsel: MT Stufe 3 (in Widerstand hinein!), Maitland Stufe 4.

▌ Arthrokinematische Mobilisation mit MT in Ruhestellung, sowie in Bewegung, mit und ohne Kompresssion.

▌ Erhalt der Beweglichkeit der angrenzenden Gelenke.

▌ Aktives Bewegen des Ellenbogengelenks und der Handgelenke.

Regulierung vegetativer und neuromuskulärer Funktionen

▌ Therapie im ortho- und parasympathischen Ursprungsgebiet (Th1–Th8), OAA-Komplex:
  – Manuelle Therapie
  – Heiße Rolle
  – Elektrotherapie (Hochvolt bei Endoprothesen!)
  – Schröpfkopfmassage.

▌ Behandlung bei Funktionsstörungen in den Schlüsselregionen:
  – OAA-Komplex (Okziput-Atlas-Axis)
  – Zervikothorakaler Übergang
  – Thorakal (1–5), Kostovertebralgelenke (1–5).

▌ Behandlung möglicher Triggerpunkte mit Techniken nach Simons/Travel oder INIT.

▌ Verbesserung der neuralen Beweglichkeit über lokale oder Slidertechniken im distalen oder proximalen Armbereich.

Verbesserung der Sensomotorik

▌ Minimal dosierte Traktion und Kompression im Wechsel als afferenter sensomotorischer Input.

▌ Üben im geschlossenen System für Koaktivierung.

▌ Wahrnehmung des Gelenkstellungssinns (Technik der Replikation/Placing/Ideokinese).

▌ Verbesserung der Tiefensensibilität: Einsatz eines Inklinometers, Laserpointers oder Einsatz von Isokinetik zur Winkelreproduktion.

▌ Wahrnehmung des Gelenkstellungssinns mittels der Technik Replikation/Placing.

▌ Verbesserung der intra -und intermuskulären Koordination:
  – Wechsel zwischen Kon- und Exzentrik: in Kombination mit der Greiffunktion dem Patienten einen Löffel in die Hand geben und üben 👁

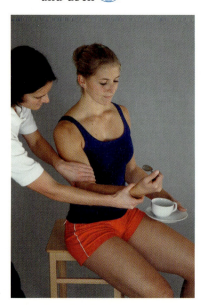

– Ellenbogenflexion und -extension über Dynamische Umkehr gegen Führungskontakt
– Bei erlaubten Umwendbewegungen PNF: Timing for Emphasis für die schwächere Muskulatur.
  Beispiel: Armpattern Flex-Add-AR und Betonung auf die Supination für die intra- und intermuskuläre Koordination geben.

█ Verbesserung der Tiefensensibilität:
Einsatz eines Inklinometers, Laserpointers oder Einsatz von Isokinetik zur Winkelreproduktion.

█ Wahrnehmungsübung und Bewegungsschulung der spiraligen Verschraubung mittels:
– Spiralflexion
  ASTE: RL, Arm liegt neben dem Körper, SG IR, EBG 90° Flex + Sup
  ESTE: SG 90° Flex + AR, EBG Ext + Pro
– Spiralextension (Kombination der Schultergelenkspannung in Flexion, Abduktion, Außenrotation bei gleichzeitiger Pronation und Extension im EBG) 👁
  ASTE: Sitz, Handinnenfläche liegt auf dem OS (Ext + Pro)
  ESTE: Handinnenfläche zeigt vors Gesicht (Flex + Sup).

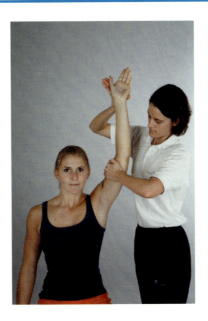

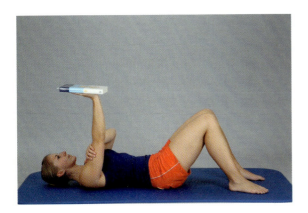

█ Ellenbogenflexion und -extension über Dynamische Umkehr gegen Führungskontakt im schmerzfreien Bereich.

█ PNF: Arm mit Technik der Rhythmischen Stabilisation 👁.

Stabilisation und Kräftigung

█ Spannungsaufbau von distal – in PNF-Ketten mit statischem Anspannen der distalen Komponente entsprechend der Armpattern gegen Führungskontakt in der Technik der Rhythmischen Stabilisation.

█ Dynamische Umkehr aus dem PNF-Konzept bei erlaubter Aktivität von M. biceps brachii und M. triceps brachii.

█ Stabilisation der tiefen Halsflexoren, z.B. mit Stabilizer (s. Kap. WS, S. 272).

█ Kräftigung der Skapulafixatoren und der Rotatorenmanschette.
Cave: Bei AR Varusbelastung auf den Ellenbogen bei Gewichtsansteuerung am UA; bei IR Valgusbelastung.

█ Anbahnung der Stütz- und Greiffunktion am Kletterfelsen.

▌ *Arbeiten im geschlossenen System* (ohne Gewichtsübernahme): Statische Anspannung unter rotatorischen Widerständen am proximalen Unterarm oder distalen Oberarm ◉.

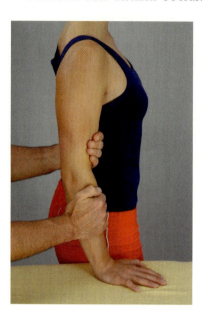

▌ Stabilisation auf labiler Unterstützungsfläche ◉.

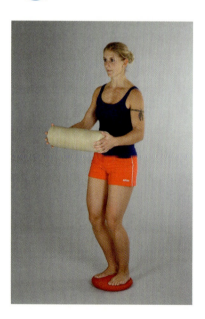

▌ *Arbeiten in offenen System:* Handpattern, Hanteln für Handgelenkflexoren und -extensoren ◉ ◉.

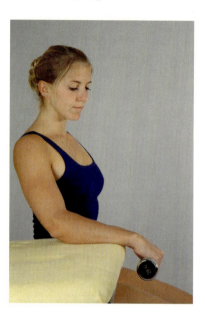

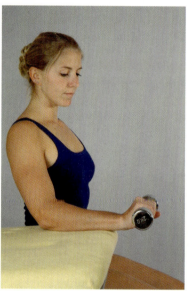

▌ **Hinweis:** Längere statisch einwirkende Kräfte auf den Knopel vermeiden!

▌ Minihanteln für Handgelenkflexoren und -extensoren sowie Radial- und Ulnarabduktoren ◉ ◉.

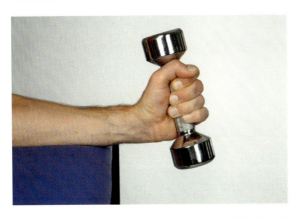

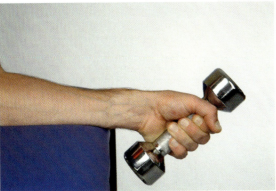

Arthrolyse:

▮ Kräftigung der Rumpfmuskulatur 👁.

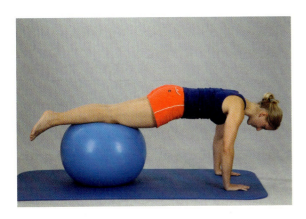

Physikalische Maßnahmen

▮ Cryocuff.

▮ Elektrotherapie: Diadynamik (DF), Träbert, TENS, Ultraschall. (*Cave:* Metallimplantate!)

▮ Massage-Schulter-Nacken-Muskulatur.

▮ Manuelle Lymphdrainage.

▮ Armguss.

▮ Cryokinetics.

Medizinische Trainingstherapie

▮ Allgemeines begleitendes Training der Ausdauer sowie der Rumpf- und Beinmuskulatur (z. B. auf dem 4-Punkt-Ergometer) 👁.

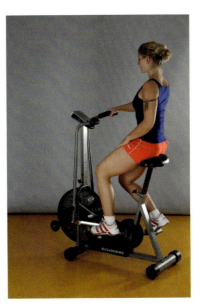

Sensomotorisches Training

▮ Erarbeiten der ADL (Zähne putzen, Hand-Mundkoordination, Suppe löffeln).

▮ Feinkoordination ohne Last (z. B. Schreiben).

▮ Erarbeiten des Skapulasettings (s. Kap. 2.1).

Automobilisation

▮ BWS-Mobilisation über Pilatesrolle in RL oder Sitz am Winkeltisch (Widerlagerung weiterlaufende Bewegung LWS, kleine Bewegungsamplitude).

▮ In Extension 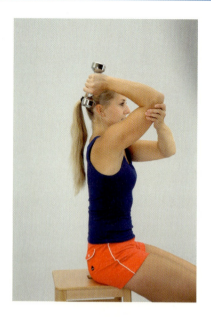.

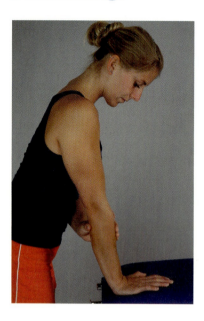

Krafttraining

▮ Anbahnung der lokalen Stabilisatoren im erlaubten ROM:
  - Rückenlage, Arm gelagert, mit Stab in beiden Händen Flex/Ext (Ellenbogen)
  - Seilzug frontal, mit Zug von oben, unter minimaler Gewichtsbelastung Flex/Ext

▮ Overflow-Training über die kontralaterale Seite: Biceps Curls, Triceps Curls, Schultermuskulatur (*Cave: Links OP-Seite*) 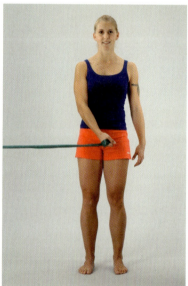.

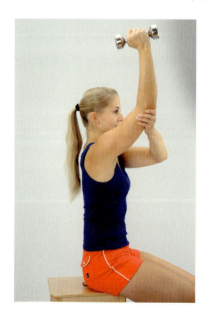

▮ Intramuskuläre Ansteuerung über Isometrie, isometrische Haltezeit (8–10 Sekunden):
  - Haltearbeit über Kleingewichte für M. biceps brachii, Handgelenkextensoren/-flexoren, Ulnar-/Radialabduktoren gegen Mini-Gewichte (200 g).

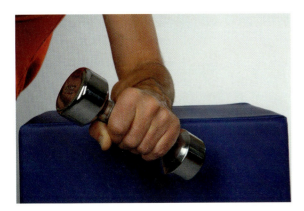

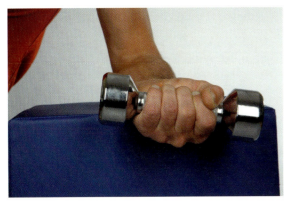

▮ Kraftausdauertraining 4×30 Wdh.
▮ Schulterstabilisation mit kurzem Hebel oberhalb Ellenbogen: Anlenkung mit Armschlaufe vom Seilzug – Bewegungsrichtung Retroversion, Abd, Flexion.
▮ Training der Fingermuskulatur (Therapieknete, Theraballs, Powerweb, auch z.B. Klavier-Finger-Übungen).

4.3 Phase III

Ziele der Phase III (nach ICF)

▮ Körperfunktion/Körperstruktur:
  – **Wiederherstellung der Gelenkbeweglichkeit**
  – **Verbesserung der sensomotorichen Funktionen**
  – **Wiederherstellung der dynamischen Gelenkstabilität**
  – **Wiederherstellung der Muskelkraft/-ausdauer**
  – Schmerzlinderung
  – Regulierung beeinträchtigter vegetativer und neuromuskulärer Funktionen
  – Wiederherstellung der neuralen Gleitfähigkeit

▮ Aktivitäten/Teilhabe:
  – Durchführen der täglichen Routine unter dynamischer Stabilisation entlang der gesamten kinematischen Kette
  – Erlernen physiologischer funktioneller Gebrauchsmuster für Beruf, Alltag, Sport
  – Förderung der Mobilität (Aufrechterhalten und Änderung von Körperpositionen, Hinweise zu Hand-Arm-Gebrauch)

Therapieinhalte

Physiotherapie

Patientenedukation

▮ Gemeinsame Absprache der Therapieinhalte und -ziele mit dem Patienten.

▮ Tips zur Ergonomie am Arbeitsplatz.

▮ Hinweise zur Wiederaufnahme von sportlichen Betätigungen.

Patienteninformation über noch geltende Einschränkungen

▮ Liegestützen.
▮ Kraftvolles Werfen: Baseball, Tennisaufschlag, Volleyball.

Verbesserung der Beweglichkeit

▮ Weichteilbehandlung:
  - *Faszien:* Behandlung vordere und mittlere Halsfaszie, Ober- und Unterarmfaszie, Schulterfaszie.

▮ Manuelle Therapie im nervalen Ursprungsgebiet C5–C8:
  - Muskulatur (M. biceps brachii, M. triceps brachii, M. coracobrachials, M. brachialis, Extensoren- und Flexorengruppe des Unterarmes, Supinatoren und Pronatoren des Ellenbogens, Mm. pectoralis minor und major) mittels:
    – – Funktionsmassage
    – – Muscle Energy Technique (MET)
    – – Strain-Counterstrain
    – – Integrierte neuromuskuläre Inhibitionstechnik (INIT)
    – – Entspannungstechniken aus dem PNF-Konzept
  - Behandlung der Reflexzonen:
    – – Manuelle Therapie im nervalen Ursprungsgebiet (C5–C8).

▮ Aktives Bewegen des Ellenbogens und der Hand/Unterarmgelenke gegen zunehmende Widerstände (*Cave:* Endoprothesen).

▮ Arthrokinematische Mobilisation: MT in Ruhe und Bewegung (*Cave:* Endoprothesen).

▮ Eigenmobilisation in Extension, Flexion, Pronation und Supination.

Regulierung vegetativer und neuromuskulärer Funktionen

▮ Behandlung bei Funktionsstörungen in den Schlüsselregionen:
  - OAA-Komplex (Okziput Atlas-Axis)
  - Zervikothorakaler Übergang
  - Thorakal (1–5), Kostovertebralgelenke (1–5).

▮ Behandlung möglicher Triggerpunkte mit Techniken nach Simons/Travel oder INIT.

▮ Neurale Mobilisation ULNT I–III oder Slump.

Verbesserung der Sensomotorik

▮ Wahrnehmungsübung und Bewegungsschulung der spiraligen Verschraubung mittels:
  - Spiralflexion: Kombination Schultergelenkspannung in Flexion und Innenrotation, bei dynamischer Supination und Flexion im Ellenbogengelenk
  - Spiralextension: Kombination der Schulterspannung in Flexion, Abduktion, Außenrotation bei gleichzeitiger Pronation und Extension im Ellenbogengelenk.

▮ Üben im geschlossenen System zur synergistischen Aktivierung und Kokontraktion von Wirbelsäule, Schultergürtel, Ellenbogen und Hand.

▮ Vierfüßlerstand mit Widerständen am distalen Ober- oder distalen Unterarm in den PNF Diagonalen ⊙ ⊙.

> **Hinweis:** keine Gewichtsübernahme erlaubt. Kein Heben von Lasten mit mehr als 5 kg oder stetiges repetives Anheben von 1 kg Gewichten!! Besser: Stand vor einem Tisch, Hand stützt ab und andere Hand greift z. B. nach einer Tasse.

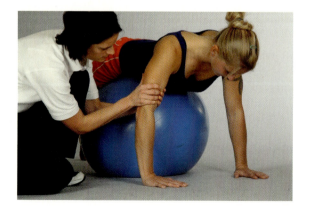

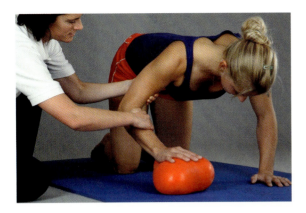

▌ Stützfunktion auf dem Boden:
  – Weichbodenmatte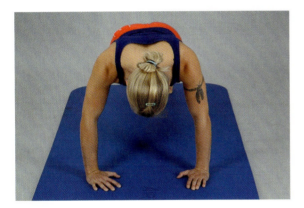
  – Redcord®-System
  – Haramed
  – Propierig.

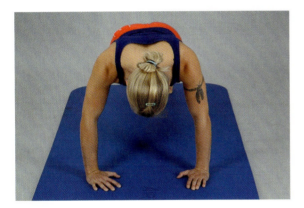

▌ Kletterfelsen.

▌ **Zielorientiertes Bewegen** ermöglicht eine Feed-forward-Innervation der primär stabilisierenden Muskulatur (Stabilizer), d. h., Bewegungsübungen in Alltagssituationen durchführen.

▌ Verbesserung der Ellenbogenflexion und -extension mithilfe der Dynamischen Umkehr gegen Führungskontakt.

▌ Bei erlaubten Umwendbewegungen: Timing for Emphasis für schwächere Muskulatur, z. B. gesamtes Armpattern Flex-Add-AR mit Betonung auf Supination zur intra- und intermuskulären Koordinationsverbesserung.

Stabilisation und Kräftigung

▌ Segmentale Stabilisation über die tiefen Halsflexoren.

▌ Kräftigung der Skapulafixatoren.

▌ Kräftigung von M. flexor carpi ulnaris, M. flexor digitorum superf., M. pronator teres zur Entlastung der medialen Ligamente.

▌ Kräftigung von Mm. ext. digitorum, M. ext. carpi ulnaris zur Entlastung der lateralen Ligamente.

▌ Übungen am Seilzug/Vitality®-Band.

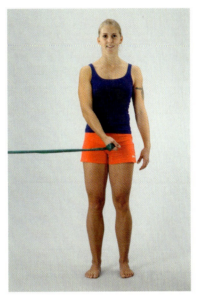

▌ Hand- und Armpattern.

▌ Einbau der Kräftigungsübung in die kinetische Kette: z. B. in Wurfposition, Abschlagsposition (Golf, Eishockey, Tennis), Wurfübung.

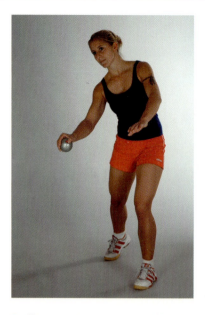

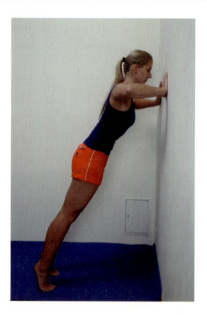

▍ Üben mit Boing, Bodyblades oder Propriomeds zur Aktivierung der Kokontraktion in unterschiedlichen funktionellen ASTEN.

▍ Beginn mit Training der reaktiven neuromuskulären Kontrolle zur dynamischen Gelenkkontrolle (Plyometrie):
  – Dribbling gegen die Wand
  – Stütz abfangen gegen einen an der Wand gehaltenen Pezzi-Ball
  – Wall push-ups 👁 👁.

  – Variable Stützaktionen ohne und mit Zusatzaufgaben 👁 👁.

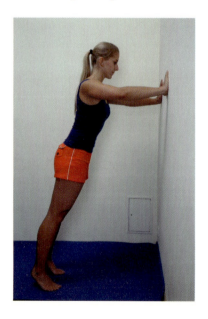

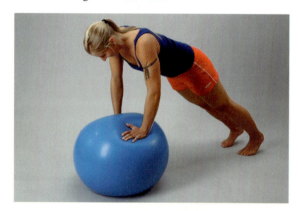

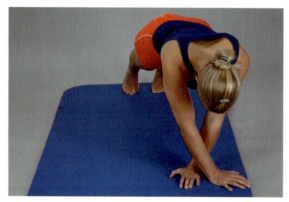

▌ Arbeiten im geschlossen System auf labilen Unterstützungsflächen:
– Stütz auf Haramed ⊙

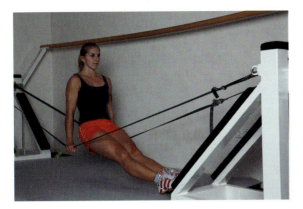

– Stütz auf Posturomed oder Weichboden-matte mit Zusatzaufgaben.
Kräftigung der einzelnen Muskelgruppen im offenen und geschlossenen System mit Klein-geräten (Hanteln, Spaceball, Boing, Bodybla-des etc.), aber auch mit Handergometer, Ru-dermaschine etc.

▌ Arbeiten in offenen System: mit Spaceball, Handpattern, Minihanteln ⊙.

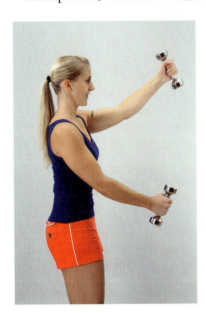

Cave: Gewichtsübernahme auf den operierten Arm sehr vorsichtig erarbeiten. Minimal do-siert beginnen!

▌ Einbau der Kräftigungsübung in kinemati-sche Ketten: z.B. in Wurfposition, Abschlags-position (Golf, Eishockey) ⊙.

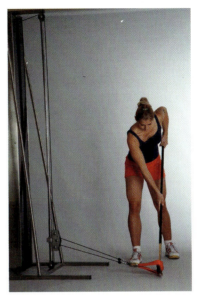

Physikalische Maßnahmen

▌ Massage.

▌ Cryokinetics.

▌ Elektrotherapie (EMS, TENS).

▌ Eis.

▌ Heisse Rolle.

▌ Wärmeanwendungen lokal oder reflektorisch.

Medizinische Trainingstherapie

▮ Allgemeines begleitendes Training der Ausdauer sowie der Rumpf- und Beinmuskulatur.

Sensomotorisches Training

▮ Feinkoordination mit Last oder Geschwindigkeit (z. B. Jonglieren, Stab balancieren etc.).

▮ Instabile Umgebungen (z. B. Stütz auf Pezzi-Ball, Unterarmstütz auf Aerostep etc.).

▮ Aufbau von Präzisionskontrolle, (Fähigkeit, Bewegungen präzise anzusteuern, z. B. Greifen an Sprossen auf verschiedenen Höhen/Entfernungen/Gewichte, Fangen verschiedener Gegenstände, Verschieben/Anheben verschiedener Dinge ohne optische Kontrolle etc.).

▮ Erarbeiten des Skapulasettings.

Krafttraining

▮ Kraftausdauertraining der lokalen Stabilisatoren in der Erwärmung (M. biceps br., M. triceps br., M. brachialis).

▮ Muskelaufbautraining der globalen Muskulatur.

▮ Erarbeiten von Stützen, Hängen, Ziehen, Schieben etc.
  – Stützaufnahme im Kniestand, Lastwechsel der Hände, Stand an der Wand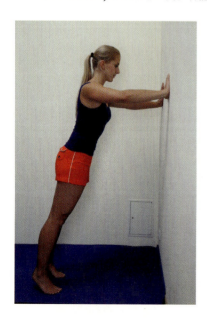

– Griffalternativen Kletterfelsen 👁

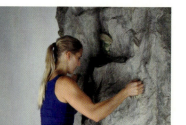

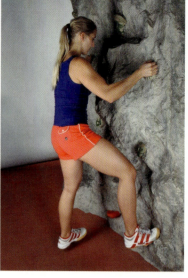

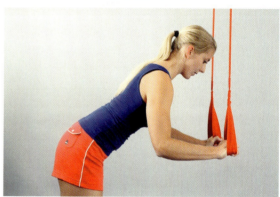

– Reverse Push-up an der Sprossenwand
– Push-up an der Sprossenwand
– Gewichtsunterstütztes Klimmziehen.

▮ Hypertrophietraining mittleres ROM, im absolut schmerzfreien Bereich! (ca. 4–6 W, 6×15 Wdh oder als Pyramide 18/15/12/12/15/18).

▮ Intramuskuläres Koordinationstraining (ca. 4–6 W, 6×3–5 Wdh, mittleres ROM).

▮ Hypertrophietraining (6×15 Wdh, oder als Pyramide 18/15/12/12/15/18), Overflow über die kontralaterale Seite.

▮ Training folgender Muskeln: M. biceps, M. triceps, M. coracobrachialis, M. brachialis, Rotatoren Unterarm, Handgelenkextensoren/-flexoren (Roll-up mit Zugrolle) 👁.

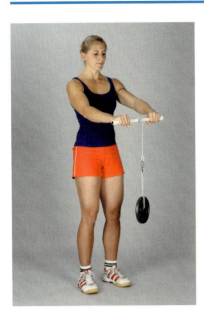

▮ Brustpresse, Bankdrücken, Ruderziehen, Dip-Maschine, Latissimus-Zugmaschine, Vitality®-Band Gymstick ◉.

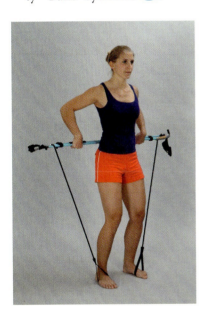

Therapeutisches Klettern

▮ Griff-Wechseltraining in verschiedenen Richtungen.

▮ Griff-Fixationstraining mit dynamischer Körperschwerpunktverlagerung an der Wand.

▮ Griff-Fixationstraining in verschiedenen Richtungen.

▮ Sportartspezifische Gewöhnung (Dribbling Basketball, Einwurf Fußball, Griffstabilisation Tennis) ◉.

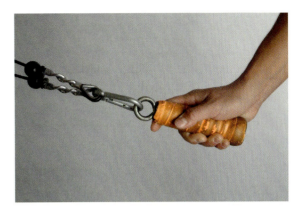

▮ Griff-Wechseltraining in verschiedenen Richtungen.

▮ Griff-Fixationstraining mit dynamischer Körperschwerpunktverlagerung an der Wand.

▮ Griff-Fixationstraining in verschiedenen Richtungen in negativen Wandbereich.

4.4 Phase IV

Sporttherapeutische Inhalte

Obere Extremität

Allgemein

▮ Kontinuierliche Überprüfung der korrekten Humeruskopfzentrierung und des Skapulasettings.

▮ Verteilung der Krafttrainingseinheiten auf Muskelgruppen und verschiedene Tage.

▮ Beachten der klassischen Trainingsprinzipien.

▮ Einbeziehen/Abstimmen mit Wettkampfplanung/Periodisierung.

▮ Ansteuerung der Belastung weniger über Serien, mehr über Aneinanderschalten von verschiedenen Übungen (Sequencing), z.B. Flys, Overheadpulls, Schrägbank-Drücken.

▮ In jedem Training sportartspezifische Trainingsformen integrieren.

▮ Sportspezifische Trainingsformen methodisch aufbauen.

Sensomotorisches Training

▮ Integration in jede Trainingseinheit nach der Aufwärmphase.

▮ Ganzkörperstabilisationsübungen mit hoher Anforderung 👁 👁 👁 👁 👁.

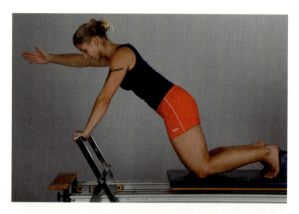

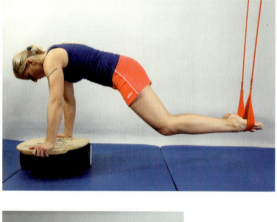

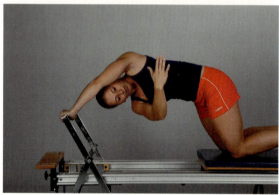

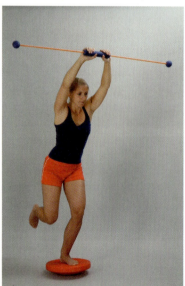

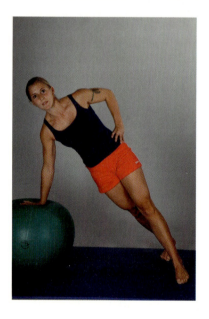

▪ Feedforward-Training, (z. B. Werfen verschieden schwerer Bälle, unterschiedlicher Gegenstände, Falltraining) 👁 👁.

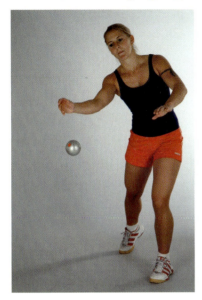

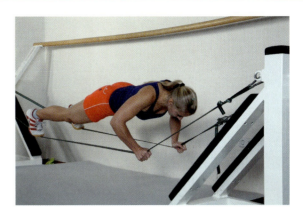

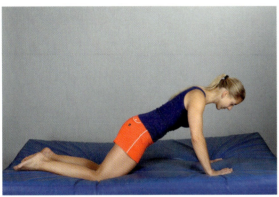

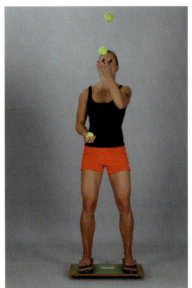

▪ 3-D-Feinkoordination (z. B. dynamische Griff-/Trittverbindungen am Kletterfelsen, Fangen von Bällen auf akustisches Signal).

▪ Körperwahrnehmung aus der sportspezifischen Bewegung (intern sensorische und attribuierte Fehleranalyse), Fehlerabgleich in Eigen-/Fremd-/Videoanalyse.

▪ Instabile Umgebungen, erhöhte Anforderung (z. B. Liegestütz im Haramed, Jonglieren während Pedalofahren) 👁 👁.

Krafttraining

▪ Bewegungsvorbereitung durch Üben der Belastungsform mit niedriger Last.

▪ Maximalkrafttraining der globalen Muskulatur (2- bis 3-mal pro Woche/Intensitätsbestimmung über 1-Wiederholungsmaximum):
 – Intramuskuläres Koordinationstraining (volles ROM, 6×3–5 Wdh):
  – – Gerätegestützt (z. B. Dips, Rudern)
  – – Hanteltraining (z. B. Biceps Curls, Bankdrücken, Rowing)
 – Schnelligkeits- und Schnellkrafttraining, explosive Belastungen: Liegestütz-Springen, reaktive Belastungen (z. B. Umsetzen)

– Training der lokalen Stabilisatoren (dynamisch als funktionelle Ausdauerleister, hohe Wiederholungszahl mit geringer Intensität), Rotation der Schulter (Seilzugtraining für Schulterinnenrotation) ⊙, Fixatoren des Ellenbogens ⊙:

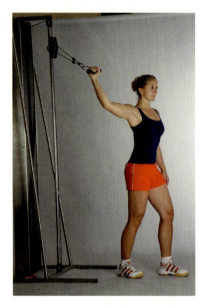

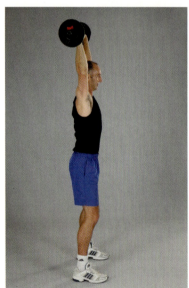

– – Multidirektionales Training aus variablen ASTEN, Bankdrücken, Klimmzüge, Liegestütz mit Last ⊙ ⊙.

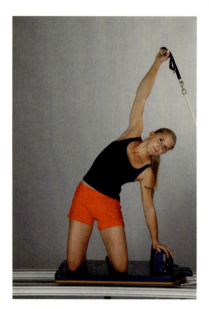

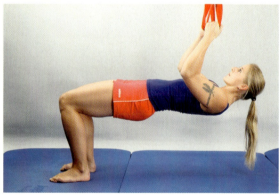

▌ Reaktives Fangen von leichten Bällen bzw. Steigerung mit Stonies in Außenrotation und Rückenlage. Therapeut lässt die Gewichte fallen ⊙.

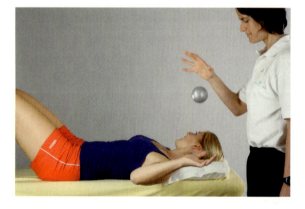

▌ Wurfe:

- Werfen aus dem Stand mit leichten Bällen, langsame Ausführung
- Werfen aus der Bewegung mit normalen Bällen, langsame Ausführung
- Werfen auf Ziel (Präzisionsdruck)
- Werfen aus der Bewegung mit Beschleunigung (Zeitdruck)
- Beidarmige Wurfsimulation mit Rumpfrotation 👁 👁

- Einarmige Wurfsimulation: Cocking-Acceleration-Follow through 👁 👁 👁

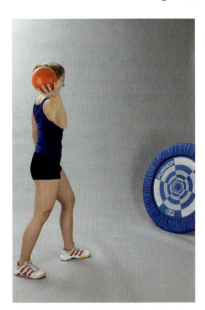

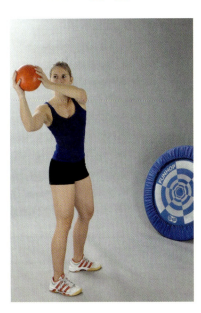

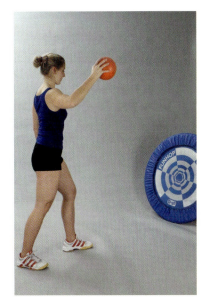

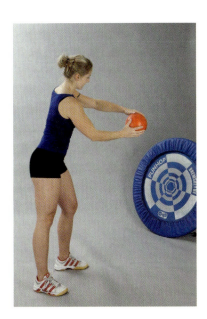

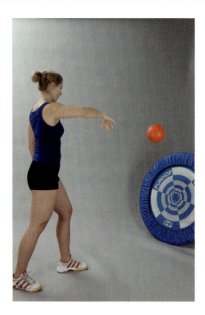

▌ Fangen und sofort wieder werfen (Situationsdruck) 👁

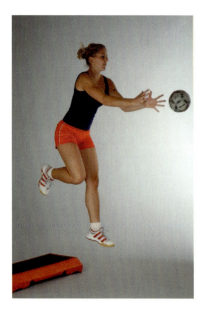

– Komplexitätsdruck
– Plyometrietraining (Vordehnung + maximale Kontraktion mit wettkampfspezifischer Bewegung): Aufbau: 1. allgemein;
2. vielseitig zielgerichtet; 3. spezifisch.

Beispiel Tennisspieler: 1. Barbell Rotation
einarmig 2. Hantel werfen + halten (brem-
sen) 3. Tennisaufschlag mit maximaler
Qualität.

▌ Reaktiv-situative Belastungen, Training im
Dehnungsverkürzungszyklus (DVZ): Prit-
schen oder Baggern Volleyball 👁, Aufschlag
Tennis, Judo, Push-hands aus dem Tai Chi,
Boxen, Blocken Basketball, Wurfbewegung
Handball.

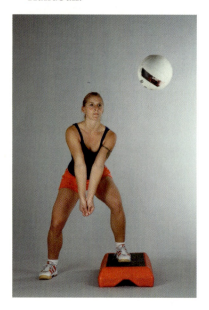

▌ Aufbau der Bedingungsvariablen:
– Präzisionskontrolle (z. B. Ballwurfgenauig-
keit)
– Zeitkontrolle (z. B. 30-mal/Sek. Prellen des
Basketballs)
– Situationskontrolle (z. B. Auswahlreaktio-
nen auf Signal)
– Komplexitätskontrolle (z. B. Eishockey-
schlagschuss unter Verteidigerbedrängnis)
👁 👁 👁.

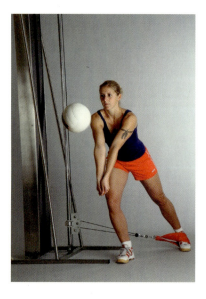

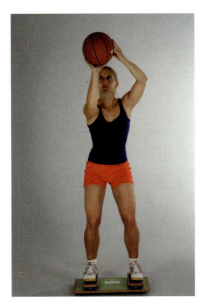

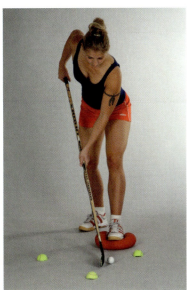

Therapeutisches Klettern

▍ Freies Klettertraining mit angepassten Routen
◉.

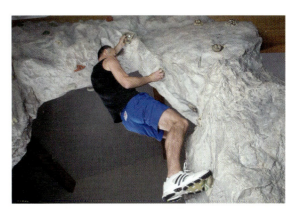

▍ Allgemeines begleitendes Training der Ausdauer sowie der Rumpf- und Beinmuskulatur.

▍ Sportartspezifisches Wettkampftraining.

B Untere Extremität

Strategie der Rehabilitation der unteren Extremität (Phase I–IV)

- ▌ Sicherung des OP Ergebnisses:
  - – Patientenedukation
  - – Anatomische, biomechanische, patho- und neurophysiologische Kenntnisse (Wundheilungsphasen, Regenerationszeiten der Gewebe etc.)
  - – Kenntnisse der OP-Verfahren
  - – Compliance des Patienten/Athleten.
- ▌ Verbesserung der Mobilität.
- ▌ Neuromuskuläre Ansteuerung.
- ▌ Sensomotorik-/Koordinationstraining/Feinkoordination/Gangbild.
- ▌ Koordination der gesamten unteren Extremität unter Einbindung des Rumpfes.
- ▌ Training von Kraft, Ausdauer und Schnelligkeit der unteren Extremität/Rumpf (Reha-Phase IV).
- ▌ Sprünge.
- ▌ Alltags- und sportartspezifisches Training.

Gewichtung der Therapieinhalte im Phasenverlauf

	Phase II	Phase III	Phase IV
▌ Physiotherapie	25%	15%	5%
▌ Sensomotorik	25%	35%	25%
▌ Krafttraining	15%	20%	35%
▌ Sportartspezifisches Training	15%	10%	25%
▌ Training lokaler Stabilisatoren	20%	20%	10%

Trainingsinhalte in der Sporttherapie der unteren Extremität

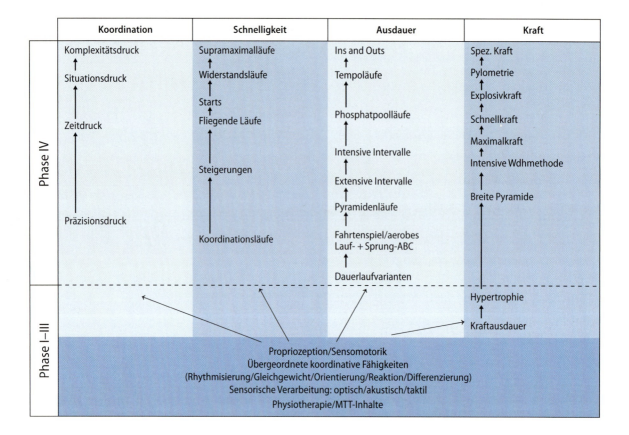

	Koordination	Schnelligkeit	Ausdauer	Kraft
Phase IV	Komplexitätsdruck ↑ Situationsdruck ↑ Zeitdruck ↑ Präzisionsdruck	Supramaximalläufe ↑ Widerstandsläufe ↑ Starts ↑ Fliegende Läufe ↑ Steigerungen ↑ Koordinationsläufe	Ins and Outs ↑ Tempoläufe ↑ Phosphatpoolläufe ↑ Intensive Intervalle ↑ Extensive Intervalle ↑ Pyramidenläufe ↑ Fahrtenspiel/aerobes Lauf- + Sprung-ABC ↑ Dauerlaufvarianten	Spez. Kraft ↑ Pylometrie ↑ Explosivkraft ↑ Schnellkraft ↑ Maximalkraft ↑ Intensive Wdhmethode ↑ Breite Pyramide
Phase I–III				Hypertrophie ↑ Kraftausdauer

Propriozeption/Sensomotorik
Übergeordnete koordinative Fähigkeiten
(Rhythmisierung/Gleichgewicht/Orientierung/Reaktion/Differenzierung)
Sensorische Verarbeitung: optisch/akustisch/taktil
Physiotherapie/MTT-Inhalte

▪ Die Inhalte gliedern sich in die vier konditionellen Bereiche Koordination/Schnelligkeit/Ausdauer/Kraft.

▪ Jeder Bereich beginnt mit der Propriozeption bzw. Sensomotorik und endet nach Durchlauf aller Phasen. Es sollte möglichst kein Punkt übersprungen werden.

▪ Zusätzlich sind die Bereiche parallel verbunden, d. h., zum Inhalt im Bereich Kraft gehört der Inhalt auf der gleichen Ebene von Ausdauer, Koordination und Schnelligkeit.

5 Hüfte: OP-Verfahren/Nachbehandlung

5.1 Endoprothetik

Hüfte Oberflächenersatz

Indikation

▌ Coxarthrose bei jüngeren Patienten ohne knöcherne Deformität am Schenkelhals.

OP-Technik

▌ Präoperative Planung an der Beckenübersichtsaufnahme.

▌ Antero-lateraler Zugang.

▌ Vorgehen zwischen M. tensor fasciae latae und M. gluteus medius auf die ventrale Gelenkkapsel.

▌ Inzision der Kapsel ventral und dorsal am Acetabulum.

▌ Größenbestimmung der Kappe und Luxation der Hüfte nach dorsal in eine Muskeltasche unter dem M. gluteus minimus.

▌ Auffräsen der Hüftpfanne, angepasst an die gemessene Größe des Onlays am Femurkopf.

▌ Implantation der Hüftpfanne. Einsetzen des Metallinlays.

▌ Zementieren des Onlays auf den Femurkopf mit niedrigviskösem Zement.

▌ Reposition und schichtweiser Wundverschluss.

Nachbehandlung

Hüfte Oberflächenersatz Keine spezifische Orthesentherapie notwendig		
Phase	**Bewegungsausmaße und erlaubte Belastung**	
I	*ab 1. postoperativem Tag:*	Aufstehen unter Vollbelastung
II	*1.–6. postoperative Woche:*	Vermeiden des tiefen Sitzes und Add/AR-Bewegungen der Hüfte
III	*ca. 7 Wochen postoperativ:*	Fahrrad, Kraulschwimmen
IV	*ca. 3 Monate postoperativ:*	Sportbeginn und sportartspezifisches Training (individuelle Therapieentscheidung)
		Kontakt- und Risikosportarten nicht empfohlen

Hüfte TEP Standard

Indikation

▮ Coxarthrose.

▮ Schenkelhalsfraktur.

▮ Prothesenlockerung.

OP-Technik

▮ Antero-lateraler Zugang (bei primärer Prothese auch minimalinvasiv).

▮ Vorgehen zwischen M. tensor fasciae latae und M. gluteus medius auf die ventrale Gelenkkapsel. Exzision der Kapsel.

▮ Luxation der Hüfte und stufenförmige Schenkelhalsosteotomie.

▮ Auffräsen der Hüftpfanne und Implantation der Pfanne (primär falls möglich zementfrei, selten zementiert). Einsetzen eines Inlays (Keramik oder Polyethylen).

▮ Vorbereiten des Hüftschaftes mit den Raspeln bis zur passgerechten Aufnahme des Prothesenstiels (primär falls möglich zementfrei, selten zementiert bei ungenügender Knochenqualität).

▮ Längenbestimmung und Einsetzten eines Prothesenkopfes (Keramik oder Metall).

▮ Schichtweiser Wundverschluss nach Einlage einer Redondrainage. Spikaverband.

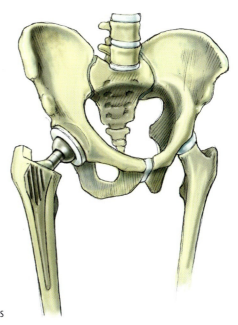

Totalendoprothese des Hüftgelenks

Nachbehandlung

Hüfte TEP Standard		
Keine spezifische Orthesentherapie notwendig		
Phase	Bewegungsausmaße und erlaubte Belastung	
I	*ab 1. postoperativem Tag:*	Aufstehen unter Vollbelastung (nach Rücksprache mit dem Operateur)
II	*1.–6. postoperative Woche:*	Vermeiden des tiefen Sitzes und Add/AR-Bewegungen
III	*ca. 7 Wochen postoperativ:*	Fahrrad, Kraulschwimmen
IV	*ca. 3 Monate postoperativ:*	Sportbeginn und sportartspezifisches Training (individuelle Therapieentscheidung nach ärztlicher Rücksprache)
		Kontakt- und Risikosportarten nicht empfohlen

5.2 Korrekturosteotomien

Hüftgelenknahe Umstellungsosteotomie: Becken-Dreifach-Osteotomie

Indikation

■ Hüftgelenksdysplasie (ungenügende Überdachung des Hüftkopfes durch das Acetabulum).

OP-Technik

■ Beginn mit dorsalem Zugang (ca. 10 cm) entlang der Muskelfasern des M. gluteus maximus über dem Sitzbein.

■ Schräge Osteotomie des Sitzbeins oberhalb des Lig. sacrospinale.

■ Schichtweiser Wundverschluss.

■ Ventraler Zugang über dem Schambein. Schambeinosteotomie, schichtweiser Wundverschluss.

■ Ilioinguinaler Zugang zur Beckenschaufel. Ablösung des Leistenbandes im Muskelschlingenverbund nach medial. Darstellung der Incisura ischiadica durch subperiostales Vorgehen medial und lateral oberhalb des Acetabulum.

■ Osteotomie oberhalb des Acetabulum und Orientierung des Pfannenfragmentes in Abhängigkeit von den Hauptkomponenten der Deformität bis zur besseren Überdachung des Hüftkopfes.

■ Osteosynthese (in der Regel mit drei Schrauben durch das Ilium ins Acetabulum).

■ Schichtweiser Wundverschluss.

■ Anlage eines Spikaverbandes und einer Newport-Orthese (Flex/Ext: 20°/20°/20°).

Nachbehandlung

Becken-Dreifach-Osteotomie		
Newport Orthese für 12 Wochen postoperativ (Flex/Ext: 20°/20°/0° für 6 Wochen; für weitere 2 Wochen Flex/Ext: 60°/0°/0°, im Anschluss: Flex/Ext: 90°/0°/0°)		
Phase	**Bewegungsausmaße und erlaubte Belastungen**	
I	*ab 1. Tag postoperativ:*	– Isometrische Beübung der Muskulatur – Kurzes Stehen vorm Bett
II	*für 6 Wochen postoperativ:*	Entlastung
III	*bis zu 12 Wochen postoperativ:*	Aufbelastung mit ca. 15 kg/Woche nach radiologischer Kontrolle
	ab 12 Wochen:	Vollbelastung und freie Beweglichkeit (nach Konsolidierung der Osteotomie)
IV	*ca. 4 Monate postoperativ:*	Beginn mit leichter sportlicher Betätigung (Fahrrad, Kraulschwimmen)
	ca. 6 Monate postoperativ:	Sportbeginn und sportartspezifisches Training (nach Rücksprache mit Arzt)
	ca. 9 Monate postoperativ:	Kontakt- und Risikosportarten im möglichen Rahmen

Proximale Femur-Korrekturosteotomie

Indikation

▮ Hüftgelenkdysplasie (Steilstellung des Schenkelhalses).

▮ Morbus Perthes (aspetische Knochennekrose der Epiphyse im Kindesalter).

▮ Epipyseolysis capitis femoris ab 30° Abrutschwinkel (Lösung der Epiphyse).

▮ Hüftkopfnekrose.

OP-Technik

▮ Lateraler Zugang zum Trochanter major und proximalen Femur.

▮ Meist intertrochantäre Osteotomie. Varisierung oder Valgisierung mit zusätzlicher Rotation oder Kippung (Flexion/Extension) je nach zugrunde liegender Pathologie.

▮ Entnahme eines Knochenkeils möglich.

▮ Übungsstabile Osteosynthese mit einer Winkelplatte. Schichtweiser Wundverschluss.

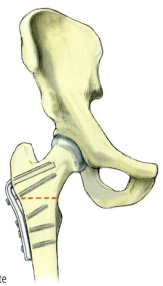

Proximale Femur-Korrekturosteotomie und Osteosynthese mittels Winkelplatte

Nachbehandlung

Femur-Korrekturosteotomie Keine spezifische Orthesenversorgung notwendig		
Phase	**Bewegungsausmaße und erlaubte Belastungen**	
I	*ab 1. postoperativem Tag:*	Entlastung für 6 Wochen postoperativ
II	*ab 6 Wochen postoperativ:*	Aufbelastung (20 kg/Woche) bei radiologisch sichtbarer Konsolidierung der Osteotomie
II	*ca. 4 Monate postoperativ:*	Beginn mit leichter sportlicher Betätigung (Fahrrad, Kraulschwimmen)
	ca. 6 Monate postoperativ:	Sportbeginn und sportartspezifisches Training (nach Rücksprache mit Arzt)
IV	*ca. 9 Monate postoperativ:*	Kontakt- und Risikosportarten

5.3 Impingement-Therapie am Hüftgelenk

Labrum- und Schenkelhalstherapie

Indikation

∎ Femuro-acetabuläres Impingement.

∎ Labrumriss.

OP-Technik

∎ Zugang abhängig vom Ort der Pathologie (direkt anterior oder antero-lateral).

∎ Antero-lateral: ca. 13 cm lange Inzision entlang der vorderen Begrenzung des M. gluteus medius. Vorgehen zwischen Gluteus und M. tensor fasciae latae auf die antero-laterale Gelenkkapsel.

∎ Anterior: Hautschnitt von der Spina iliaca anterior superior ca. 13 cm nach distal. Vorgehen zwischen M. sartorius und M. tensor fasciae latae. Ablösen des Rektusursprungs am ventralen Acetabulum und der Spina iliaca anterior inferior.

∎ Z-förmige Inzision der Kapsel und Darstellung von Labrum, Acetabulumrand und Schenkelhals.

∎ Resektion des Labrumrisses und von acetabulären Osteophyten, Taillierung des Schenkelhalses am Übergang Knochen-Knorpel bis kein sichtbares Impingement beim Durchbewegen des Hüftgelenks mehr sichtbar ist.

∎ Schichtweiser Wundverschluss.

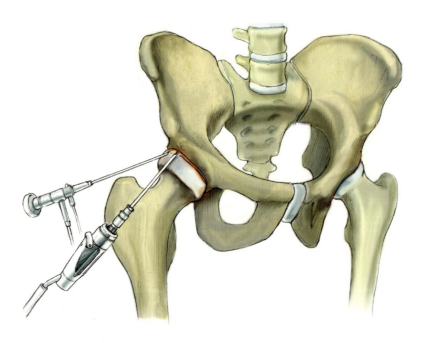

Arthroskopische Therapie des femuro-acetabulären Impingements

Nachbehandlung

Labrum- und Schenkelhalstherapie: Offenes Vorgehen		
Keine spezifische Orthesentherapie notwendig		
Phase	**Bewegungsausmaße und erlaubte Belastungen**	
I	*ab 1. postoperativem Tag:*	– Freie Beweglichkeit je nach Schmerzzustand – Meiden von Hyperextension
	für 2 Wochen postoperativ:	Schmerzadaptierte Teilbelastung 20 kg
II	*ab der 3. Woche postoperativ:*	Je nach Taillierung des Schenkelhalses schrittweiser Belastungsaufbau bis zur 6. postoperativen Woche
III	*ca. 7 Wochen postoperativ:*	Joggen (Lauftraining), Fahrrad, Kraulschwimmen
IV	*ca. 3 Monate postoperativ:*	Sportbeginn und sportartspezifisches Training (nach Rücksprache mit Arzt)
	ca. 6 Monate postoperativ:	Kontakt- und Risikosportarten

Labrum- und Schenkelhalstherapie: Arthroskopisches Vorgehen		
Keine spezifische Orthesentherapie notwendig		
Phase	**Bewegungsausmaße und erlaubte Belastungen**	
I	*für 2 Wochen postoperativ:*	Teilbelastung (20 kg)/Bewegungsausmaß frei
II	*ab 3. Woche postoperativ:*	Je nach Taillierung des Schenkelhalses schrittweiser Belastungsaufbau bis zur 6. postoperativen Woche (bei Rekonstruktion des Labrums: Flexion <90°, insbesondere Vermeidung kombinierter IR-, Add- und Flexionsbewegungen und Hyperextension für 6 Wochen postoperativ)
III	*ca. 7 Wochen postoperativ:*	Joggen, Fahrrad, Kraulschwimmen
IV	*ca. 3 Monate postoperativ:*	Sportbeginn und sportartspezifisches Training (nach Rücksprache mit Arzt)
	ca. 6 Monate postoperativ:	Kontakt- und Risikosportarten

6.1 Phase I

> **Ziele der Phase I (nach ICF)**
>
> ▪ **Körperfunktion/Körperstruktur:**
>   - **Schmerzlinderung**
>   - **Resorptionsförderung**
>   - **Verbesserung der Gelenksbeweglichkeit**
>   - **Vermeidung von Funktions- und Strukturschäden**
>   - Regulierung beeinträchtigter vegetativer und neuromuskulärer Funktionen
>   - Verbesserung der die Sensomotorik betreffenden Funktionen
>   - Verbesserung der dynamischen Gelenkstabilität
>
> ▪ **Aktivitäten/Teilhabe:**
>   - Erlernen OP-gerechter Lage- und Positionswechsel
>   - Erlernen des Gehens an Unterarmgehstützen unter Einhaltung der Belastungsvorgaben
>   - Eigenständige Versorgung im täglichen Leben
>   - Abbau der Bewegungsangst (Tipps und Info)
>   - Erlernen eines Heimtrainingsprogrammes

Therapieinhalte

Patientenedukation

▪ Gemeinsame Absprache der Therapieinhalte und -ziele mit dem Patienten.

▪ Schmerzmanagement mit dem Ziel der Schmerzfreiheit (physiologische Schmerzverarbeitung):
  - Behandlung im schmerzfreien Bereich
  - Lagerung in schmerzfreien Positionen.

▪ Lagerungskontrolle allgemein:
  - Lagerung in Rotations-Nullstellung: Bei Außenrotationstellung im Hüftgelenk besteht grundsätzlich die Gefahr einer Kompression des N. peroneus profundus hinter dem Fibulaköpfchen!
  - *Hüftendoprothesen*: Auf einer Schaumstoffschiene sollte das Bein im Hüftgelenk in Rotations-Nullstellung und leichter Abduktion gelagert werden (Ruhestellung)
  - *Muskelrefixation:* Exakte Anlage der Newport-Orthese, damit die refixierte Muskulatur entspannen kann. In RL und SL Körpergewicht gut mit zusätzlichen Kissen oder Decken abstützen. Druckfrei lagern
  - *Umstellungsosteotomien KG*: Kein Heben des Unterschenkels gegen distale Widerstände, keine Rotationen (Umdrehen mit feststehendem Bein)
  - *Arthrolyse (Kniegelenk):* Die aktive Mitarbeit des Patienten ist hier besonders von Bedeutung: Konsequentes Dehnen, Mobilisieren und Lagern sind die Voraussetzung für das Erreichen eines bestmöglichen OP-Ergebnisses. Daher ist z.T. viel Motivation des Patienten nötig. In diesem speziellen Fall ist eine schmerzfreie Behandlung nicht immer möglich: Eine begleitende Analgetikatherapie wird empfohlen.

> **Lagerungstipps bei**
>
> ▪ **Extensionsdefizit im KG:** mit einem Kissen oder Ähnlichem kann man den distalen Unterschenkel so unterlagern, dass Ferse und Kniekehle frei liegen. Zusätzlich kann der distale Oberschenkel mit einem Sandsack von ventral beschwert werden. Auch bei gleichzeitiger Anlage einer Quengelschiene möglich!
>
> ▪ **Flexionsdefizit im KG:** CPM-(Continous Passive Motion) Schiene in Flexion ausschalten und mit einem zusätzlichen Sandsack auf dem distalen Unterschenkel quengeln. Nach einigen Minuten weiter in die Flexion fahren und am neuen Bewegungsstopp ausschalten.

▪ Information des Patienten über die mit der OP verbundenen Einschränkungen und Anforderungen:
  - *Hüftendoprothesen:*
    - – Für 3 Monate ist ein Heben des gestreckten Beines nicht erlaubt: Bei Bewegungsübergängen bzw. beim Hochheben wird das operierte Bein mit dem nicht operierten Fuß am distalen Unterschenkel unterstützt

> **Hinweis:** Es dauert ca. 10–12 Wochen, bis sich ein belastbares Kapselersatzgewebe bildet!

- – Vermeidung der Adduktion für 3 Monate (Beine dürfen nicht überschlagen werden). Frühestens nach 1 Woche ist ein Drehen auf die nicht operierte Seite erlaubt: Eine Decke zwischen den Beinen verhindert dabei die Adduktion des operierten Beines
  - – Für ca. 3 Monate gilt die Flexion in Kombination mit Außenrotation luxationsgefährdend, da sich das Kapselersatzgewebe noch nicht ausreichend gebildet hat
  - – Grundsätzlich: Einhalten der Belastungs- und Bewegungsvorgaben
- *Labrumrefixation und Impingementtherapie:*
  - – Keine Hyperextension aufgrund Rectusablösung für 6 Wochen, bei Labrumrefixation gilt eine zusätzliche Bewegungslimitierung: keine kombinierte Flexion, Adduktion, Innenrotation sowie Flexion nur bis 90° für 6 Wochen.

▌ Aufklärung des Patienten über seine individuelle Problematik mit visueller Hilfe (Spiegel, Knie-/Hüft-/Sprunggelenksmodell), taktiler Unterstützung und verbalem Feedback. Ist das Problemverständnis bei dem Patienten vorhanden, so ist seine Motivation und Kooperationsbereitschaft wesentlich höher!

▌ Erlernen der Bewegungsübergänge unter gelenkstabilisierender Muskelanspannung

▌ Erlernen des Gehens an Unterarmgehstützen entsprechend des Prozederes.

> **Hinweis:** Auch wenn aufgrund des Eingriffs bei einigen Operationen eine **Vollbelastung** möglich wäre, ist es sinnvoll im **Drei-Punkte-Gang an Unterarmgehstützen** zu gehen, da aufgrund des operativen Vorgehens die Koordination und Propriozeption gestört sind und auch die Wundheilung Beachtung finden sollte.

Prophylaxe

▌ Frühzeitige Mobilisation aus dem Bett unter Berücksichtigung der Belastungsvorgabe. Aufgrund der Schwellungsneigung lieber häufiger und kurz als einmalig und lange.

▌ Anleitung SMI-Trainer, einatemvertiefende Maßnahmen wie z. B. Nasenstenose, schnupperndes Einatmen, Atemlenkung etc.

▌ Aktives endgradiges Bewegen in den Sprunggelenken im Sekundenrhythmus.

▌ Aktives Bewegen der oberen Extremität: Die Übungen sollten stündlich selbstständig als lokales Ausdauertraining durchgeführt werden.

▌ Isometrisches Training der Beinmuskulatur.

▌ Anleiten des Patienten zur selbstständigen Durchführung mit Angabe der genauen Wiederholungszahlen, Intensität und Pausendauer.

Resorptionsförderung

▌ Aktivierung der Muskelpumpe über kräftiges Bewegen in den Sprunggelenken.

▌ Isometrisches Anspannen im Sekundenrhythmus der gesamten Beinmuskulatur (sofern erlaubt).

▌ Hochlagerung, falls möglich über Herzhöhe: über Schaumstoffschiene oder Hochstellen des Fußteiles des Bettes.

> **Hinweis:** Bei **hohen tibialen und suprakondylären Umstellungsosteotomien** kann es aufgrund des großen Weichteileingriffes und der Osteotomie zu vermehrter Hämatombildung kommen. Bei Schwellungszunahme, Schmerzzunahme, Abnahme der Funktion der Fußheber an die Entwicklung eines **Kompartmentsyndroms** denken!

▌ Manuelle Lymphdrainage.

▌ Gleitende Saugmassage mit der Saugglocke entlang der Lymphbahnen zur Entstauung.

▌ Cryokinetics.

> **Cryokinetics:** Kurzzeiteisabreibungen (ca. 20 Sek.) im Wechsel mit hubarmen, therapeutischen Bewegungsübungen (ca. 2 Min.), Wiederholung pro Behandlungseinheit ca. 3- bis 4-mal.

Verbesserung der Beweglichkeit

▎ Passives und assistives Bewegen gemäß Prozedere unter abgenommener Schwere im schmerzfreien Bereich.

▎ Mobilisation im Schlingentisch mittels Becken-Bein-Aufhängung (nicht bei Becken OPs).

▎ Widerlagernde Mobilisation aus dem FBL-Konzept.

▎ Beweglichkeitsförderung im HG durch Arbeiten über den proximalen Hebel mit Techniken aus dem PNF-Konzept:
  – ASTE SL: Zur Verbesserung der Flexion und Innenrotation Beckenpattern (mit einer Decke zwischen den Beinen zur Verhinderung der Adduktion) in posteriore Depression
  – ASTE SL: Beckenpattern in anteriore Elevation für die Verbesserung der Extension im HG (nicht bei Becken OPs).

▎ Mobilisation der Patella 👁.

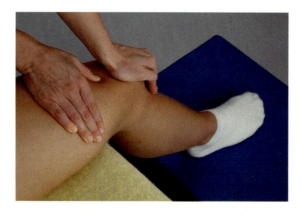

▎ Manuelle Mobilisation des Recessus suprapatellaris und isometrisches Anspannen des M. quadriceps beugt Adhäsionen zwischen dem oberflächlichen und tiefen Blatt vor. Kontrolle: Bewegt sich die Patella nach kranial bei Anspannung?

▎ Weichteilbehandlung:
Detonisierung hypertoner und verkürzter Muskulatur (*Cave:* bei Muskelrefixationen):
  – M. quadriceps femoris
  – M. popliteus
  – M. gastrocnemius
  – Ischiokrurale Muskelatur
  – Tractus iliotibialis
  – M. iliacus
  – M. psoas 👁.

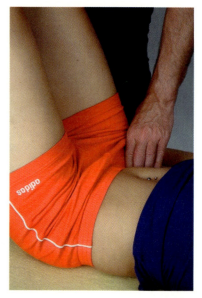

▎ Erhalt der Beweglichkeit der angrenzenden Gelenke.

Hinweis: Bei hohen tibialen Umstellungsosteotomien kann die Beweglichkeit des Sprunggelenks infolge der Fibula-Osteotomie eingeschränkt sein.
  Bei Hüftoperationen kann aufgrund des OP-Zuganges die Kniebeweglichkeit durch reflektorischen Hypertonus von M. vastus lateralis femoris und Tractus iliotibialis reduziert sein.

Regulierung vegetativer und neuromuskulärer Funktionen

▎ Therapie im ortho- und parasympathischen Ursprungsgebiet: Th8–L2 und S2–S4:
  – Manuelle Therapie zur Mobilisation der BWS und Rippengelenke
  – Physikalische Therapie: Massage, Heiße Rolle, Elektrotherapie, Bindegewebsmassage, Schröpfglastherapie.

▪ Intramuskuläre Einflussnahme über passives/aktiv-assistives Bewegen im schmerzfreien Bereich.

▪ Passives Bewegen im schmerzfreien Bereich sowie Traktion und Kompression aus der MT als Stimulus für die Regeneration der Membrana synovialis der Gelenkkapsel.

Verbesserung der Sensomotorik

▪ Neuromuskuläre Ansteuerung der stabilisierenden Muskeln (*Cave:* bei Muskelrefixationen).

▪ Propriozeptions-/Kinästhesietraining: z. B. Placing, Mirroring.

▪ Wahrnehmungsschulung für Patienten nach HG-Endoprothesenimplantation:
  – ASTE RL:
    – – Wahrnehmung des Beines in Ruhestellung
    – – Assistives Bewegen des Beines gemeinsam mit dem Therapeuten aus der Abduktion in die erlaubte Adduktions-Nullstellung mit offenen Augen
    – – Patient schließt dabei die Augen und sagt an, sobald der Therapeut das Bein aus der Abduktionsposition in die Adduktions-Nullstellung gebracht hat.

▪ Minimal dosierte Traktion und Kompression Stufe 1 aus der MT als afferenter senosomotorischer Input (*Cave:* nicht bei Implantation von Hemi-/Totalendoprothesen).

▪ Ausnützen des Overflows über den Rumpf und die nicht operierten Extremitäten beispielsweise mit Techniken aus dem PNF-Konzept 👁.

▪ Fuß-3D Wahrnehmung: z. B. „Fersenlot" (Spiraldynamik) für das Training der korrekten Fersenbeineinstellung.

▪ Förderung der Sensomotorik durch Arbeiten in der geschlossenen Kette.

▪ Elektro-Muskelstimulation (EMS).

▪ Aktivierung des M. vastus medialis obliquus (VMO) mit manuellem Führungskontakt im Faserverlauf medial-kranialseitig an der Patella (45° zum Verlauf des Rectus).

Stabilisation und Kräftigung

▪ Nach Operationen des Kniegelenks: Erlernen der Kokontraktion von M. quadriceps femoris und der ischiokruralen Muskulatur für Bewegungsübergänge.

▪ Isometrie für M. quadriceps femoris (wechselweise 8–10 Sek. maximale isometrische Anspannung je nach erlaubter Aktivität).

▪ Kräftigung der gesamten Becken- und Beinmuskulatur: Abduktoren, Adduktoren, Glutäen, ischiokrurale Muskulatur in den ASTEN RL, SL, BL.

▪ Erlernen der 3-Punkt-Fußbelastung als Grundlage für die Beinachse unter Einbezug der Rumpfstatik.
Auftrag: Stellen Sie sich vor, es ist ein Band zwischen Ferse und Großzehengrundgelenk gespannt, an dem Sie die Ferse nach vorne ziehen möchten. Unerwünscht ist eine Kontraktion des M. tibialis anterior.

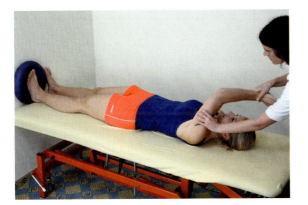

▪ Beinachsentraining unter Entlastung bzw. erlaubter Belastung in RL, Sitz, Halbstand 👁.

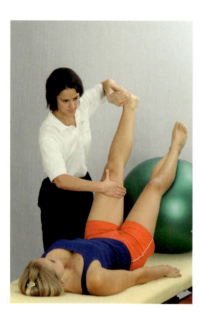

▪ Stabilisationstraining in gangtypischen Positionen (je nach Prozedere modifiziert) 👁.

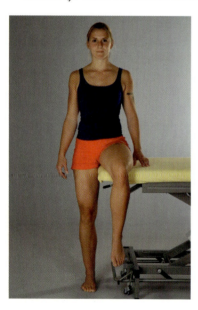

Gang

▪ Erlernen des 3-Punkte-Gangs in der Ebene und auf der Treppe.

▪ Erlernen des 4-Punkte-Gangs bei erlaubter Vollbelastung.

▪ Schulung der Bewegungsübergänge: Einsatz des „Beinkrans". Beim Aufstehen und Hinsetzen soll der Patient lernen, das operierte Bein nach vorne, vor das andere zu stellen, um ungewollte Belastung bzw. Bewegung zu vermeiden.

▪ Training der Stützaktivität der Arme zur Unterstützung des Gehens an Unterarmgehstützen:
  - ASTE SL/Sitz: Skapulapattern bilateral
  - ASTE RL/Sitz: Armpattern in Ext-Abd-IR
  - Anleitung zur Eigenübung mit dem Vitality®-Band.

▪ Treppe steigen mit Nachschritt: Gesund geht's bergauf – verletzt geht's bergab.

Physikalische Maßnahmen

▪ Manuelle Lymphdrainage/Lymphtaping.

▪ Teilmassage: Bei Überbelastung des nicht betroffenen Beines oder bei Tonuserhöhungen im Schulter- und Nackenbereich durch erhöhte Anforderungen durch das Gehen an Unterarmgehstützen.

▪ Elektrotherapie: resorptionsfördernde Ströme, detonisierende Ströme, Hochvolt (*Cave:* Metallimplantat).

▪ Kompressionsverband.

▪ BGM: arterielle Beinzone, Venen-Lymphgefäß-Zone der betroffenen Extremität.

▪ Wärmeanwendungen:
  - Auf die hypertone Muskulatur
  - Reflektorisch nach traditioneller chinesischer Medizin (TCM): Ableitung des Energiestaus über das diagonal zugehörige Gelenk:
    - – Rechte Schulter → linke Hüfte
    - – Linker Ellenbogen → rechtes Knie
    - – Rechter Fuß → linke Hand
    - – Bauch → Rücken.

▪ Einsatz der CPM ab dem 1. postoperativen Tag (ca. 6 h/Tag).

6.2 Phase II

Ziele der Phase II (nach ICF)

▮ **Körperfunktion/Körperstruktur:**
- **Resorptionsförderung**
- **Vermeiden von Funktions- und Strukturschäden**
- **Regulierung beeinträchtigter vegetativer und neuromuskulärer Funktionen**
- **Verbesserung der Gelenkbeweglichkeit**
- Verbesserung der die Sensomotorik betreffenden Funktionen
- Schmerzlinderung
- Verbesserung der Muskelkraft
- Wiederherstellung physiologischer Bewegungsmuster im Gang

▮ **Aktivitäten/Teilhabe:**
- Erarbeiten der dynamischen Stabilität beim Gehen unter Einhaltung der Belastungsvorgaben
- Optimierung der Stützfunktion, Rumpf- und Beckenstabilität in der Fortbewegung
- Eigenständigkeit bei Anforderungen der täglichen Routine
- Ausnützen der Bewegungs- und Belastungsgrenzen
- Erlernen eines Heimtrainingsprogrammes

Therapieinhalte

Physiotherapie

Patientenedukation

▮ Gemeinsame Absprache der Therapieinhalte und -ziele mit dem Patienten.

▮ Aufklärung des Patienten über die mit der OP verbundenen Einschränkungen:
- *Endoprothetik:*
  - – Kein Sitzen mit überschlagenen Beinen
  - – Kein tiefes Sitzen für 6 Wochen
  - – Keine Adduktion und Außenrotation für mindestens 6 Monate, Seitenlage deshalb anfangs nur mit Kissen/Decke zwischen den Beinen
  - – Keine Flexion in Kombination mit Adduktion für mind. 3 Monate

- *Umstellungsosteotomien:*
  - – Keine langen Hebel, d.h. kein gestrecktes Beinheben für 6 Wochen
  - – Kein tiefer Sitz bei Becken-Dreifach-Osteotomie
  - – Keine Rotationen mit fixiertem Fuß bei Femur-Korrekturosteotomien
  - – Keine Belastung für 6 Wochen
  - – Lagerung des Beines in Rotations-Nullstellung
  - – Beim Drehen von RL-SL sollte man immer ein Kissen/eine Decke zwischen die Beine nehmen, damit die kleinen Gluäen nicht gegen die Schwerkraft aktiv werden und das Bein halten müssen
  - – Handling der Orthese bei Becken-Dreifach-Osteotomie (Newport-Orthese Ext/Flex 0°/20°/20° für 6 Wochen).

- *Labrum-/Schenkelhalstherapie:*
  - – Keine langen Hebel für insgesamt 6 Wochen
  - – Keine Hyperextension für insgesamt 6 Wochen
  - – Kein Sitzen mit überschlagenen Beinen bei 90° Hüftflexion
  - – Keine Rotationen mit fixiertem Fuß
  - – Keine Flexion über 90° erlaubt sowie Kombinationsbewegungen aus Flexion, Adduktion, Innenrotation.

▮ Erlernen der Bewegungsübergänge unter gelenkstabilisierender Muskelanspannung:
- Aufstehen und Hinlegen über die operierte Seite
- Zur Vermeidung langer Hebel: Mit dem nicht operiertem Fuß wird das operierte Bein distal am Unterschenkel von dorsal hochgehoben und als „Kran" benutzt, um das Gewicht abzunehmen.

Prophylaxe

▮ Aktives endgradiges Bewegen in den Sprunggelenken im Sekundenrhythmus.

▮ Aktives Bewegen der oberen Extremität.

▮ Alltagsaktivität (ADL).

▮ Kontrolle der Thrombose-Druckschmerzpunkte bei Angabe von Schmerzen, Schwellungszunahme und Temperaturanstieg in entsprechenden Bereichen.

Resorptionsförderung

▮ Hochlagerung.

▮ Aktive Entstauungsübungen.

▮ Manuelle Lymphdrainage.

▮ Gleitende Saugmassage mit der Saugglocke entlang der Lymphbahnen zur Entstauung.

▮ Isometrische Anspannung der UEX.

Verbesserung der Beweglichkeit

▮ Achsengerechtes passiv/assistives Bewegen aller Bewegungsrichtungen in BL, RL und SL. **Cave:** Keine Hub- bzw. Scherbelastung bei Umstellungsosteotomien.

▮ Widerlagernde Mobilisation nach Klein-Vogelbach.

▮ Becken-Bein-Aufhängung im Schlingentisch für eine hubarme Mobilisation, jedoch nicht bei Becken-Dreifach-Osteotomien.

▮ Verbesserung der Beweglichkeit im Hüftgelenk über den proximalen Hebel mit Bewegungsmustern aus dem PNF-Konzept:
  - ASTE SL (*Cave:* Becken-Dreifach-Osteotomien): zur Verbesserung der Flexion und Innenrotation Beckenpattern in posteriore Depression (mit Decke zwischen den Beinen zur Vermeidung einer HG-Adduktion)
  - ASTE SL: zur Verbesserung der Extension Üben des Beckenpatterns anteriore Elevation
  - Bewegung des Hüftgelenks über die Lendenwirbelsäule einleiten: in frontaler Ebene für die Abduktion oder in sagittaler Ebene für Extension und Flexion
  - ASTE RL: zur Innenrotationsverbesserung kontralaterales Bein aufstellen lassen und mit dorsalem Kontakt am Becken ins Bett drücken lassen
  - ASTE RL: für eine Außenrotationverbesserung im ipsilateralen HG auf der kontralateralen SIAS Kontakt geben und Patient gegen Führungskontakt anspannen lassen.

Cave: Keine Widerstände bei der Durchführung von Beckenpattern bei Becken-Dreifach-Osteotomien!

▮ Weichteilbehandlung:

Hinweis: Aussparung im Bereich des M. tensor fasciae latae und M. vastus lateralis – beide werden durch den OP-Zugang bei Umstellungsosteotomien abgelöst bzw. gespalten und refixiert.

  - Behandlung der angrenzenden Muskeln: Ischiokrurale Muskulatur (*Cave:* bei Dreifach-Osteotomien wegen des Ansatzes am Tuber ischiadicum), M. psoas, M. iliacus, M. quadriceps femoris (besonders betroffen durch das Ablösen beim OP-Zugang bei Labrum/Schenkelhalstherapie), Adduktorengruppe, pelvitrochantäre Muskulatur (v. a. M. piriformis), gluteale Muskulatur, M. quadratus lumborum, Beckenbodenmuskulatur mit Techniken:
    -- Integrierte neuromuskuläre Inhibitionstechniken (INIT)
    -- Strain-Counterstrain
    -- Muscle Energy Technique (MET)
    -- Funktionsmassage
    -- Entspannungstechniken aus dem PNF-Konzept.
  - Im Anschluss eventuell Dehnung der verkürzten Strukturen (Dehnposition mindestens eine Min. halten)
  - Behandlung der Bandstrukturen mittels Querfriktionen: Lig. iliolumbale ⊙, Ligg. sacroiliaca dorsale, Lig. inguinale, Lig. sacrotuberale, Lig. sacrospinale, Membrana obturatoria

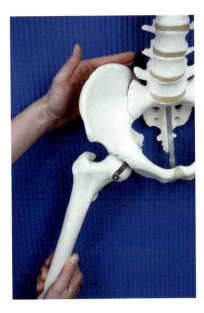

– Behandlung der Faszien über Release-Techniken: Fascia ischiadica an OS und US, Fascia lata, Fascia iliaca, Fascia glutea ⊙, Fascia plantaris ⊙

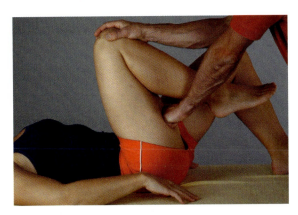

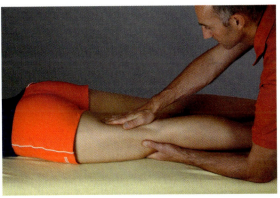

– Behandlung myofaszialer Strukturen: oberflächliche Rücken- und Frontallinie, Spirallinie und Laterallinie.

▪ Mobilisation der angrenzenden Gelenke: Becken, ISG, LWS, thorakolumbaler Übergang, Sakrum, Knie, Fuß nach Befund.

> **Hinweis:** Eine Flexionseinschränkung im Kniegelenk entsteht oftmals durch einen hypertonen M. vastus lateralis (Einkerbung bei OP): Die Mobilisation der Hüftflexion fällt in diesem Fall leichter bei mehr Extension im Kniegelenk.

▪ Überprüfung der Ursachen-Folge-Ketten, Beispiele siehe Anhang.

▪ Eigenmobilisation mit gleichzeitigem Beinachsentraining über Wall Slides.

Regulierung neuromuskulärer und vegetativer Funktionen

▪ Therapie im ortho- und parasympathischen Ursprungsgebiet: Th8–L2 sowie S2–S4 mittels Manueller Therapie, Heißer Rolle, Elektrotherapie.

▪ Vegetativer Slump: WS-Flexion + WS-Lateralflexion + HWS-Lateralflexion und -Extension (Beispielbilder zeigen den normalen Slump) ⊙ ⊙ ⊙ ⊙.

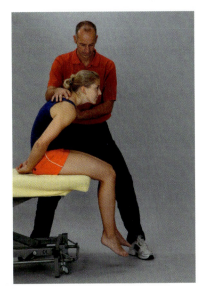

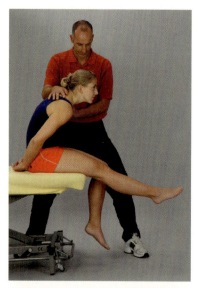

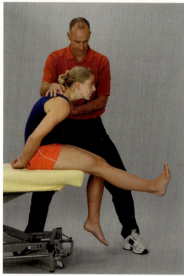

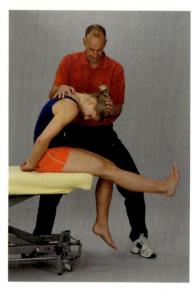

▮ Behandlung neurolymphatischer und neurovaskulärer Reflexpunkte (NLR/NVP):
- Mm. tibialis ant. und post.
- Mm. gluteus maximus und medius
- M. rectus femoris
- Ischiokrurale Muskulatur
- M. sartorius
- Tensor fasciae latae (TFL)
- M. popliteus.

Verbesserung der Sensomotorik

▮ Winkelreproduktion an der Isokinetik oder mit dem Laserpointer.

▮ Propriozeptionstraining, z. B. Placing.

▮ Steigerung der sensomotorischen Übungen (in geschlossener Kette) ◉.

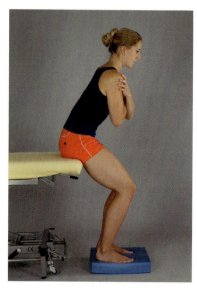

▮ Elektro-Muskelstimulation (EMS): gut sichtbare Muskelkontraktion.

▮ Wahrnehmungsschulung des Beckens, der WS und der gesamten Körperhaltung, z. B. Tai Chi, „Fersenlot".

▮ Ausnützen des Overflows im Gangmuster mittels PNF:
- Für Standbeinaktivität der OP-Seite:
  - – Beinpattern Flex-Add-AR kontralateral
  - – Beckenpattern posteriore Depression in SL (OP-Seite oben)
  - – Fußpattern ipsilateral in PF/Pro
  - – ipsilaterales Armpattern: Flex-Add-AR
  - – Fußpattern PF-Pronation ipsilateral
  - – Ulnarer Thrust ipsilateral ◉.

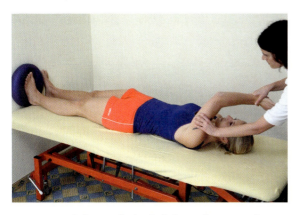

- Für Schwungbeinaktivität der operierten Seite:
  - – Beinpattern Ext-Abd-IR kontralateral
  - – Fußpattern DE-Supination-Inversion für weiterlaufend Flex-Add-AR
  - – Beckenpattern in SL anteriore Elevation (OP- Seite oben)
  - – Fußpattern DE/SUP für weiterlaufende Spannung im Bein in Flex-Add-AR oder DE/Pro für Flex-Abd-IR (symmetrisch oder reziprok) ipsilateral
  - – Ipsilaterales Armpattern in Ext-Abd-IR
- Bei Becken-Dreifach-Osteotomien: Fußpattern am operierten Bein z. B. reziprok PF/Pro und kontralateral DE/Sup.

Stabilisation und Kräftigung

▮ Beinachsentraining in belastungsarmen Ausgangsstellungen wie RL, Seitsitz, im Gehbarren oder geräteunterstützt ◉.

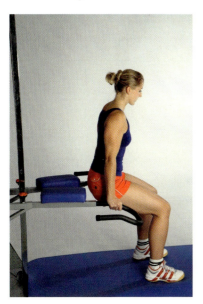

▮ Muskeltraining: wirbelsäulenstabilisierende Muskulatur, Beckenmuskulatur, Beckenbodenmuskulatur, Bauchmuskulatur (*Cave:* vorsichtige Schulung der schrägen Bauchmuskulatur bei Becken-Dreifach-Osteotomien), kleine Glutealmuskulatur und Schultergürtel.

> Häufig leiden Patienten mit Hüftgelenkproblemen begleitend auch an **Inkontinenz**. Deshalb ist eine Aktivierung des „inneren Korsetts" (M. transversus abdominis, Mm. multifidii, Zwerchfell und Beckenboden) mit in die Behandlung zu integrieren! Bei vorliegendem Befund viszerale Zusammenhänge beachten.

▮ Kräftigung der Unterschenkel- und Fußmuskulatur: Fußschraube (Spiraldynamik).

▮ Bridging bei Endoprothese.

▮ Step-ups.

▮ Vorsichtiges Training der „vermeintlich nicht betroffenen" kontralateralen Seite (geringe Belastung, gelenkschonende Übungen als Prophylaxe der Präarthrose).

▮ Lokale und globale Stabilisierungübungen der Wirbelsäule (siehe Kapitel WS, S. 292).

▮ Training der Schulter-Arm-Muskulatur im Sinne der Stützaktivität.

▮ Bewegungsbad (Voraussetzung: ärztliche Freigabe nach Kontrolle der Wund- und Schmerzsituation).

▮ Üben der Transfers (z. B. RL → Sitz → Stand über die *operierte* Seite).

▮ Stabilisation des Fußes (Längs- und Quergewölbe, Fersenbein).

Gang

▮ Training im 3-Punkte- bzw. 4-Punkte-Gang je nach Belastungsvorgabe, auf der Treppe mit Nachstellschritt ◉.

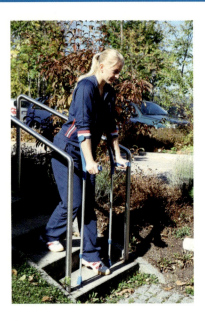

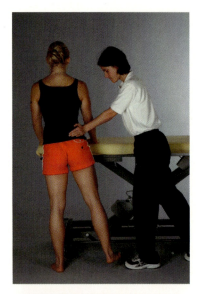

Lernen von komplexen Bewegungen
(nach Bizzini 2000):

■ Üben von Bewegungssequenzen (Part Task): Erst wird eine Komponente einer Bewegung gezielt isoliert geübt – erst statisch, dann dynamisch. *Beispiel:* Stabilisierung des Beckens unter Belastung im Stand/Einbeinstand. Dann in der Dynamik als Schritt: Der Patient übt die Stabilisation des Beckens im Gehbarren: Sprunggelenk- und Vorfußkipphebel in der Standbeinphase bei gleichzeitigem Üben der Schwungbeinphase des kontralateralen Beines.
■ Anschließend wird die Sequenz in den gesamten Bewegungsablauf integriert (Whole Task). Hier im *Beispiel:* Üben der gesamten Standbeinphase des Gangzyklus.

■ Üben von Schrittkombinationen mit dem richtigen Timing, z.B. Seitschritte am Gehbarren (gleichzeitig Training der Abduktoren) ⊙ ⊙ ⊙ ⊙ ⊙.

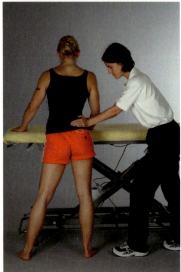

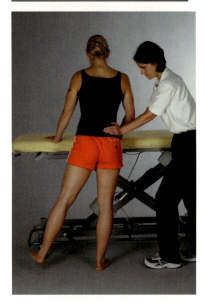

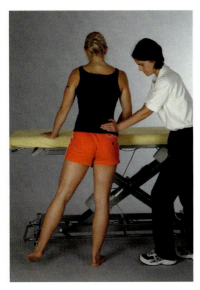

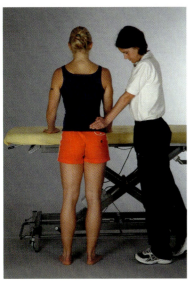

▮ Beinachsentraining: Erlernen der 3 Punkt-Fußbelastung als Grundlage für die Beinachse unter Einbezug der Rumpfstatik: Die Fußbelastungspunkte werden mit Holzklötzchen unterlagert. Der Patient soll erst die Druckpunkte wahrnehmen und anschließend sein Fußgewölbe aufbauen.
Das Beinachsentraining unter Entlastung bzw. erlaubter Belastung in RL, Sitz, Halbstand durchführen.

Pathologie des medialen Kollapses:
▮ Absinken des Längsgewölbes
▮ Medialrotation der Tibia und Abkippen nach kaudal
▮ Medialrotation der Femurkondylen im Kniegelenk
▮ Adduktion/Außenrotation oder Abduktion des Beckens
▮ Lateralflexion zur Gegenseite in Lendenwirbelsäule

▮ Training der Standbeinphase in der Funktion Gehen, z. B. im Gehbarren Kontrolle der Beckenstabilität vom terminalen Stand bis zur Mittelschwungphase.

▮ Üben der Abrollphase.

▮ Ein- und Ausstiegstraining im Therapie-Auto.

▮ Gehgarten zum Variieren des Untergrundes.

▮ Belastungskontrolle auf der Kraftmessplatte.

▮ Kontrolle der Beinlänge.

Physikalische Maßnahmen

▮ Manuelle Lymphdrainage/Lymphtaping.

▮ Teilmassage: Bei Überbelastung des nicht betroffenen Beines oder bei Tonuserhöhungen im Schulter- und Nackenbereich aufgrund erhöhter Anforderungen durch das Gehen an Unterarmgehstützen.

▮ Elektrotherapie: resorptionsfördernde Ströme, detonisierende Ströme, Hochvolt (*Cave:* Metallimplantat).

▮ Kompressionsverband.

▮ BGM: arterielle Beinzone, Venen-Lymphgefäß-Zone der betroffenen Extremität.

▮ Fußreflexzonenmassage:
  – Symptomzonen und vegetative Zonen
  – Reichlich Wasser trinken
  – Ausgleichsgriffe nicht vergessen.

▮ Wärmeanwendungen:
  – Auf die hypertone Muskulatur
  – Reflektorisch nach traditioneller chinesischer Medizin (TCM): Ableitung des Energiestaus über das diagonal zugehörige Gelenk:
    – – Rechte Schulter → linke Hüfte

– – Linker Ellenbogen → rechtes Knie
– – Rechter Fuß → linke Hand
– – Bauch → Rücken
- CPM- (Continuous Passive Motion) Schiene: 6 Stunden täglich in mehrmaligen Anwendungen.

Hinweise:
- Kontrolle und Einstellung der Hilfsmittel (Unterarmgehstützen, Orthese)
- **Alle** Übungen nur im schmerzfreien Bereich durchführen
- Lagerung in schmerzfreier (-armer) Position: möglichst in Nullstellung des Hüft- und Kniegelenks
- Unterarmgehstützen erst bei Vollbelastung bei guter Stabilität des Beckens ablegen: Es sollte kein Duchenne- oder Trendelenburg-Hinken mehr sichtbar sein!

Medizinische Trainingstherapie

Allgemeines begleitendes Training des Rumpfes und der oberen Extremität: Latzug, Diptrainer, Rudern, Butterfly Reverse, Bankdrücken.

Ausdauertraining

- 3-Punkt-Ergometer ohne Einsatz der betroffenen Extremität, solange die Belastbarkeit nicht erreicht ist.
- Ergometertraining/Belastung 1×10–2×15 Min. mit geringer Belastung bei 20–50 W. Evtl. mit verkürzter Kurbel.
- Gangschule, Kontrolle der Gewichtsbelastung im Gehen auf einer Kraftmessplatte.

Sensomotorisches Training

- Erarbeiten der Beinachse in erlaubter Belastung und ROM:
  - Mini-Kniebeugen beidbeinig bis max. 60° Beugung im Kniegelenk, evtl. auch in Schrittstellung. Beide Übungen mit geschlossenen Augen
  - Fuß im Stand oder Sitz auf einem Luftballon abstellen. PNF Diagonale über die OEX am Seilzug ausführen
  - Pilates-Reformer-Training im Sinne Beinpresse mit 10–15 kg Last.

- Erarbeiten der Standstabilisation (fester Untergrund, später auch labil/instabil):
  - Lastübernahme beidbeiniger Stand parallel
  - Lastübernahme in Schrittstellung
  - Auch mit Anlenkung am Oberschenkel über einen Seilzug
  - Erarbeitung der Stabilisation des Fußgewölbes auf Klötzchen.

Krafttraining

- Intramuskuläre Ansteuerung über Isometrie.
- Kraftausdauertraining der Muskulatur der UEX, angepasst an Vorgaben; zusätzlich Fokus lokale Stabilisatoren M. transversus abd., Mm. multifidi, Beckenboden; 4×30 Wiederholungen im absolut schmerzfreien Bereich.
- Overflow über die kontralaterale Seite (Kraftausdauertraining; 4×20 Wdh) in Richtung Extension und Abduktion.
- Training der LWS-Extensoren auf einem Winkeltisch oder einer Bank: Oberkörper liegt auf der Bank, Stand auf beiden Füßen, LWS in Extension bewegen und halten.
- Training der Hüftgelenkstabilisatoren:
  - Flex/Ext (Slides in RL; Leglifts in BL auf Bank)
  - Abd/Add (Slides auf Slideboard/Fliese, in SL)
  - Hüftextension am Winkeltisch mit abgelegtem Oberkörper ◉

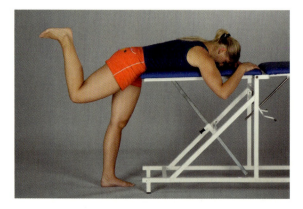

- Squats unter Gewichtsabnahme
- Rotation (Rotation Disc, 10–11 Uhr links/ 13–14 Uhr rechts, ohne Last, stabiles Becken (*Cave:* OP-Zugang).

▮ Redcord®-System: Becken-Bein-Aufhängung
- Training in Richtung LWS-Becken-Stabilisation und Abd Training.

▮ Training der Sprunggelenksstabilisatoren:
- Plantarflexion (Vitality®-Band)
- Dorsalextension (Vitality®-Band)

▮ Isokinetik: Winkelreproduktion, CPM-Modus.
- Training der Standstabilisation über Impulse am Oberkörper.

6.3 Phase III

Ziele der Phase III (nach ICF)

▮ **Körperfunktion/Körperstruktur:**
- **Verbesserung der Gelenkbeweglichkeit**
- **Optimierung der Rumpf- und Beckenstabilität**
- **Wiederherstellung der Muskelkraft**
- **Wiederherstellung der dynamischen Gelenkstabilität**
- Optimierung der die Sensomotorik betreffenden Funktionen
- Optimierung eines koordinierten Bewegungsablaufes in der Fortbewegung entlang der kinematischen Kette
- Optimierung der Gleitfähigkeit neuraler Strukturen

▮ **Aktivitäten/Teilhabe:**
- Erarbeiten ökonomischer Haltung und Bewegungsabläufe in der Alltagsroutine, im Beruf, Sport
- Wiederaufnahme der beruflichen Tätigkeit
- Aktive Teilnahme am Gemeinschaftsleben/Familie

Therapieinhalte

Physiotherapie

Patientenedukation

▮ Gemeinsame Absprache der Therapieinhalte und -ziele mit dem Patienten.

▮ *Endoprothetik:* Abtrainieren der Unterarm-Gehstützen bei ausreichender Beckenstabilität, d. h., es ist kein Duchenne- oder Trendelenburg-Hinken mehr sichtbar!

▮ Information der Patienten über die noch geltenden Einschränkungen.
- *Umstellungsosteotomien:* Abtrainieren der Unterarm-Gehstützen bei Femurkorrekturosteotomien, Aufbelastung bei Beckendreifachosteotomien nach radiologischer Kontrolle mit 15 kg pro Woche.

▮ Ergonomieberatung für den Alltag, das Berufsleben und den Sport.

▮ Beginn mit leichten sportlichen Aktivitäten wie Kraulschwimmen und Radfahren:
 – Umstellungsosteotomien ab ca. 4. Monat postop.
 – Labrum/Schenkelhalstherapien ab ca. 7. Woche postop.

Verbesserung der Beweglichkeit

▮ Exakte Anweisung zur Eigenmobilisation und Dehnungen bei bestehenden Bewegungseinschränkungen.

▮ Manuelle Mobilisation des HG: Durch die anfängliche Limitierung der Flexion könnte sich die dorsale Kapsel verkleben.

▮ Weichteilbehandlung:
 – der angrenzenden Muskeln: Ischiokrurale Muskulatur, M. psoas, M. iliacus, M. quadriceps femoris, Adduktorengruppe, pelvitrochantäre Muskulatur (v. a. M. piriformis), gluteale Muskulatur, M. quadratus lumborum ◉, Beckenbodenmuskulatur mittels:
 – – INIT
 – – Strain-Counterstrain
 – – MET
 – – Funktionsmassage
 – – Entspannungstechniken aus dem PNF-Konzept
 Im Anschluss eventuell eine Dehnung der verkürzten Strukturen durchführen (Dehnposition mindestens eine Min. halten)

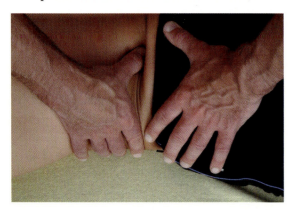

 – Behandlung der Bandstrukturen mittels Querfriktionen: Lig. iliolumbale, Ligg. sacroiliaca dorsale, Lig. inguinale, Lig. sacrotuberale, Lig. sacrospinale, Membrana obturatoria ◉

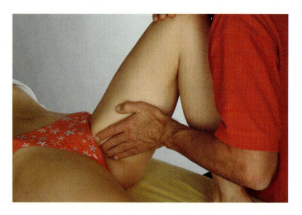

 – Behandlung der Faszien über Druck- und Release-Techniken: Fascia ischiadica an OS und US, Fascia lata, Fascia iliaca, Fascia glutea, Fascia plantaris
 – Behandlung der myofaszialen Strukturen: oberflächliche Rücken- und Frontallinie, Spirallinie und Laterallinie ◉.

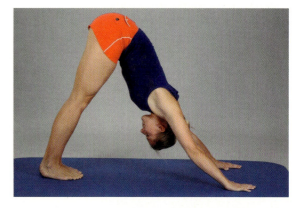

▮ Mobilisation der angrenzenden Gelenke: Becken ISG, LWS, Knie und Fuß nach Befund.
 – Kontrolle der Beckenstellung auf z. B. Iliumfehlstellungen (In- und Outflare, Rotationen ect.)
 – Überprüfung der Ursachen-Folge-Ketten: Beispiele siehe Anhang.

▮ Eigenmobilisation mit gleichzeitigem Beinachsentraining über Wall Slides.

▮ Beckenpattern in Seitlage.

▮ Mobilisation neuraler Strukturen:
  – Prone Knee Bend
  – Straigt Leg Raise
  – Slump für N. obturatorius (Slump + Abduktion Hüfte).

**Regulierung vegetativer
und neuromuskulärer Funktionen**

▮ Nach Befund: Siehe Phase II.

Verbesserung der Sensomotorik

▮ Beinachsentraining in belastungsintensiveren Ausgangsstellungen ◉ ◉.

▮ Intensivierung des Trainings zur Verbesserung der Wahrnehmung, angepasst an evtl. neue Belastungen, z.B. Gehen auf unterschiedlichen Untergründen mit visueller und akustischer Ablenkung, Gehen im Gehgarten/Gangparcours mit gleichzeitiger Ansprache, Regenschirm öffnen, singen, unterschiedliche Beleuchtung.

▮ Wahrnehmungsschulung der kontrollierten Beckenbewegung, z.B. über die Beckenschaukel (exzentrisches Nachlassen des M. iliopsoas).

▮ Propriozeptionsschulung auf verschiedenen labilen Unterlagen, auch mit Rhythmuswechsel ◉ ◉.

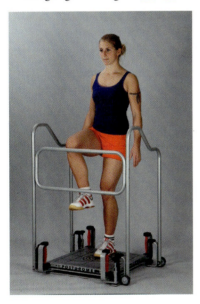

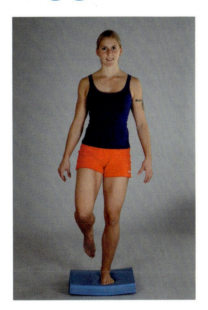

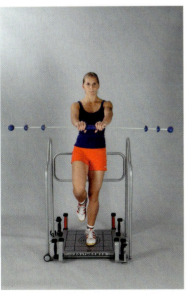

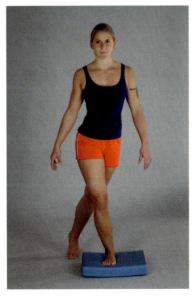

∎ Gleichgewichtsschulung auf verschiedenen labilen Unterlagen, Beginn mit Rhythmuswechsel 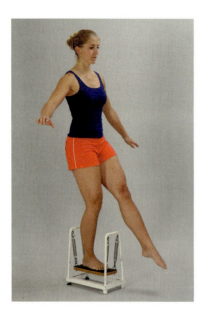⦿ ⦿ ⦿.

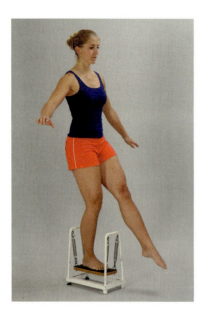

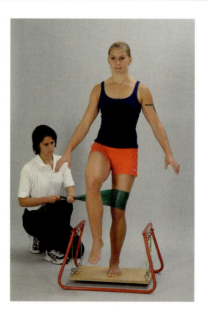

∎ Reaktions- und Bremstests im Therapie-Auto.
  – Druckaufbau am Bremspedal von 200 N möglich? Dies ist die Voraussetzung für eine Vollbremsung.

∎ Tai Chi, z. B. Stand des Bären ⦿.

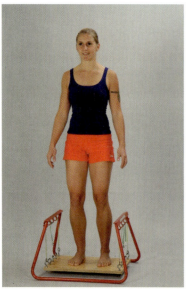

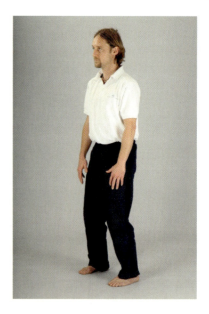

Stabilisation und Kräftigung

▌ Dynamisches Arbeiten auf verschiedenen Unterlagen (Mattentraining) und Teilbelastung auf Ballkissen, MFT, Therapiekreisel, Stabilisationskissen oder Trampolin.

▌ Ausfallschritte 👁.

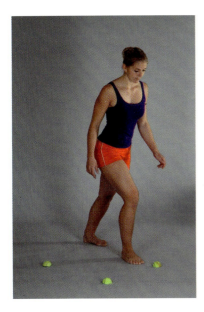

▌ Erarbeiten der dynamischen Stabilität in der Stand- und Spielbeinphase, beginnend im Gehbarren.

▌ Ausfallschritte nach vorne (bei Femur-Korrekturosteotomien).

▌ Step-ups und -downs.

▌ Bridging und Varianten 👁.

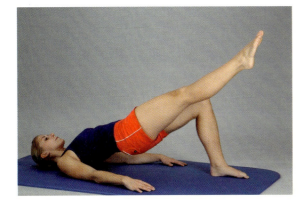

▌ Beginn mit distalen Widerständen am operierten Bein:
  – Beginn von Übungen am Vitality®-Band, Zugapparat, Beinpresse/Shuttle usw. an der operierten Extremität, mit Schwerpunkt auf die hüft- und beckenstabilisierende Muskulatur
  – PNF mit proximalen und distalen Widerständen (*Cave:* noch keine Adduktion, Rotation und Flexion über 90°!)
  – Erarbeiten der dynamischen Stabilität in der Stand- und Spielbeinphase, beginnend im Gehbarren.

> Bei Patienten mit Hüftgelenkproblematiken besteht oftmals eine Schwäche der tiefen Bauchmuskulatur sowie Defizite in der Aktivierung des **„inneren Korsettes"** (M. transversus abdominus, Mm. multifidi, Beckenboden und Zwerchfell). Siehe hierzu auch Kapitel WS, S. 292.

▌ Bewegungsbad:
  – Vermehrt Schrittkombinationen
  – Verwendung von Auftriebskörpern
  – Aquajogging
  – Kraulbeinschlag.

▌ Gyrotonic 👁.

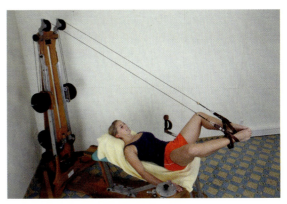

▌ Isokinetik (Stabilisationstraining im Stand).

▌ Beseitigung muskulärer Defizite durch Standbeintraining (v. a. Glutealmuskulatur) in vertikalen Ausgangsstellungen.

▌ Funktionelles Training mit dem Redcord®-System für die gesamte Bein- und Rumpfmuskulatur.

▌ Pilates Sideleg Lift.

Gang

▪ Bei erlaubter Vollbelastung Abtrainieren der Unterarmgehstützen.

▪ Reaktions- und Bremstests im Therapie-Auto.

▪ Siehe auch Verbesserung der Sensomotorik.

> **Voraussetzung für das Gehen ohne Unterarmgehstützen:**
> ▪ Gangablauf ist ohne Ausweichbewegungen möglich
> ▪ Dynamische Stabilisationsfähigkeit des Beckens (z.B. kein Trendelenburg-Zeichen) ist erreicht
> ▪ Schmerzfreies Gehen (z.B. kein Duchenne-Hinken) ist möglich
> ▪ Ausgeglichene Beinlänge

▪ Perfektionierung des Gangbildes: Beseitigung des Trendelenburg-Zeichens/Duchenne-Hinkens, Kontrolle von Spurbreite, Rhythmus und Schrittlänge.

▪ Schrittkombinationen unter Einbeziehung visueller (Spiegel, Bodenmarkierungen) und akustischer (Rhythmus-Klatschen) Hilfsmittel.

▪ Ökonomisierung des Gangbildes (Schrittlänge, Spurbreite, Rhythmus).

▪ Steigerung der Simulation von Alltagsbelastungen (z.B. Gehen im Gehgarten mit Zusatzaufgaben) 👁.

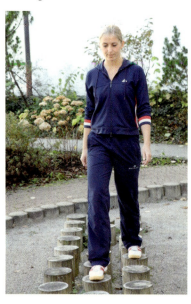

▪ Steigerung der Trainingszeit auf dem Laufband mit Spiegelkontrolle.

▪ Video-Ganganalyse als Feedback für den Patienten.

▪ Gehen auf der Kraftmessplatte zur Belastungskontrolle. Wird die Last auf die operierte Seite übernommen?

Physikalische Maßnahmen

▪ Fußreflexzonentherapie. Im Anschluss dann reichlich Wasser trinken.

▪ BGM (kleiner Aufbau).

▪ Elektrotherapie (*Cave:* Hochvolttherapie bei Metallimplantat).

▪ Klassische Massagen: BWS, LWS, Becken, untere Extremität.

▪ Akupunktmassage zur energetischen Behandlung der Narbe.

Medizinische Trainingstherapie

Ausdauertraining

▪ Ergometertraining 20–30 Min. mit steigernder Dauer und Wattzahl nach Befinden.

▪ Laufbandtraining: 10–20 Min. Bergaufgehen (3–4 km/h) mit 10% Steigung.

Sensomotorisches Training

▪ Erarbeitung der Stabilisierung der Beinachse unter variablen Bedingungen, auch mit mittleren Lasten:
  – Standstabilisation auf labilem Untergrund mit Seilzuglast seitlich am Bein
  – Stand auf Kippbrett und Rotationstraining für den Oberkörper am Seilzug.

▪ Einbeinstandstabilisation unter variablen Bedingungen:
  – Lastübernahme einbeinig (z.B. Schrittkombination mit höherer Geschwindigkeit)
  – Erarbeiten der Fußstabilisation und Dynamik (z.B. spiraldynamische Verschraubung des Fußes).
  – Lastverteilungstraining des Fußes in dynamischen Situationen, z.B. nach Sidestep.

▎ Erarbeiten Lauf-ABC:
  – Schrittkombinationen aus dem Stand
  – Fußgelenkarbeit im Stehen (z. B. Zehen-Fersen abrollen)
  – Vorfußlauf mit kleiner Amplitude, langsam vorwärts.

▎ Feedback-Training, auch mit mittleren Lasten: z. B. einbeinige Kniebeugen auf Proprio-Swing-System, Therapiekreisel, Posturomed. Auch in Verbindung mit XCO oder Bodyblade, Weichbodenmatte ⊙.

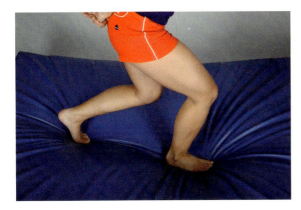

▎ Sportartspezifische Gewöhnung: z. B. Sidestep-Tennis.

Krafttraining

▎ Allgemeines begleitendes Training des Rumpfes und der OEX.

▎ Kraftausdauertraining, als Aufwärmtraining der lokalen Stabilisatoren, siehe Phase II.

▎ Hypertrophietraining der globalen Muskulatur mittleres ROM: 6×15 Wdh, 18/15/12/12/15/18; als Pyramide, Training nur im absolut schmerzfreien Bereich:
  – Kniebeugen (Dead Lift, Squats mit unterschiedlicher Oberkörpervorneige, Squat Lunges) ⊙

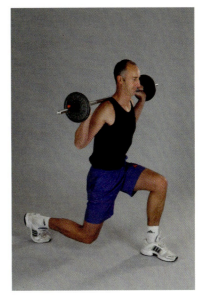

  – Step-ups
  – Abduktorentraining (Seilzug)
  – Training der Rumpf- und Glutealmuskulatur (Good Morning, Rowing)
  – Adduktoren aus abduzierter und extendierter Position
  – Hüftextension und -flexion am Seilzug
  – Rotation im erlaubtem ROM.

▎ Redcord®-System: Abduktoren und seitliche Rumpfmuskulatur, Bein-Becken-Training.

▎ Training der exzentrischen Muskelarbeit: z. B. Step-downs von niedrigen Stufen.

Therapeutisches Klettern

▎ Antrittsstabilisation aus tiefer Gelenkposition im senkrechten Wandbereich mit Zugunterstützung ⊙.

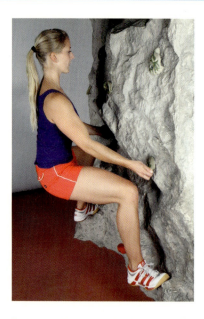

❚ Freigabe rotatorischer Antrittsmuster.

❚ Trittwechseltraining im positiven Wandbereich, Wechsel von Moves (up/down, side to side).

Isokinetik

Standstabilisation über Auslenkungsimpulse am Oberkörper.

Ziel des Trainings in Phase IV ist die Sportfähigkeit des Patienten. Die sporttherapeutischen Inhalte der Rehabilitationsphase IV nach Hüftgelenkoperationen sind zusammenfassend für die gesamte untere Extremität in Kap. 12.4 beschrieben.

7 Oberschenkel: OP-Verfahren/Nachbehandlung

7.1 Muskel-/Sehnenrekonstruktionen

Indikation

▮ Komplette Rupturen (< 12 Wochen) im Bereich der Insertions-/Ursprungszonen der Oberschenkelmuskulatur.

Ruptur der ischiokruralen Muskulatur

OP-Technik

▮ Hautinzision quer am Unterrand des M. gluteus, Längsspaltung der ischiokruralen Faszie.

▮ Präparation der Ursprungszone am Tuber ischiadicum unter Schonung des N. ischiadicus.

▮ Mobilisation der Muskelgruppe weit nach distal und Anschlingen des Sehnenstumpfes.

▮ Setzen von 2–3 Fadenankern (z. B. Titan Corkscrew, Fa. Arthrex) in einer Knochennut im Bereich der knöchernen Ursprungszone und spannungsfreie Refixation des Sehnenstumpfes mit nicht resorbierbaren Fäden in Flexion des Kniegelenks.

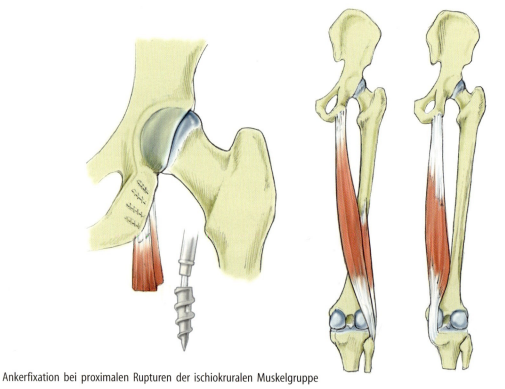

Ankerfixation bei proximalen Rupturen der ischiokruralen Muskelgruppe

Nachbehandlung

Refixation der ischiokruralen Muskulatur Hüftorthese (Newport-Orthese mit Knieeinschluss) für 6 Wochen postoperativ (Hüfte: Flex/Ext: 0°/0°/0°; Knie: Flex/Ext: frei/90°/0°)		
Phase	**Bewegungsausmaße und erlaubte Belastungen**	
I	*ab 1. postoperativem Tag:*	– Beweglichkeit Hüfte: Flex/Ext: 0°/0°/0° – Knie: passive Flex/Ext: frei/90°/0° – Entlastung
II	*ab 7. Woche postoperativ:*	– Freie aktive Beweglichkeit – Belastungsaufbau mit 20 kg/Woche
III	*ca. 12. Wochen postoperativ:*	Beginn Lauftraining (ebener Grund), Fahrrad, Kraulschwimmen
IV	*ca. 6 Monate postoperativ:*	Sportbeginn und sportartspezifisches Training
	ca. 8 Monate postoperativ:	Kontakt- und Risikosportarten (nach Rücksprache mit Arzt)

Proximale Ruptur des M. rectus femoris

OP-Technik

▎ Ventraler Zugang distal der Spina iliaca ant. sup. mit longitudinaler Hautinzision zwischen M. tensor fasciae latae und M. sartorius, stumpfer Zugang zwischen M. tensor fasciae latae und M. sartorius.

▎ Präparation der Ursprungszone im Bereich der Spina iliaca anterior inferior.

▎ Mobilisation des Muskels (ggf. bis nach distal) und Anschlingen des Sehnenstumpfes.

▎ Setzen von 2–3 Fadenankern (z.B. Titan Corkscrew oder transossäre Bohrkanäle) in der Ursprungszone und spannungsfreie Refixation des Sehnenstumpfes mit nicht resorbierbaren Fäden.

▎ Schichtweiser Wundverschluss.

Nachbehandlung

Refixation der proximalen Ruptur M. rectus femoris Hüftorthese (Newport-Orthese) für 6 Wochen postoperativ (Hüfte: Flex/Ext: frei°/30°/ 0° (*Cave:* Ortheseneinstellung je nach intraoperativen Spannungsverhältnissen!!)		
Phase	Bewegungsausmaße und erlaubte Belastungen	
I	*ab 1. postoperativem Tag:*	– Hüfte: Flex/Ext: passiv frei°/30°/0° (je nach intraoperativen Spannungsverhältnissen!/ keine aktive Flexion!) – Entlastung
II	*ab der 7. postoperativen Woche:*	– Beweglichkeit: frei – Aufbelastung mit 20 kg/Woche
III	*ab der 12. postoperativen Woche:*	Flexion gegen Widerstand erlaubt
	ca. 12. Wochen postoperativ:	Beginn Lauftraining (ebener Grund), Fahrrad, Kraulschwimmen
IV	*ca. 6 Monate postoperativ:*	Sportbeginn und sportartspezifisches Training inkl. Kontakt- und Risikosportarten (nach Rücksprache mit Arzt)

Distale Quadrizepssehnenruptur

OP-Technik

▪ Hautinzision längs am proximalen Patellapol.

▪ Präparation der Insertionszone.

▪ Mobilisation des Muskels und Anschlingen des Sehnenstumpfes.

▪ Setzen von 2–3 Fadenankern (z. B. Titan Corkscrew) in einer Knochennut (oder transossäre Bohrkanäle) und spannungsfreie Refixation des Sehnenstumpfes mit nicht resorbierbaren Fäden.

▪ Schichtweiser Wundverschluss.

Nachbehandlung

Refixation der distalen Quadrizepsruptur Kniegelenkstreckschiene (MEDIORTHO® Classic) für 12 Wochen postoperativ (bei kompletter Ruptur)		
Phase	**Bewegungsausmaße und erlaubte Belastungen**	
I	*ab 1. postoperativem Tag:*	– Flex/Ext: 30°/0°/frei (je nach intraoperativen Spannungsverhältnissen!!/keine aktive Extension!!) – 20 kg Teilbelastung in Streckstellung mit Schiene!
II	*ab der 7. postoperativen Woche:*	In Streckstellung mit Schiene erlaubt. Schmerzadaptierte Aufbelastung mit 20 kg/Woche in der Schiene; Beweglichkeit: frei
III	*ab der 12. postoperativen Woche:*	Extension gegen Widerstand erlaubt
	ca. 12. Wochen postoperativ:	Beginn Lauftraining (ebener Grund), Fahrrad (Klickpedale 3 Monate postop.), Kraulschwimmen
IV	*ca. 6 Monate postoperativ:*	Sportbeginn und sportartspezifisches Training inkl. Kontakt- und Risikosportarten (nach Rücksprache mit Arzt)

8 Oberschenkel: Rehabilitation

8.1   Phase I

Siehe Phase I in Kap. 6.1, S. 116.

8.2   Phase II

Ziele der Phase II (nach ICF)

❚ **Körperfunktion/Körperstruktur:**

- **Resorptionsförderung**
- **Regulierung beeinträchtigter vegetativer und neuromuskulärer Funktionen**
- **Verbesserung der Gelenkbeweglichkeit**
- Vermeidung von Funktions- und Strukturschäden
- Verbesserung der die Sensomotorik betreffenden Funktionen
- Stärkung nicht beeinträchtigter Funktionen
- Erhalt der Funktion der physiologischen Bewegungsmuster im Gang
- Schmerzlinderung

❚ **Aktivitäten/Teilhabe:**

- Erarbeiten muskulär stabilisierten Gehens unter Einhaltung der Belastungsvorgaben
- Optimierung der Stützfunktion, Rumpf- und Beckenstabilität in der Fortbewegung
- Eigenständigkeit bei Anforderungen der täglichen Routine
- Ausnützen der Bewegungsgrenzen und Belastungsgrenzen
- Erlernen eines Heimtrainingsprogrammes

Therapieinhalte

Physiotherapie

Patientenedukation

❚ Gemeinsame Absprache der Therapieinhalte und -ziele mit dem Patienten.

❚ Information des Patienten über den aktuellen Stand der Gewebeheilung, die daraus resultierende Belastbarkeit und die damit verbundenen Einschränkungen:
- Keine Aktivität/Belastung der refixierten Muskulatur
- Kein Sitzen bei Refixation der Mm. ischiocrurales.

❚ Handling der Newport-Orthese 👁.

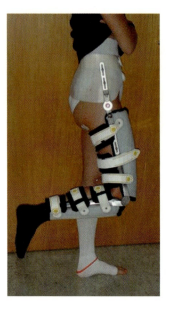

❚ Kontrolle der Unterarmgehstützen (Länge, Handling).

❚ Erlernen von Bewegungsübergängen, ohne die refixierte Muskulatur zu gefährden.

Verbesserung der Beweglichkeit

❚ Passives Bewegen in SL bzw. RL unter abgenommener Schwere.

❚ Detonisierung reaktiv hypertoner Muskulatur.

❚ Mobilisation der LWS- und Beckenregion.

❚ Faszientechniken am Becken und der UEX, z. B. Lig. plantare longum, Fascia cruris, laterale Oberschenkelfaszie, Fascia ischiadica an OS und US, Fascia lata.

❚ Aktivierung der Antagonisten zur Detonisierung des refixierten Muskels im erlaubten Rahmen
- *Bei Refixation der ischiokruralen Muskulatur:* ASTE SL mit *voller* Extension im HG: Der Patient bewegt sich unter abge-

nommener Schwere im KG in Richtung Extension (Flex/Ext: 130°/30°/0°). Der Therapeut führt das Bein passiv wieder zurück in die Flexion (*Cave:* nur bei voller Extension im Hüftgelenk)

– *Bei Quadrizepsrefixation:* ASTE SL mit 50° Hüftgelenkflexion: Der Patient darf das Kniegelenk dynamisch konzentrisch unter abgenommener Schwere 30° flektieren (Muskelfunktionswert 2).

Regulierung vegetativer und neuromuskulärer Funktionen

∎ Therapie im ortho- und parasympathischen Ursprungsgebiet: Manuelle Therapie, Heiße Rolle, Elektrotherapie, Oszillation in den entsprechenden Segmenten.

Gang

∎ Kontrolle der Länge der Unterarmgehstützen.

∎ Kräftigen der Stützmuskulatur:
  – Übungen der Skapulae in posteriore Depression, statisch und dynamisch
  – Kräftigen der Arme im Stützmuster Ext-Abd-IR
  – Eigenübungen mit Vitality®-Band oder Maurerkellen.

∎ Sicheres Gehen an Unterarmgehstützen in der Ebene und auf der Treppe.

∎ Kontrolle der Newport-Orthese im Stand/Gang.

Ausdauertraining

∎ Gangschule.

Sensomotorisches Training

∎ Erarbeiten der Beinachse in erlaubter Belastung und ROM im Halbsitz oder Stand, z. B. unter Entlastung am Seilzug.

∎ Erarbeiten der Standstabilisation (fester Untergrund, später auch labil/instabil) je nach Belastungsvorgabe und ROM:
  – Lastübernahme beidbeiniger Stand parallel
  – Lastübernahme in Schrittstellung.

Krafttraining

∎ Intramuskuläre Ansteuerung über Isometrie.

∎ Overflow über die kontralaterale Seite (Kraftausdauertraining; 4×20 Wdh) am Seilzug in ASTE RL: PNF-Beinpattern, Add-Abd.

∎ Training der Kniegelenkstabilisatoren:
  – Flexion (Vitality®-Band Slides im Sitzen aus Streckung mit Fliese unter der Ferse) in den erlaubten Bewegungsausmaßen.

∎ Training der Sprunggelenkstabilisatoren:
  – Plantarflexion (Vitality®-Band)
  – Dorsalextension (Vitality®-Band).

8.3 Phase III

Ziele der Phase III (nach ICF)

∎ **Körperfunktion/Körperstruktur:**

- **Verbesserung der Gelenkbeweglichkeit**
- **Optimierung der die Sensomotorik betreffenden Funktionen**
- **Optimierung der Rumpf- und Beckenstabilität**
- **Wiederherstellung der Muskelkraft**
- **Optimierung eines koordinierten Bewegungsablaufes in der Fortbewegung entlang der kinematischen Kette**
- Optimierung der Gleitfähigkeit neuraler Strukturen

Aktivitäten/Teilhabe:

- Erarbeiten ökonomischer Haltung und Bewegungsabläufe in der Alltagsroutine, im Beruf, Sport
- Wiederaufnahme der beruflichen Tätigkeit
- Aktive Teilnahme am Gemeinschaftsleben/Familie

Therapieinhalte

Physiotherapie

Patientenedukation

∎ Gemeinsame Absprache der Therapieinhalte und -ziele mit dem Patienten.

∎ Information des Patienten über die geltenden Vorgaben:
- Freie Beweglichkeit
- Flexion gegen Widerstand bei proximaler Rectusrefixationen erst ab der 12. Woche erlaubt
- Extension gegen Widerstand bei Refixation der ischiokruralen Muskulatur erst ab der 12. Woche erlaubt
- Extension gegen Widerstand bei distaler Quadrizepssehnenruptur erst ab der 12. Woche erlaubt.

Verbesserung der Beweglichkeit

∎ Aktives Bewegen mit kurzen Hebeln beginnend (in SL bei Biceps- und Quadriceps-femoris-Refixationen).

∎ Gegebenenfalls Patellamobilisation in alle vier Richtungen.

∎ Behandlung von Patellafehlstellungen.

∎ Mobilisation der LWS-/Beckenregion, v.a. Iliumfehlstellungen (Rotationen).

∎ Weichteilbehandlung am Becken und an der UEX:
- Bänder über Querfriktionen: Lig. sacrotuberale, Lig. sacrospinale, Lig. iliolumbale, Lig. patellae, Recessus suprapatellaris
- Muskulatur: Mm. adductores, M. quadriceps femoris, ischiokrurale Muskulatur, M. iliacus, M. psoas mittels:
  - – Integrierte neuromuskuläre Inhibitionstechniken (INIT)
  - – Strain-Counterstrain
  - – Muscle Energy Technique (MET)
  - – Funktionsmassage
  Im Anschluss eventuell Dehnung der verkürzten Strukturen (Dehnposition mindestens eine Min. halten)
- Faszien über Druck- und Release-Techniken: Lig. plantare longum, Fascia cruris, laterale Oberschenkelfaszie, Fascia ischiadica an OS und US, Fascia lata.

∎ Mobilisation neuraler Strukturen mit folgenden Techniken: Straight Leg Raise (SLR) oder Prone Knee Bend (PKB) über Slider- oder Tensioner-Techniken.

∎ Überprüfung der Ursachen-Folge-Kette: Beispiele siehe Anhang.

Regulierung vegetativer und neuromuskulärer Funktionen

∎ Behandlung von Tenderpoints:
- Strain-Counterstrain-Technik: Druck auf den Schmerzpunkt bzw. auf die maximal verhärtete Stelle in der Muskulatur geben. Entspannung des Gewebes durch Bewegung der angrenzenden Gelenke, bis der Schmerz nachlässt bzw. eine Entspannung des Gewebes spürbar ist. Diese Position 90 Sek halten und dann passiv (!) wieder in die Ausgangsstellung zurückführen.

❚ Behandlung von Triggerpunkten:
  – INIT: Ischämische Kompression über Druck auf den Triggerpunkt, bis sich der Schmerz reduziert. Falls nach 30 Sek. keine Änderung des Schmerzes eintritt, die Kompression lösen und eine Positional Release-Technik anwenden, d. h. Annäherung der Strukturen bis zum Release. Anschließend 7 Sek. isometrisches Anspannen und Dehnen des Muskels.

Verbesserung der Sensomotorik

❚ Beidbeiniges Üben auf stabilen, später auch labilen Unterstützungsflächen, z. B. Kippbrett, Kreisel, Ballkissen.

❚ Beginn mit Schrittkombinationen, später Beginn mit einbeinigen Stabilisationsübungen, mit:
  – offenen Augen
  – wegschauen
  – geschlossenen Augen.

❚ Beginn der Isokinetik im geschlossenen System zur Verbesserung der intramuskulären Koordination (alternativ Shuttle).

❚ Erarbeiten der Gewichtsübernahme im Stand und in der Fortbewegung.

❚ Stabilisationsübungen auf der Weichbodenmatte.

❚ Isometrie.

Stabilisation und Kräftigung

❚ Beginn des Stabilisationstrainings:
  – Isometrie
  – „Kniezirkel": aus SL (Add, Abd im Hüftgelenk/BL Extension (Glutäen)
  – Beinachsentraining: z. B. Squats, Wall Slides
  – Beginn mit dynamisch-konzentrischer Bewegung (Muskelfunktionswert 2) unter abgenommener Schwere. Kann der Patient schmerzfrei und ohne Ausweichbewegungen die Übungen ausführen, so kann zu einem Training der refixierten Muskulatur auf Muskelfunktionswert 3 (gegen die Schwerkraft) übergegangen werden

  – M. vastus med.-Training: Geschlossene Kette extensionsnah/offene Kette eher flexionsnah
  – Training mit dem Redcord®-System zum Training der Muskelketten ⊚ ⊚

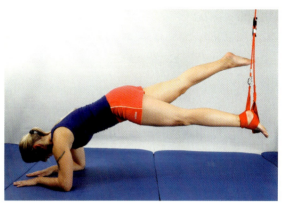

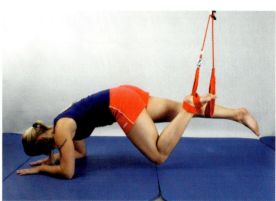

  – Kniebeugen: Entwicklung von 60:40 (verletzt/gesund) 20–60° bis 50:50 mit Zusatzgewicht
  – Kräftigung der Muskelketten der UEX: M. gluteus maximus rechts und M. latissimus dorsi links
  – Stabilisation in der Dynamik mit zunehmender Belastung.
  – Intensive Fußmuskel- und Unterschenkelkräftigung.
  – Gehen auf der Stelle gegen Seilzug, Vitality®-Band (bzw. Life-Line) ⊚ ⊚

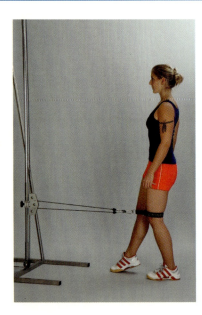

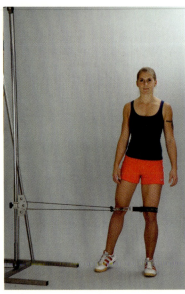

– Stabilisationsübungen am Zugapparat (Verletztes Bein auf Kreisel, Trampolin)
– Bewegungsbad: Beginn Aquajogging, Koordinations- und Stabilisationsübungen.

∎ Kräftigen der Rumpfmuskulatur.

∎ Kräftigung der übrigen Hüft- und Beinmuskulatur:
  – Hüftabduktoren: Stand seitlich auf der Treppe, gestrecktes Bein. Beckenabduktion streng in der Frontalebene: Kräftigung der kleinen Glutäen kontralateral (Pelvic Drop)
  – Wadenmuskulatur: Zehenstand
  – Mm. peronei: Pinguin aus dem FBL-Konzept

– M. quadriceps: Bipedaler Stand mit Rücken an der Wand, Knieflexion bei 100° einstellen (Vehältnis 60:40) und dann über Bewegen der Sprunggelenke in den Zehenstand unter Beibehaltung der Kniegelenkflexion.

∎ Fahrradergometer, beginnend mit 50–75 Watt.

∎ Stepper.

Gang

∎ Üben des schrittweisen Belastungsaufbaus bis hin zur Vollbelastung, Kontrolle der Gewichtsübernahme durch Gehen auf Kraftmessplatten.

∎ Abtrainieren der Unterarmgehstützen: beginnend im Gehbarren.

> **Voraussetzungen für Gehen ohne Unterarmgehstützen:**
> ∎ Gangbild ohne Ausweichbewegungen (z.B. medialer Kollaps)
> ∎ Stabilisation des Beckens (z.B. kein Trendelenburg-Hinken)
> ∎ Schmerzfreies Gehen (z.B. kein Duchenne-Hinken)
> ∎ Ausgeglichene Beinlänge
> ∎ Bei Kraftwert 4 der hüftgelenkstabilisierenden Muskulatur ist eine dynamische Stabilisationsfähigkeit in der Vertikalen möglich

∎ Perfektionierung des Gangbildes: Beseitigung des Trendelenburg-Zeichens/Duchenne-Hinkens, Kontrolle von Spurbreite, Rhythmus und Schrittlänge.

∎ Beinachsentraining zunächst unter Teilbelastung und unter visueller Kontrolle vor dem Spiegel, z.B. im Halbsitz an der Bank:
  – 3-Punkte-Belastung des Fußes erarbeiten
  – Einstellen des KG zur Vermeidung des medialen Kollapses
  – Korrektur des HG in frontaler, sagittaler und transversaler Ebene
  – Neutralstellung der LWS
  – Eigenübungen: Wall Slides in RL mit Füßen an der Wand, Wischübung im Sitz: Fuß auf rutschigem Tuch und dabei Mobilisation in Flexion und Extension.

▪ Schrittkombinationen unter Einbeziehung visueller (Spiegel, Bodenmarkierungen) und akustischer (Rhythmus-Klatschen) Hilfsmittel.

▪ Steigerung der Simulation von Alltagsbelastungen, z. B. Gehen im Gehgarten mit Zusatzaufgaben:
  - Verschiedene Untergründe
  - ± Hindernisse
  - ± Lärm/Geräusche
  - ± Zusatzaufgaben.

▪ Steigerung der Zeit auf dem Laufband mit Spiegelkontrolle.

▪ Video-Ganganalyse als Feedback für den Patienten.

Physikalische Maßnahmen

▪ Massage gelenknaher Strukturen und zugehöriger Muskelschlingen.

▪ Funktionsmassage.

▪ Reflexzonentherapie (Marnitz, Periostmassage, BGM).

▪ Heiße Rolle.

▪ Elektrotherapie: Hochvolt.

▪ Akupunktmassage zur energetischen Behandlung der Narbe.

Medizinische Trainingstherapie

▪ Allgemeines begleitendes Training des Rumpfes und der oberen Extremität.

▪ Gangschule, Abbau der Unterarmgehstützen.

Sensomotorisches Training

▪ Erarbeitung der Stabilisierung der Beinachse unter variablen Bedingungen, auch mit mittleren Lasten (z. B. Standstabilisation auf labilem Untergrund mit Seilzuglast seitlich).

▪ Einbeinstandstabilisation unter variablen Bedingungen:
  - Lastübernahme einbeinig (z. B. Schrittkombination mit höherer Geschwindigkeit)
  - Erarbeiten der Fußstabilisation und Dynamik: z. B. spiraldynamische Verschraubung des Fußes, Lastverteilungstraining in dynamischen Situationen, z. B. nach Sidestep
  - Kniebeugen: Steigerung des Bewegungsausmaßes bis zum vollen ROM, beid-/später auch einbeinig mit Kontrolle über einen Spiegel
  - Erarbeiten Lauf-ABC:
    – – Schrittkombinationen aus dem Stand
    – – Fußgelenkarbeit im Stehen: z. B. Zehen-Fersen abrollen
    – – Vorfußlauf mit kleiner Amplitude, langsam vorwärts.

▪ Erarbeiten der Exzentrik: z. B. Step-downs von niedrigen Stufen).

▪ Feedback-Training, auch mit mittleren Lasten: z. B. einbeinige Kniebeugen auf Proprio-Swing-System.

Krafttraining

▪ Kraftausdauertraining, zu Ende der Phase, Übergang zu Hypertrophietraining der globalen Muskulatur, mittleres ROM: 4×30 Wdh, 4 Serien; 6×15 Wdh 18/15/12/12/15/18 als Pyramide (im absolut schmerzfreien Bereich).

▪ Kniebeugen, Abduktorentraining, Training der Rumpf- und Glutealmuskulatur, Adduktorentraining aus abduzierter Position, Rotation im erlaubtem ROM.

Ausdauertraining

▪ Ergometertraining 20–30 Min. mit steigender Dauer und Wattzahl nach Befinden.

▪ Laufbandtraining: 10–20 Min Bergaufgehen (3–5 km/h) mit 10% Steigung.

Therapeutisches Klettern

▪ Antrittsstabilisation aus tiefer Gelenkposition im senkrechten Wandbereich mit Zugunterstützung.

▪ Freigabe rotatorischer Antrittsmuster.

▪ Trittwechseltraining im positiven Wandbereich, Wechsel von Moves (up/down, side to side).

8.4 Phase IV

Ziel des Trainings in Phase IV ist die Sport-fähigkeit des Patienten. Die sporttherapeutischen Inhalte der Rehabilitationsphase IV nach Muskel- und Sehnenrekonstruktionen sind zusammenfassend für die gesamte untere Extremität in Kap. 12.4 beschrieben.

9 Knie: OP-Verfahren/Nachbehandlung

9.1 Meniskus-/Knorpelchirurgie

Meniskuschirurgie

Indikation

▪ **Meniskusteilresektion:**
- Traumatische oder degenerative Meniskusläsion im Bereich der „weiß-weißen" Zone (avaskuläre Zone des Meniskus)
- Komplexe, nicht rekonstruierbare Meniskusläsion.

▪ **Meniskusrefixation:**
- Vertikalriss der „rot-roten" und „rot-weißen" Zone (vaskularisierte Zonen des Meniskus)
- Basisnah dislozierter Korbhenkelriss
- Radiärriss der „rot-roten" und „rot-weißen" Zone.

▪ **Meniskustransplantation:**
- Nicht erhaltbarer Meniskus oder Z. n. Meniskustotalresektion bei intakter Meniskusrandleiste und bandstabilem Gelenk.

OP-Technik

▪ Arthroskopischer Zugang über ein antero-laterales und antero-mediales Portal mit diagnostischem Rundgang und Beurteilung der zugrunde liegenden Pathologie.

Meniskusteilresektion

▪ Entfernung des zerstörten, nicht rekonstruierbaren Meniskusanteils unter Schonung der Randleiste.

Meniskusnaht

▪ Anfrischen der Rissränder und perimensikalen Synovia sowie ggf. Reposition des Meniskus.

▪ Anlage mehrerer Inside-Out-Nähte und Ausführen der Nadeln über einen postero-lateralen (Außenmeniskus) oder postero-medialen Zugang (Innenmeniskus).

▪ Extraartikuläres Verknoten der Fäden auf der Kapsel unter arthroskopischer Repositionskontrolle.

▪ Alternative: Intraartikuläre Meniskusrefixation mit Fixationssystemen.

Meniskustransplantat

▪ Abmessen und Einbringen des Transplantates (z. B. CMI, Collagen Meniskus Implant) und Fixation mittels Meniskusnaht (s. o.).

▪ Schichtweiser Wundverschluss.

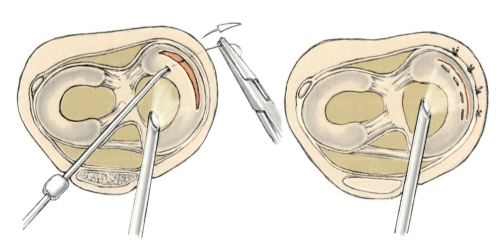

Arthroskopische Inside-Out-Naht des Innenmeniskus

Nachbehandlung

Meniskusteilresektion Keine spezifische Orthesenversorgung nötig		
Phase	**Bewegungsausmaße und erlaubte Belastungen**	
I	*ab 1. postoperativem Tag:*	Freie Beweglichkeit
II	*1.–2. Woche postoperativ:*	Schmerzadaptierte Teilbelastung mit 20 kg (schmerz- und ergussabhängig)
III	*ca. 3. Wochen postoperativ:*	Beginn Lauftraining (ebener Grund), Fahrrad (Klickpedale 3 Monate postop.), Kraulschwimmen
IV	*ca. 1 Monat postoperativ:*	Sportbeginn und sportartspezifisches Training inkl. Kontakt- und Risikosportarten (z. B. Fußball nach Rücksprache mit Arzt)

Naht Innenmeniskus/Collagen Meniskus Implant
Kniegelenkstreckschiene (z. B. MEDIORTHO® Classic) für 6 Wochen postoperativ

Phase	Bewegungsausmaße und erlaubte Belastungen	
I	*1.–2. Woche postoperativ:*	– Teilbelastung 20 kg (nur mit Streckschiene!, keine Belastung unter Flexion!) – aktive Flex/Ext: 90°/0°/0° (aus der Schiene heraus)
II	*3.–6. Woche postoperativ:*	– Vollbelastung (NUR mit Streckschiene, KEINE Belastung unter Flexion!) – Aktive Flex/Ext: 90°/0°/0° (aus der Schiene heraus, Freigabe erst nach ärztlicher Kontrolle)
III	*ca. 7 Wochen postoperativ:*	Aktive Flex/Ext: frei
	ca. 8 Wochen postoperativ:	Beginn Lauftraining (ebener Grund), Fahrrad (Klickpedale 3 Monate postop.), Kraulschwimmen
IV	*ca. 3 Monate postoperativ:*	Joggen, Sportbeginn und sportartspezifisches Training (nach Rücksprache mit Arzt)
	ca. 6 Monate postoperativ:	Kontakt- und Risikosportarten (erst nach sorgfältigem Aufbautraining)

Naht Außenmeniskus/Collagen Meniskus Implant
4-Punkt-Hartrahmenorthese (medi®-M4-Schiene) für 6 Wochen postoperativ (Flex/Ext: 60°/0°/0°)

Phase	Bewegungsausmaße und erlaubte Belastungen	
I	*1.–6. Woche postoperativ:*	– Entlastung – Aktive Flex/Ext: 60°/0°/0°
II	*7. Woche postoperativ:*	– Aufbelastung nach Maßgabe der Beschwerden – Freie aktive Flex/Ext (*Cave:* keine Belastung über 90° Flexion [Squatting, Beinpresse] für die ersten 3 postoperativen Monate)
III	*ca. 9. Woche postoperativ:*	Beginn Lauftraining (ebener Grund), Fahrrad (Klickpedale 3 Monate postop.), Kraulschwimmen
IV	*ca. 3 Monate postoperativ:*	Joggen, Sportbeginn und sportartspezifisches Training (nach Rücksprache mit Arzt)
	ca. 6 Monate postoperativ:	Kontakt- und Risikosportarten (erst nach sorgfältigem Aufbautraining)

Knorpelchirurgie: Autologes Osteochondrales Transplantationsverfahren (OATS)

Indikation

■ Osteochondrale Läsion ($< 4\ \text{cm}^2$).

■ Fokale chondrale Defekte (Grad II–IV nach Outerbridge) bzw. fokal begrenzte Osteonekrosen.

■ Osteochondrosis dissecans (Grad III/IV).

OP-Technik

■ Primäre diagnostische Arthroskopie über Standardportale zur Beurteilung der vorliegenden Pathologie.

■ Mini-Arthrotomie im Bereich des Defektes (Zugangsgröße und Lokalisation defektabhängig).

■ Ausstanzen des Defektes mit ein oder mehreren Entnahmezylindern.

■ Entnahme der entsprechenden Spenderzylinder im Bereich der lateralen Trochlea (evtl. über eine zusätzliche kleine Hautinzision im Bereich der Entnahmestelle).

■ Einfügen der Spenderzylinder in Press-Fit-Technik unter Kontrolle der Zylinderausrichtung und Position.

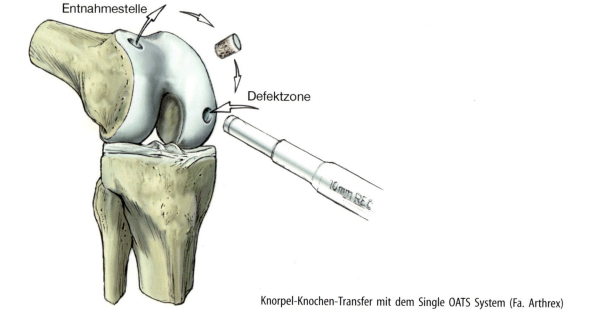

Knorpel-Knochen-Transfer mit dem Single OATS System (Fa. Arthrex)

Nachbehandlung

Autologes Osteochondrales Transplantationsverfahren (OATS) Keine spezifische Orthesenversorgung nötig		
Phase	**Bewegungsausmaße und erlaubte Belastungen**	
I	*1.–6. Woche postoperativ:*	Teilbelastung/Entlastung entsprechend Defektlokalisation und -größe
II	*ab der 7. Woche postoperativ:*	– Aufbelastung mit 20 kg/Woche – Kraulschwimmen
III	*ca. 3 Monate postoperativ:*	Beginn Lauftraining (ebener Grund), Fahrradfahren
IV	*ca. 6 Monate postoperativ:*	Sportbeginn und sportartspezifisches Training (nach Rücksprache mit Arzt)
	ca. 9–12 Monate postoperativ:	Kontakt- und Risikosportarten (entsprechend Defektgröße und -lokalisation)

Knorpelchirurgie: Mega OATS Technik

Indikation

∎ Entsprechend OATS.

∎ Bei Defektgrößen >4 cm² bis max. 35 mm Durchmesser.

OP-Technik

∎ Zentraler Hautschnitt mit antero-medialer oder antero-lateraler Kapsulotomie.

∎ Evertieren der Patella nach lateral oder medial (entsprechend der Defektlokalisation).

∎ Beurteilung, Ausstanzen und Präparation des Defektes.

∎ Entnahme der (ipsilateralen) posterioren Kondyle mittels Meißel in maximaler Flexion des Kniegelenks.

∎ Präparation des gewonnen Zylinders in der Workstation und Anpassung an den Defekt.

∎ Einbringen des Zylinders in Press-Fit-Technik (bei mangelnder Stabilität zusätzliche Sicherung mittels Kleinfragmentschrauben, Entfernung durch ASK nach 6 Wochen).

∎ Schichtweiser Wundverschluss.

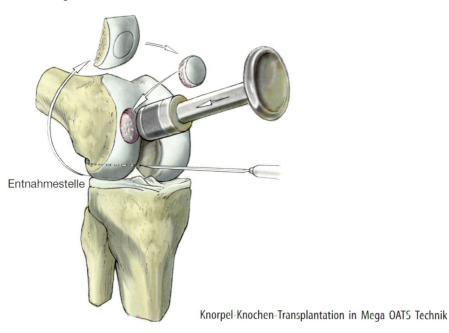

Entnahmestelle

Knorpel-Knochen-Transplantation in Mega OATS Technik

Nachbehandlung

Mega OATS Technik		
4-Punkt-Hartrahmenorthese (medi®-M4-Schiene) für 6 Wochen postoperativ (Flex/Ext: 90°/0°/0°)		
Phase	**Bewegungsausmaße und erlaubte Belastungen**	
I	*1.–6. Woche postoperativ:*	– Entlastung – Aktive Flex/Ext: 90°/0°/0
II	*ab der 7. Woche postoperativ:*	– Freie aktive Beweglichkeit – Aufbelastung mit 20 kg/Woche nach ärztlicher Kontrolle
III	*ca. 3 Monate postoperativ:*	Beginn Lauftraining (ebener Grund), Fahrrad, Kraulschwimmen
	ca. 6 Monate postoperativ:	Sportbeginn und sportartspezifisches Training (nach Rücksprache mit Arzt)
IV	*ca. 9–12 Monate postoperativ:*	Kontakt- und Risikosportarten

Knorpelchirurgie:
Matrixassoziierte Chondrozytentransplantation

Indikation

▮ Fokale chondrale Defekte, welche nicht den subchondralen Knochen betreffen.

OP-Technik

Zweizeitiges Vorgehen:
▮ Primäre Arthroskopie mit Entnahme der Knorpelzellen.

▮ Anzüchtung der Knorpelzellen im Labor (ca. 3 Wochen).

▮ Zweiter Eingriff in Mini-Arthrothomietechnik (entsprechend Lokalisation und Ausmaß des Defektes).

▮ Anfrischen des Knorpeldefektes und Aufnähen der zellgetränkten, anmodellierten Matrix auf den Defekt mit resorbierbarem Nahtmaterial.

▮ Schichtweiser Wundverschluss.

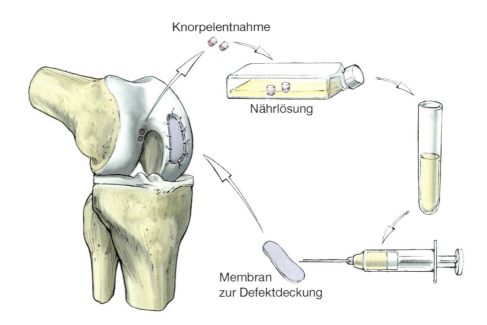

Knorpelentnahme

Nährlösung

Membran zur Defektdeckung

Nachbehandlung

Matrixassoziierte Chondrozytentransplantation Keine spezifische Orthesenversorgung nötig		
Phase	**Bewegungsausmaße und erlaubte Belastungen**	
I	*1.–6. Woche postoperativ:*	– Freie Beweglichkeit – Entlastung
II	*ab der 7. Woche postoperativ:*	Aufbelastung mit 20 kg/Woche nach ärztlicher Kontrolle
II	*ca. 3 Monate postoperativ:*	Beginn Lauftraining (ebener Grund), Fahrrad, Kraulschwimmen
IV	*ca. 6 Monate postoperativ:*	Sportbeginn und sportartspezifisches Training (nach Rücksprache mit Arzt)
	ca. 12 Monate postoperativ:	Kontakt- und Risikosportarten (entsprechend Defektgröße und -lokalisation – lange Umbauzeit des Implantates)

9.2 Kapsel-/Bandrekonstruktionen

Rekonstruktion des vorderen Kreuzbandes (VKB) (Doppelbündel-Technik mit Sehnen des M. gracilis und M. semitendinosus)

Indikation

∎ Isolierte bzw. kombinierte Instabilität bei Ruptur des vorderen Kreuzbandes
- Pro OP: Sportlicher Anspruch und subjektive Instabilität
- Contra OP: Fortgeschrittener Knorpelschaden bei chronischer Instabilität, allgemeine Hyperlaxizität, Arthrose.

Zeitpunkt

Akute Phase bis 36 h nach Trauma oder postprimär nach Abklingen des Reizzustandes, Flexion >90° und voller Streckfähigkeit (in der Regel 4–6 Wochen nach Trauma). Bis dahin abschwellende Maßnahmen und Tragen einer Knieorthese (4-Punkt-Hartrahmenorthese mit freier Beweglichkeit) bis zum Erreichen eines reizlosen Zustandes. Spätversorgung (>6 Wochen posttraumatisch) bei zusätzlichen Begleitverletzungen (z. B. bei Innenbandverletzungen; hierbei Einstellung der Orthese auf Flex/Ext: 20°/20°/0° für 2 Wochen).

OP-Technik

∎ Hautschnitt ca. 2 cm distal der Tuberositas tibia horizontal-aufsteigend zum Pes anserinus.

∎ Entnahme der Sehnen des M. semitendinosus und M. gracilis mit dem Sehnenstripper und anschließende Präparation der Sehnen.

∎ Arthroskopische Diagnostik und Therapie der Begleitverletzungen (Meniskuschirurgie, Knorpelchirurgie).

∎ Präparation der anatomischen femoralen und tibialen Insertionsstelle des VKB.

∎ Anlage der beiden tibialen Bohrkanäle (je einen für das antero-mediale und das posterolaterale Bündel).

∎ Anlage der beiden femoralen Bohrkanäle:
- Antero-medialer Bohrkanal in 11:00-Uhr-Position (rechtes Kniegelenk)
- Postero-lateraler Bohrkanal in 9:30-Uhr-Position (rechtes Kniegelenk).

∎ Einzug der beiden gedoppelten Sehnentransplantate und Fixation mittels bioresorbierbaren Schrauben (femoral intraartikulär und tibial extraartikulär) unter Spannungskontrolle des Transplantates.

> **Cave:** Die exakte Positionierung der Bohrkanäle ist der entscheidende Faktor für ein optimales Operationsergebnis!

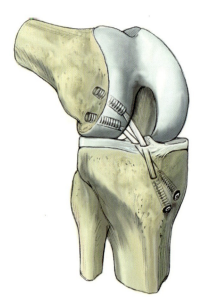

Rekonstruktion des vorderen Kreuzbandes in Doppelbündel-Technik und Fixation mit bioresorbierbaren Interferenzschrauben

Nachbehandlung

VKB-Ersatzplastik		
4-Punkt-Hartrahmenorthese (z. B. medi®-M4-Schiene) für 6 Monate (ohne Bewegungseinschränkung)		
Phase	**Bewegungsausmaße und erlaubte Belastungen**	
I	*ab 1. postoperativem Tag:*	Freie Beweglichkeit im Kniegelenk
	für ca. 2 Wochen postoperativ:	Schmerzadaptierte Teilbelastung mit 20 kg (schmerz- und ergussabhängig)
II	*ca. 8 Wochen postoperativ:*	Beginn Lauftraining (ebener Grund), Fahrrad (Klickpedale 3 Monate postop.), Kraulschwimmen
III	*ca. 3 Monate postoperativ:*	Joggen
IV	*ca. 6 Monate postoperativ:*	Sportbeginn und sportartspezifisches Training (nach Rücksprache mit Arzt)
	ca. 9–12 Monate postoperativ:	Kontakt- und Risikosportarten (z. B. Fußball/alpiner Skisport)

Rekonstruktion des hinteren Kreuzbandes (HKB) (Doppelbündel-Technik mit Sehnen des M. gracilis und M. semitendinosus)

Indikation

▮ Isolierte HKB-Rupturen (hintere Schublade > 10 mm).

▮ Chronische Instabilität (nach erfolgloser konservativer Therapie).

▮ Komplexe Instabilität (z.B. Knieluxation mit begleitender postero-lateraler bzw. antero-medialer Instabilität).

OP-Technik

▮ Hautschnitt ca. 2 cm distal der Tuberositas tibia horizontal-aufsteigend zum Pes anserinus.

▮ Entnahme der Sehnen des M. semitendinosus und M. gracilis mit dem Sehnenstripper und anschließende Präparation der Sehnen.

▮ Arthroskopische Diagnostik und Therapie der Begleitverletzungen (Meniskuschirurgie, Knorpelchirurgie).

▮ Präparation der medialen Notch sowie der tibialen dorsalen Insertionsstelle über ein zusätzliches postero-mediales Portal.

▮ Anlage der beiden femoralen Bohrkanäle für das antero-laterale und postero-mediale Bündel:
  – Antero-lateraler Bohrkanal in 1:00-Uhr-Position (rechtes Kniegelenk)
  – Postero-medialer Bohrkanal in 4:00-Uhr-Position (rechtes Kniegelenk).

▮ Anlage des gemeinsamen transtibialen Bohrkanals unter arthroskopischer Sicht (Arthroskop im postero-medialen Portal).

▮ Einzug der beiden gedoppelten Sehnentransplantate und Fixation mittels bioresorbierbaren Schrauben (femoral intraartikulär und tibial extraartikulär) unter Spannungskontrolle des Transplantates.

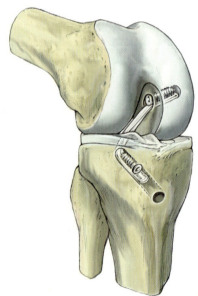

Rekonstruktion des hinteren Kreuzbandes (Einzelbündel-Technik) und Fixation mit bioresorbierbaren Interferenzschrauben

Nachbehandlung

HKB-Ersatzplastik		
Phase	**Bewegungsausmaße und erlaubte Belastungen**	
I	*1.–6. Woche postoperativ:*	– Teilbelastung mit 20 kg medi®-PTS-Schiene („posterior tibial support"/gestreckte Knieruhigstellungsschiene mit Wadenpelotte) für 24 Stunden täglich – Passive Mobilisation in Bauchlage (aus der Schiene heraus durch Physiotherapeut) bis Flex/Ext: 90°/0°/0° – KEINE aktive Flexion!
II	*7.–12. Woche postoperativ:*	4-Punkt-Hartrahmenorthese (z. B. medi®-M4-PCL-Schiene) tagsüber und medi®-PTS-Schiene nachts
	ab 7. Woche:	Freie Beweglichkeit, Beginn mit aktiver Flexion ohne Gewicht (nach Rücksprache mit Arzt)
III	*12.–24. Woche postoperativ:*	4-Punkt-Hartrahmenorthese (z. B. medi®-M4-PCL-Schiene)
	ca. 3 Monate postoperativ:	Flexion gegen Gewicht, Beginn Lauftraining (ebener Grund), Fahrrad, Kraulschwimmen
IV	*ca. 6 Monate postoperativ:*	Joggen und sportartspezifisches Training (nach Rücksprache mit Arzt)
	ca. 9–12 Monate postoperativ:	Kontakt- und Risikosportarten (z. B. Fußball bei ausreichender Stabilisierungsfähigkeit)

Modifizierte Larson-Plastik (Rekonstruktion des Ligamentum collaterale laterale)

Indikation

▮ Isolierte, nicht primär adaptierbare Läsion des LCL Grad III (> 10 mm laterale Aufklappbarkeit).

▮ Chronisch postero-laterale Instabilität (*Cave:* begleitende HKB-Insuffizienz).

OP-Technik

▮ Hautschnitt ca. 2 cm distal der Tuberositas tibia horizontal-aufsteigend zum Pes anserinus.

▮ Entnahme der Sehne des M. semitendinosus mit dem Sehnenstripper und anschließende Präparation der Sehne.

▮ Lateraler Hautschnitt auf Höhe des Fibulaköpfchens und des lateralen Femurkondylus.

▮ Präparation und Anlage eines antero-posterioren Bohrkanals durch das Fibulaköpfchen.

▮ Durchzug des Sehnentransplantates durch den Bohrkanal und Fixation beider Transplantatenden mittels bioresorbierbarer Schraube am isometrischen femoralen Punkt des Epicondylus lateralis (Schiffschaukelform).

> **Cave:** Bei begleitender HKB-Rekonstruktion richtet sich die Nachbehandlung nach der HKB-Rekonstruktion.

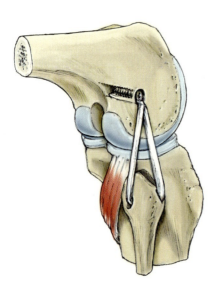

Modifizierte Larson-Plastik

Modifizierte Larson-Plastik 4-Punkt-Hartrahmenorthese (z. B. medi®-M4-OA-Schiene) für 6 Monate		
Phase	**Bewegungsausmaße und erlaubte Belastungen**	
I	*ab 1. postoperativem Tag:*	Beweglichkeit im Kniegelenk: Flex/Ext: frei/0°/0° – keine Überstreckung!
II	*für 6 Wochen postoperativ:*	Teilbelastung mit 20 kg
III	*ca. 12 Wochen postoperativ:*	Beginn Lauftraining (ebener Grund), Fahrrad, Kraulschwimmen
IV	*ca. 6 Monate postoperativ:*	Sportbeginn und sportartspezifisches Training (nach Rücksprache mit Arzt)
	ca. 9–12 Monate postoperativ:	Kontakt- und Risikosportarten

9.3 Umstellungsosteotomien

Hohe tibiale Osteotomie (HTO): Medial öffnende valgisierende Osteotomie (Open Wedge)

Indikation

▮ Unikompartimentelle mediale Gonarthrosen.

▮ Achsenkorrektur bei tibialer Varusfehlstellung in Kombination mit rekonstruktiven Eingriffen im medialen Kompartiment oder bei Kniegelenkinstabilitäten sowie Kapsel-/Bandrekonstruktionen.

OP-Technik

▮ Diagnostische Arthroskopie (ggf. Therapie von Begleitpathologien). Bei kontraktem medialen Kompartiment evtl. zusätzlich arthroskopischer Release des MCL.

▮ Ca. 6 cm longitudinaler Hautschnitt über der Tuberositas tibiae.

▮ Präparation des tibialen Innenbandansatzes am Pes anserinus mit Ablösen des Periostes (ggf. Innenband-Release).

▮ Markierung des Osteotomiespaltes mit zwei Spickdrähten.

▮ Horizontal aufsteigende Osteotomie mit oszillierender Säge entlang der Spickdrähte und ventral aufsteigende Osteotomie dorsal der Tuberositas tibiae.

▮ Vorsichtiges Aufspreizen des Osteotomiespaltes bis zum gewünschten Korrekturwinkel (Beachtung des tibialen Slope).

▮ Fixation der Osteotomie mittels Winkelstabilen-Plattenfixateur (Tomofix® oder Peak-Platte®).

▮ Schichtweiser Wundverschluss.

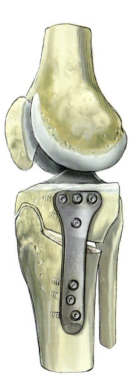

Hohe tibiale Umstellungsosteotomie (Open Wedge) und Osteosynthese mit winkelstabiler Platte

Nachbehandlung

Hohe tibiale Osteotomie (HTO) 4-Punkt-Hartrahmenorthese (medi®-M4-OA-Schiene) für 6 Monate postoperativ (nur bei zusätzlichem Innenband-Release)		
Phase	**Bewegungsausmaße und erlaubte Belastungen**	
I	*ab 1. postoperativem Tag:*	Freie Beweglichkeit
	1.–2. postoperative Woche:	Teilbelastung mit 20 kg, keine Schwerbelastung oder Widerstände distal der Osteotomie
II	*ab der 3. postoperativen Woche:*	Aufbelastung mit 20 kg/Woche nach radiologischer und klinischer Kontrolle
III	*ca. 3 Monate postoperativ:*	Beginn Lauftraining (ebener Grund), Fahrradfahren, Kraulschwimmen
IV	*ca. 6 Monate postoperativ:*	Sportbeginn und sportartspezifisches Training (z. B. alpiner Skisport nach Rücksprache mit Arzt)
	ca. 9–12 Monate postoperativ:	Kontakt- und Risikosportarten (nach Rücksprache mit Arzt)

Lateral schließende valgisierende Osteotomie (Closed Wedge/winkelstabiles Implantat)

Indikation

▪ Unikompartimentelle mediale Gonarthrosen (v. a. bei beginnender Retropatellararthrose bzw. Korrekturwinkel > 15°).

▪ Achsenkorrektur bei tibialer Varusfehlstellung in Kombination mit rekonstruktiven Eingriffen im medialen Kompartiment oder bei Kniegelenkinstabilitäten sowie Kapsel-/Bandrekonstruktionen.

OP-Technik

▪ Evtl. Arthroskopie.

▪ Ca. 5–8 cm langer Hautschnitt lateral der Tub. tibiae.

▪ Ablösen des M. tibialis anterior.

▪ Markierung des Osteotomiekeils mit Spickdrähten und Messblock.

▪ Entnahme des Osteotomiekeils und Fixation der Osteotomie mit winkelstabilem Implantat.

▪ Schichtweiser Wundverschluss.

Nachbehandlung

Lateral schließende valgisierende Osteotomie 4-Punkt-Hartrahmenorthese (medi®-M4-OA-Schiene) für 6 Monate postoperativ (nur bei zusätzlichem Release MCL)		
Phase	**Bewegungsausmaße und erlaubte Belastungen**	
I	*ab 1. postoperativem Tag:*	Freie Beweglichkeit
II	*1.–2. postoperative Woche:*	– Teilbelastung mit 20 kg – Keine Scherbelastung oder distalen Widerstände
	ab der 3. postoperativen Woche:	Aufbelastung mit 20 kg/Woche nach radiologischer und klinischer Kontrolle
III	*ca. 3 Monate postoperativ:*	Beginn Lauftraining (ebener Grund), Fahrradfahren, Kraulschwimmen
IV	*ca. 6 Monate postoperativ:*	Sportbeginn und sportartspezifisches Training (z. B. alpiner Skisport nach Rücksprache mit Arzt)
	ca. 9–12 Monate postoperativ:	Kontakt- und Risikosportarten (nach Rücksprache mit Arzt)

Suprakondyläre Umstellungsosteotomie:
Lateral aufklappende varisierende Osteotomie

Indikation

■ Unikompartimentelle Gonarthrosen
bei femoraler Valgusfehlstellung.

■ Rotationsfehlstellungen des distalen Femurs.

OP-Technik

■ Arthroskopie mit Therapie evtl. Begleitpathologien.

■ Ca. 8–10 cm aufsteigender lateraler Hautschnitt proximal des Epicondylus lateralis femoris.

■ Längsspaltung des Tractus illiotibialis und
Mobilisation des M. vastus lateralis.

■ Ablösen des Periostes, Einbringen zweier
Schanzschrauben zur Rotationskontrolle.

■ Einbringen von Spickdrähten zur Markierung
des Osteotomiespalts.

■ Schräg absteigende Osteotomie mit oszillierender Säge.

■ Vorsichtiges Aufspreizen des Osteotomiespalts
bis zum gewünschten Korrekturwinkel und
Fixation mit winkelstabiler Platte.

■ Schichtweiser Wundverschluss.

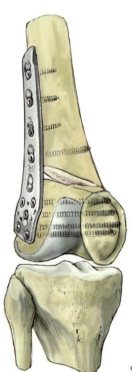

Suprakondyläre laterale Umstellungsosteotomie (Open Wedge) und Fixation mit winkelstabiler Platte

Nachbehandlung

	Suprakondyläre Umstellungsosteotomie/Lateral aufklappende varisierende Osteotomie Keine spezifische Orthesenbehandlung nötig	
	Bewegungsausmaße und erlaubte Belastungen	
I	*ab 1. postoperativem Tag:*	Freie Beweglichkeit
II	*1.–6. postoperative Woche:*	– Teilbelastung mit 20 kg – Keine Scherbelastung oder distalen Widerstände
III	*ab der 7. postoperativen Woche:*	Aufbelastung mit 20 kg/Woche nach radiologischer und klinischer Kontrolle
IV	*ca. 3 Monate postoperativ:*	Beginn Lauftraining (ebener Grund), Fahrradfahren, Kraulschwimmen
	ca. 6 Monate postoperativ:	Sportbeginn und sportartspezifisches Training (nach Rücksprache mit Arzt)
	ca. 9–12 Monate postoperativ:	Kontakt- und Risikosportarten (Rücksprache mit Arzt)

9.4 Endoprothetik

Kniegelenkprothesen

Indikation

∎ **Totalendoprothese (TEP):**
- Pangonarthrosen/Mehrkompartiment-arthrosen
- Osteonekrosen (Morbus Albäck).

∎ **Unikondyläre Schlittenprothese:**
- Arthrosen eines Kompartiments.

∎ **Trochleaschild:**
- Arthrose des femuropatellaren Gleitlagers.

OP-Technik

∎ Zentraler Hautschnitt mit medialer Arthrotomie (bei kontrakter Valgusgonarthrose evtl. laterale Kapsulotomie).

∎ Evertieren der Patella (entfällt bei unikondylärer Prothese).

∎ Partielle Synovektomie, Osteophytenabtragung.

∎ Knochenresektion mittels Sägeschablonen, Einpassen der Prothese und Weichteilbalancing.

∎ Fixation mit Zement oder in Press-Fit-Technik unter Kontrolle der Stabilität und des Weichteilbalancings.

∎ Denervation der Patella und Abtragung evtl. parapatellarer Osteophyten (Patellarückflächenersatz bei Retropatellararthrose).

∎ Schichtweiser Wundverschluss.

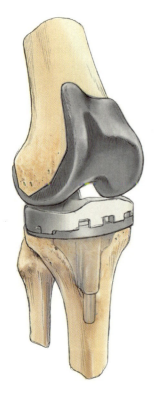

Totalendoprothese des Kniegelenks
(Journey, Fa. Smith & Nephew)

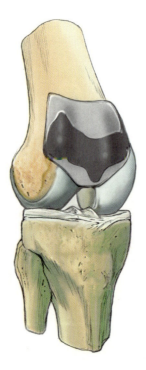

Unikompartimenteller Ersatz
des femuropatellaren Gleitlagers
(Trochleaschild, Fa. Smith & Nephew)

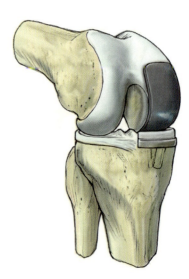

Unikompartimenteller Ersatz mit
unikondylärer Schlittenprothese

Nachbehandlung

Endoprothetik des Kniegelenks Keine spezifische Orthesentherapie notwendig		
Phase	**Bewegungsausmaße und erlaubte Belastungen**	
I	*ab 1. postoperativem Tag:*	Freie Beweglichkeit
	1.–2. postoperative Woche:	Teilbelastung mit 20 kg (schwellungs- und erguss-abhängig)
II	*ab der 3. postoperativen Woche:*	Schmerzadaptierte Aufbelastung mit 20 kg/Woche
III	*ab der 7. postoperativen Woche:*	Kraulschwimmen
IV	*ca. 3 Monate postoperativ:*	Fahrradfahren
	ca. 6 Monate postoperativ:	Sportbeginn und sportartspezifisches Training (nach Rücksprache mit Arzt – entsprechend Empfehlungen für Sport nach Endoprothetik)

9.5 Patellachirurgie

Patella OATS

Indikation

▮ Osteochondrale Läsionen im Bereich der Patellarückfläche (< 4 cm^2).

▮ Fokale chondrale Defekte (Grad III/IV nach Outerbridge) und Osteonekrosen.

OP-Technik

▮ Zentraler Hautschnitt.

▮ Mediale Arthrotomie und laterale Eversion der Patella (evtl. auch laterale Kapsulotomie).

▮ Aufbohren der Defektzone und Präparation mit dem Entnahmezylinder.

▮ Entnahme des Spenderzylinders vom lateralen Rand der Trochlea (außerhalb der Belastungszone).

▮ Einfügen des Spenderzylinders in Press-Fit-Technik unter Kontrolle der Zylinderausrichtung und -position.

▮ Schichtweiser Wundverschluss.

Nachbehandlung

Patella OATS Kniegelenkstreckschiene (z. B. MEDIORTHO® Classic) für 6 Wochen postoperativ		
Phase	**Bewegungsausmaße und erlaubte Belastungen**	
I	*1.–6. postoperative Woche:*	– Aktive Flex/Ext 90°/0°/0° – Teilbelastung mit 20 kg in Streckstellung
II	*ab der 7. Woche postoperativ:*	– Freie aktive Beweglichkeit – Aufbelastung mit 20 kg/Woche nach ärztlicher Kontrolle
III	*ca. 3 Monate postoperativ:*	Beginn Lauftraining (ebener Grund), Fahrradfahren, Kraulschwimmen
IV	*ca. 6 Monate postoperativ:*	Sportbeginn und sportartspezifisches Training (nach Rücksprache mit Arzt)
	ca. 9–12 Monate postoperativ:	Kontakt- und Risikosportarten

Trochleaplastik

Indikation

▮ Rezidivierende Patellaluxation aufgrund einer Dysplasie des femuropatellaren Gleitlagers.

OP-Technik

▮ Zentraler Hautschnitt mit lateraler Arthrotomie mit medialer Eversion der Patella.

▮ Ossäres Ablösen der Trochlea von proximal nach distal mit dem Meißel ca. 2 mm tief.

▮ Modulation einer neuen Trochleafurche mit der Fräse.

▮ Anpassen des Knorpels an die neue Trochleafurche und Fixation mit zwei transossären Vicrylfäden.

▮ Vernähen der Synovia und der abgelösten Knorpelschicht mit resorbierbarem Nahtmaterial.

▮ Belassen des lateralen Release und evtl. mediale Straffung oder zusätzliche Rekonstruktion des MPFL.

▮ Schichtweiser Wundverschluss.

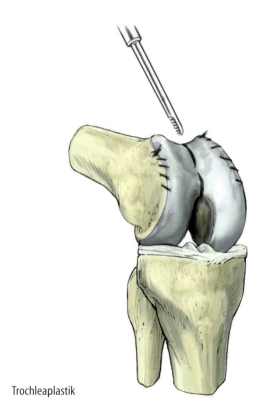

Trochleaplastik

Nachbehandlung

Trochleaplastik 4-Punkt-Hartrahmenorthese (z.B. medi®-M4-Schiene) für 6 Wochen 24 Stunden/Tag		
	Bewegungsausmaße und Limitierung der Schiene	
	1.–2. Woche postoperativ:	Aktive Flex/Ext: 60°/20°/0°
	3.–6. Woche postoperativ:	Aktive Flex/Ext: 90°/10°/0°
	ab der 7. Woche postoperativ:	Bewegungsausmaß frei und gleichzeitiger Beginn aktiver Quadrizepsübung
Phase	**Erlaubte Belastungen**	
I	*1.–2. Woche postoperativ:*	Entlastung, nur isometrische Quadrizepsaktivität
II	*3.–6. Woche postoperativ:*	Entlastung (10 kg Teilbelastung im Stand)
	ab der 7. Woche postoperativ:	Aufbelastung mit 20 kg/Woche
III	*ca. 4 Monate postoperativ:*	Beginn Lauftraining (ebener Grund), Fahrrad, Kraulschwimmen
IV	*ca. 6 Monate postoperativ:*	Sportbeginn und sportartspezifisches Training (nach Rücksprache mit Arzt)
	ca. 9–12 Monate postoperativ:	Kontakt- und Risikosportarten

Rekonstruktion des Ligamentum patellofemorale mediale (MPFL)

Indikation

▮ Rezidivierende Luxation und Instabilität der Patella im Bereich Flex: 0–40°.

▮ Traumatische Luxation der Patella mit resultierender Instabilität.

OP-Technik

▮ Diagnostische Arthroskopie zur Beurteilung der vorliegenden Pathologie.

▮ Ca. 2 cm lange Inzision distal der Tuberositas tibiae mit anschließender Präparation und Entnahme der Sehne des M. gracilis mit dem Sehnenstripper.

▮ Ca. 2 cm Hautinzision im Bereich des Ansatzgebietes des MPFL am medialen Patellarand.

▮ Platzierung der beiden patellären Fixationspunkte und Überbohren.

▮ Fixation der beiden Transplantatenden mit jeweils einem SwiveLok®-Anker (Fa. Arthrex).

▮ Präparation und Durchzug des gedoppelten Sehentransplantates in der anatomischen Kapselschicht.

▮ Subkutane Präparation der femoralen Insertion und Anlage eines weiteren ca. 2 cm langen Hautschnittes über der Insertionsstelle.

▮ Platzierung des Zieldrahtes im anatomischen Insertionsort und Überbohren.

▮ Einziehen des Transplantates und femorale Fixation unter Spannungskontrolle mit einer bioresorbierbaren Schraube.

▮ Schichtweiser Wundverschluss.

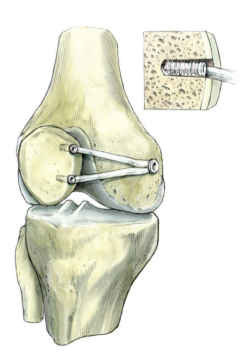

Anatomische Rekonstruktion des Lig. patellofemorale mediale in Aperture-Technik mit autologem Gracilis-Transplantat

Nachbehandlung

Rekonstruktion des Lig. patellofemorale mediale (ohne Dysplasie) 4-Punkt-Hartrahmenorthese (z.B. medi®-M4-Schiene) für 6 Wochen		
	Bewegungsausmaße und Limitierung der Schiene	
	1.–6. Woche postoperativ:	Aktive Flex/Ext: 90°/0°/0°
Phase	**Erlaubte Belastung**	
I	*1.–2. Woche postoperativ:*	20 kg Teilbelastung mit anschließender schmerz- und ergussabhängiger Aufbelastung
II	*ca. 6 Wochen postoperativ:*	Beginn Lauftraining (ebener Grund), Fahrrad, Kraulschwimmen
III	*ca. 3 Monate postoperativ:*	Sportbeginn und sportartspezifisches Training (nach Rücksprache mit Arzt)
IV	*ca. 6 Monate postoperativ:*	Kontakt- und Risikosportarten

Tuberositas-Versetzung

Indikation

▪ Rezidivierende Patellaluxationen bei erhöhtem Q-Winkel und TTTG-Index (Tuberositas-Tibia-Trochlea-Groove) mit lateraler Kompression.

OP-Technik

▪ Antero-lateraler Hautschnitt (ca. 7 cm auf Höhe der Tuberositas tibiae).

▪ Präparation der Tuberositas tibiae und keilförmige Osteotomie mit der oszillierenden Säge über 4–6 cm.

▪ Medialisierung und evtl. Proximalisierung des Spans und Fixation mit 2 Osteosyntheseschrauben nach Kontrolle des patellofemoralen Gleitens.

▪ Schichtweiser Wundverschluss.

Nachbehandlung

Tuberositas-Versetzung Hartrahmenorthese (z. B. medi®-M4-Orthese) für 6 Wochen postoperativ		
	Bewegungsausmaße und Limitierung der Schiene	
	1.–2. Woche postoperativ:	Aktive Flex/Ext: 30°/0°/0°
	3.–4. Woche postoperativ:	Aktive Flex/Ext: 60°/0°/0°
	5.–6. Woche postoperativ:	Aktive Flex/Ext: 90°/0°/0°
	ab der 7. Woche postoperativ:	Nach radiologischer und klinischer Kontrolle: freie aktive Flexion und Extension
Phase	**Erlaubte Belastungen**	
I	*1.–6. Woche postoperativ:*	– Entlastung (schrittweise Aufbelastung im Anschluss mit 20 kg/Woche erst nach ärztlicher Kontrolle) – Keine aktiven Quadrizepsübungen, nur Quadrizepsisometrieübungen mit aufliegendem Bein in Extensionsstellung erlaubt
II	*ab der 7. Woche postoperativ:*	Aufbelastung mit 20 kg/Woche nach radiologischer und klinischer Kontrolle
III	*ca. 4 Monate postoperativ:*	Beginn Lauftraining (ebener Grund), Fahrrad, Kraulschwimmen
IV	*ca. 6 Monate postoperativ:*	Sportbeginn und sportartspezifisches Training (nach Rücksprache mit Arzt)
	ca. 9–12 Monate postoperativ:	Kontakt- und Risikosportarten

9.6 Arthrolyse

Arthrolyse des Kniegelenks

Indikation

∎ Bewegungseinschränkungen >5° Extension und <90° Flexion (bei fehlgeschlagener konservativer Therapie).

OP-Technik

∎ Anlage der beiden arthroskopischen Standardzugänge (ggf. Hilfszugänge erforderlich).

∎ Lösen von Briden, Entfernung freier Gelenkkörper, Kapselrelease und Abtragung osteophytärer Anbauten je nach vorliegender Pathologie.

∎ Schichtweiser Wundverschluss.

Arthrolyse des Kniegelenks Keine spezifische Orthesentherapie nötig		
Phase	**Bewegungsausmaße und erlaubte Belastungen**	
I II	*1.–2. Woche postoperativ:*	– Teilbelastung mit 20 kg – Intensive Beübung mittels CPM
III IV	*ab 3. Woche postoperativ:*	Aufbelastung bis zur Vollbelastung (schmerz- und ergussabhängig), Freigabe der Sportfähigkeit

10 Knie: Rehabilitation

10.1 Phase I

Siehe Phase I in Kap. 6.1, S. 116.

10.2 Phase II

Ziele der Phase II (nach ICF)

▎ **Körperfunktion/Körperstruktur:**
- **Resorptionsförderung**
- **Regulierung beeinträchtigter vegetativer und neuromuskulärer Funktionen**
- **Verbesserung der Gelenkbeweglichkeit**
- **Vermeidung von Funktions- und Strukturschäden**
- Verbesserung der Gelenkstabilität
- Verbesserung der die Sensomotorik betreffenden Funktionen
- Erhalt der physiologischen Bewegungsmuster im Gang
- Schmerzlinderung

▎ **Aktivitäten/Teilhabe:**
- Erarbeiten der dynamischen Stabilität beim Gehen unter Einhaltung der Belastungsvorgaben
- Optimierung der Stützfunktion, Rumpf- und Beckenstabilität in der Fortbewegung
- Eigenständigkeit bei Anforderungen der täglichen Routine
- Ausnützen der Bewegungs- und Belastungsgrenzen
- Erlernen eines Heimtrainingsprogrammes

Therapieinhalte

Physiotherapie

Patientenedukation

▎ Gemeinsame Absprache der Therapieinhalte und -ziele mit dem Patienten.

▎ Zur Förderung des Vertrauens in die Bewegung, den Patienten in „Patientensprache" über den derzeitigen Stand der Wundheilung und die damit verbundene derzeitige Belastbarkeit der Gewebe aufklären.

▎ Information des Patienten über die mit der OP verbundenen Einschränkungen:
- *Meniskus-/Knorpelchirurgie:*
  - – Innenmeniskusnaht/CMI: Belastung nur in Streckstellung, keine Belastung unter Flexion
  - – Außenmeniskusnaht/CMI: Entlastung für insgesamt 6 Wochen
  - – Meniskusteilresektionen: Vermeiden einer tiefen Hocke für 3 Monate
  - – Mega Oats: Flexion $60°/0°/0°$ und Entlastung für 6 Wochen
  - – Oats: Freie Beweglichkeit und Teilbelastung 10–15 kg für 6 Wochen
  - – MACI: Freie Beweglichkeit bei Entlastung für 6 Wochen
- *Kapsel-/Bandrekonstruktionen:*
  - – Keine Rotations- und Scherkräfte (kein Drehen mit feststehendem Bein)
  - – Bewegungsübergänge unter Kokontraktion zur muskulären Stabilisierung des Kniegelenks
  - – HKB-Rekonstruktionen: Keine aktive Knieflexion über Anspannen der Mm. ischiocrurales
  - – VKB: Keine aktive Knieextension im offenen System über M. quadriceps femoris
  - – Larson-Plastik: Keine Überstreckung im Kniegelenk
- *Endoprothetik:*
  - – Keine Rotationskräfte unter Belastung, z.B. Umdrehen/Richtungswechsel mit abgestelltem Fuß
  - – Kein Hinknien
  - – Beim Hinsetzen und Aufstehen das operierte Bein nach vorne stellen, um unkontrollierte Belastung und forcierte Bewegungen zu vermeiden
- *Patellatherapie:*
  - – Patella-OATS: Teilbelastung nur in absoluter Streckstellung
  - – Trochleaplastik: Keine Extension erlaubt, Entlastung für 6 Wochen
  - – Tuberositasversatz: Kein Heben des gestreckten Beines: Gefahr des Ausreißens durch Zug des M. quadriceps femoris. Besser: Isometrie des M. quad-

riceps nur mit aufliegendem Bein, Entlastung für 6 Wochen

- **Arthrolyse:**
  - – Aufklärung über die Notwendigkeit intensiver Mobilisationstechniken zur Förderung der Eigeninitative und -verantwortlichkeit des Patienten. Die aktive Mitarbeit des Patienten ist hier von besonderer Bedeutung: Konsequentes Dehnen, Lagern und Mobilisieren sind Voraussetzung für das Erzielen eines bestmöglichen OP-Ergebnisses. Daher ist viel Motivation und Zuspruch angebracht
  - – Therapiebegleitende Analgetikagabe
  - – Lagerung: Das Bein sollte zur Unterstützung des venösen Rückflusses durch Lagerung auf Kissen oder Decken über Herzhöhe gelagert werden
  - – Das Bein wird mittels Quengelschiene abwechselnd in maximale Flexion und Extension gelagert. Umlagerung nach 2 Stunden, sofern der Patient das tolerieren kann. Ansonsten erfolgt die Umlagerung in kürzeren Intervallen.

▮ Ggf. Handling der Orthese.

▮ Kontrolle der Unterarmgehstützen: Länge, Handling.

▮ Erlernen der Bewegungsübergänge unter gelenkstabilisierender Muskelanspannung (Kokontraktion).

▮ Erlernen der Bewegungsübergänge mittels „Beinkran" zur Abnahme des Beingewichtes beim Hochheben gegen die Schwere: mit dem nicht operierten Bein distal am Unterschenkel der operierten Seite das Bein unterstützen.

Prophylaxe

▮ Alltagsaktivität.

▮ Aktivierung der Muskelpumpe über endgradiges Bewegen der Sprunggelenke.

▮ Isometrisches Training der Beinmuskulatur.

▮ Bei Schmerz, Schwellungszunahme und Temperaturerhöhung in entsprechenden Gebieten: Kontrolle der Thrombose-Druckschmerzpunkte.

▮ Einatemvertiefende Maßnahmen.

Resorptionsförderung

▮ Hochlagerung.

▮ Aktive Entstauungsübungen.

▮ Aktive Entstauungsübungen: dynamische endgradige Sprunggelenkbewegungen in alle Bewegungsrichtungen bei gestrecktem Bein, isometrische Muskelarbeit der gesamten Beinmuskulatur, z. B. Spannen im Sekundenrhythmus.

▮ Lymphtaping ⊙.

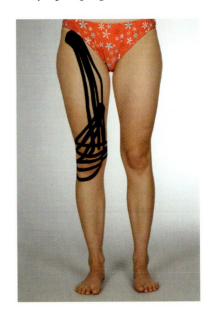

▮ Manuelle Lymphdrainage.

▮ Cryocuff.

Verbesserung der Beweglichkeit

▮ Weichteilbehandlung:
  - – Angrenzende Muskulatur: Ischiokrurale Muskulatur, M. psoas, M. iliacus, M. quadriceps femoris, Adduktorengruppe, pelvitrochantäre Muskulatur (v. a. M. piriformis), gluteale Muskulatur, M. quadratus femoris, Tractus iliotibialis (häufig bei suprakondylären Umstellungen reflektorisch hyperton, da er bei OP-Zugang längs gespalten bzw. der M. vastus lateralis mobilisiert wird), M. soleus, M. gastrocnemius, M. popliteus, lange Fußmuskeln (*Cave:* M. tibialis anterior wird bei hohen tibialen Umstellungen abgelöst) mittels:

– – INIT
– – Strain-Counterstrain
– – MET: 5 Sekunden isometrische Kontraktion – Entspannung – Dehnung des Muskels. 5-malige Wiederholung, bzw. bis keine weitere Verlängerung erfolgt
– – Funktionsmassage

Im Anschluss eventuell Dehnung der verkürzten Strukturen (Dehnposition mindestens eine Minute halten).

Cave: Bei Knorpelchirurgie erst zum Ende der Phase, da hohe statische Komponenten auf den Knorpel wirken!

> **Hinweis bei Knorpeltherapie:**
> ▌ Lang anhaltende statische Belastungen und länger andauernde Kompression in einer Position sind zu vermeiden.
> ▌ Bei Verletzungen des hyalinen Knorpels sollten nur oszillierende Techniken zum Einsatz kommen, da es möglicherweise zu Abscheren von Knorpelstücken kommen kann.
> ▌ Die Behandlung sollte im absolut schmerzfreien Bereich stattfinden. Tritt Schmerz auf, so ist die Belastungsgrenze schon deutlich überschritten, da der Knorpel nicht innerviert wird.

– Behandlung der Bandstrukturen durch Querfriktionen an: Ligg. meniscofemorale und meniscotibiale, Recessus suprapatellaris, Lig. patellae
– Behandlung der Faszien über Druck- und Release-Techniken an Becken und UEX, z. B. Lig. plantare longum, Fascia cruris, laterale Oberschenkelfaszie, Fascia ischiadica an OS und US, Fascia lata, Fascia plantaris 👁

– Behandlung der myofaszialen Strukturen: oberflächliche Rücken- und Frontallinie, Spirallinie und Laterallinie 👁.

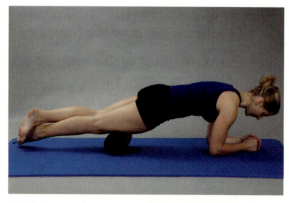

▌ Aktive und passive Gelenkmobilisation:
– Aktiv-assistives Bewegen des Kniegelenks im schmerzfreien Bereich, z. B. mit Einsatz von Rollbrettern
– Eigenmobilisation über Wall Slides, zugleich Beinachsentraining
– *Endoprothetik:*
– – Bewegungserweiterung, z. B. mit der Technik der Dynamischen Umkehr aus dem PNF-Konzept: konzentrische Kontraktion zwischen Agonist und Antagonist im Wechsel ohne Entspannungsphase
– – Eigenmobilisation und gleichzeitiges Beinachsentraining über Wall Slides oder Wischübung im Sitz, bei der mit dem Fuß auf einem Tuch auf rutschigem Untergrund achsengerecht in Flexion und Extension geübt wird 👁 👁

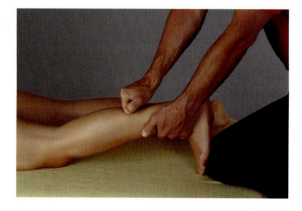

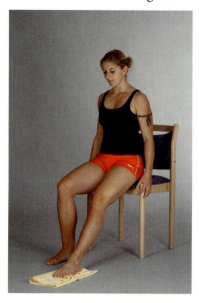

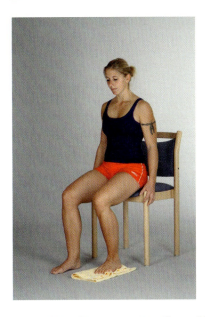

– Behandlung von *Patellaproblematiken* (Ausnahme: MPFL-Rekonstruktion)

Patellapositionen:
- **Glide:** seitliche Verschiebung der Patella, meist nach lateral (sollte bei Flexion nach medial gleiten)
- **Tilt:** seitliches Kippen der Patella (medialer und lateraler patellofemoraler Gelenkspalt sollten gleich groß sein)
- **Rotationen:** AR – unterer Pol steht lateral des oberen, IR – unterer Pol steht medial des oberen
- **A/P-Tilt:** Kippen der Patella in der Sagittalebene – der untere Pol ist im Vergleich zum oberen nach posterior gekippt

▌ **Behandlung der Patellapositionen**
- Verbesserung des Timings der Kontraktion des M. vastus medialis obliquus (VMO sollte auf der gesamten Bewegungsbahn bei exzentrischer als auch konzentrischer Arbeit früher und stärker aktiviert werden als der VLO)
  - Anschließende Integration in die gesamten Muskelsynergien (Supinatoren, Adduktoren, Glutealmuskulatur)
  - Beinachsentraining zur verbesserten Kontrolle des dynamischen Q-Winkels (weniger Valgus, weniger Medialrotation des Unterschenkels)

– Entspannung bzw. Dehnung zu straffer Haltestrukturen (Retinacula, Tractus iliotibialis, VLO, Patellasehne).

▌ Vorsichtige Traktion (Grad I–II) mit/ohne Bewegung.

▌ Intermittierende Kompression des Femurotibialgelenks als Stimulation der Membrana synovialis (am Ende der Phase II vorsichtig beginnen) 👁.

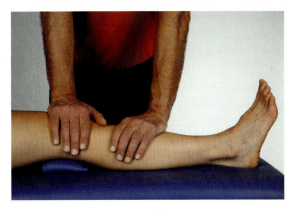

Hinweis: Der Turn-Over (Komplettaustausch) der Synovialflüssigkeit nach einer OP bzw. Immobilisation beträgt ca. 2–3 Wochen. Während dieser Zeit ist die Druckverteilung auf den Gelenkflächen nicht optimal und somit der Schutz des hyalinen Knorpels reduziert! Aufgrund der verminderten Belastbarkeit sollten Abscherbewegungen möglichst vermieden werden!

▌ Aktivierung des M. quadriceps femoris: Förderung des Gleitens zwischen oberflächlichem und tiefen Blatt des Recessus suprapatellaris zur Vermeidung von Adhäsionen.

▌ Widerlagernde Mobilisation aus dem FBL-Konzept (*Cave:* nicht bei Knorpeltherapien).

∎ Mobilisation der angrenzenden Gelenke: Becken, LWS, distales und proximales Tibiofibulargelenk nach Befund (*Cave:* bei Fibulaosteotomien) 👁 👁.

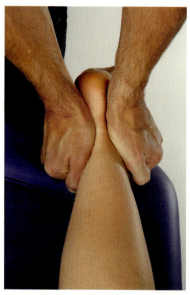

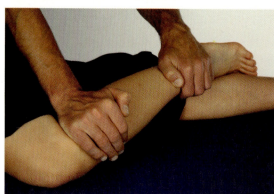

∎ Kontrolle der Beckenstellung und bei Befund sofortige Korrektur.

∎ *Arthrolyse:*
Bei Arthrolyse gezielte manuelle Gelenkmobilisationstechniken zur Verbesserung der Elastizität der Gelenkkapsel:

– Mobilisation im Femurotibialgelenk an der Bewegungsgrenze in alle Richtungen: Extension – Ext/Schlussrotation – Flexion – Flex/IR – Flex/AR nach dem Kaltenborn/Evjenth-Prinzip: Traktion Stufe 3 und Gleitmobilisation. Mobilisationsstufe nach Maitland 3 und 4

– Häufige Impulse und ruhige Techniken, um dem Gewebe Zeit zum Reagieren zu geben! Exakte Einstellung der Mobilisationsrichtung in 3 Ebenen
– Schmerzfreiheit ist in diesem Fall nicht komplett möglich! Patient vor der Therapie gut mit Schmerzmittel abdecken lassen
– Mobilisation unter Kompression.

∎ Weichteiltechniken: Deep friction bei Arthrolyse bzw. Endoprothetik.

∎ Mobilisation über Hold-Relax und Contract-Relax aus Sitz und Bauchlage.

∎ Entspannung hypertoner Muskeln über MET (5 Sekunden isometrische Kontraktion – Entspannung – Dehnung des Muskels, 5 Wdh. bzw. bis keine weitere Verlängerung erfolgt).

∎ Gleitmobilisation in Verbindung mit Wärmepack auf der Oberschenkelmuskulatur.

∎ Längeres statisches Dehnen in Verbindung mit Wärmeapplikation im Schlingentisch.

∎ Cyrokinetics.

∎ Mobilisation der neuralen Strukturen lokal und „along the track".

∎ Eigenübungsprogramm:
– Aktives Bewegen im gesamten ROM in verschiedenen Ausgangsstellungen
– Dehnungen
– Automobilisation für Extension und Flexion 👁 👁 👁.

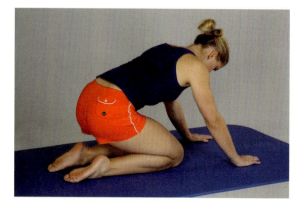

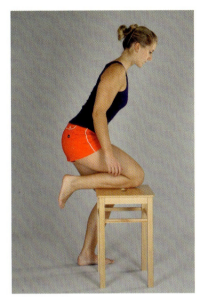

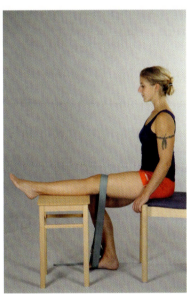

▮ Behandlung neurolymphatischer und neurovaskulärer Reflexpunkte:
  – Mm. gluteus maximus, med. und minimus
  – Ischiokrurale Muskulatur
  – M. popliteus
  – M. rectus femoris
  – M. sartorius
  – Tensor fasciae latae (TFL)
  – Mm. tibialis ant. und post.

Neurolymphatische Reflexpunkte, deren Behandlung indiziert ist, sind palpatorisch gegenüber dem umliegenden Gewebe zu unterscheiden. Sie sind meist schmerzhaft und fühlen sich teigig, ödematös und aufgequollen an.

Therapie: Eine nicht zu schmerzhafte Massage des Punktes für mind. 30 Sekunden. Bei sehr schmerzhaften Punkten mit sanftem Druck beginnen und dann langsam erhöhen. Eine Reduktion der Empfindlichkeit in der Behandlung sollte stattfinden.

Neurovaskuläre Reflexpunkte: Palpatorisch nicht so auffällig wie die NLR, aber für den sensibel-palpierenden Therapeuten zu erspüren.

Therapie: NVR mit zwei, drei Fingerkuppen fassen und sanft in verschiedene Richtungen verschieben. Die Richtung mit der größten Spannung, bzw. wo eine Pulsation zu spüren ist, wird für 30 Sekunden gehalten.

Verbesserung der Sensomotorik

▮ Elektro-Muskelstimulation: gut sichtbare Muskelkontraktion.

▮ PNF über die obere Extremität, kontralaterale Seite (Overflow) und den Rumpf im Gangmuster, z. B. operiertes Bein in Standbeinphase im geschlossenes System gegen die Wand abgelegt, ASTE SL/RL:
  – kontralaterales Bein in Flex-Add-AR
  – ipsilateraler Arm in Ulnarthrust
  – ipsilateraler Arm in Flex-Abd-AR
  – Bei *Endoprothetik* für Standbeinaktivität der operierten Seite:
    – – ASTE SL/RL: Beinpattern Flex-Add-AR kontralateral
    – – ASTE SL/RL: Fußpattern PF-Pronation ipsilateral

Regulierung vegetativer und neuromuskulärer Funktionen

▮ Therapie im ortho- und parasympathischen Ursprungsgebiet: Th8–L2 sowie S2–S4: Manuelle Therapie, Heiße Rolle, Elektrotherapie, Oszillationen.

▮ Behandlung möglicher Triggerpunkte: TFL, M. sartorius, M. quadriceps femoris, Adduktoren, M. popliteus.

▮ Vegetativer Slump: WS-Flexion + WS-Lateralflexion + HWS-Lateralflexion und -Extension.

- – ASTE SL mit OP-Seite oben: Becken-pattern in anteriore Elevation
- Für Schwungbeinaktivität der operierten Seite:
  - – ASTE SL/RL: Beinpattern Ext-Abd-IR kontralateral
  - – ASTE RL/SL: Fußpattern DE-Inversion für weiterlaufende Spannung in Flex-Add-AR oder DE-Eversion für Flex-Abd-IR (symmetrisch oder reziprok) ipsilateral
  - – ASTE RL/SL/Sitz: Armpattern ipsilateral in Ext-Abd-IR.

▮ 3D-Wahrnehmung des Fußes nach Janda oder Spiraldynamik (Fersenlot, Fußpendel).

▮ PNF-Konzept: z. B. über obere Extremität, kontralaterale Seite und Rumpf (Overflow) oder ASTE Sitz: im geschlossenem System dosierte rotatorische Widerstände in den PNF-Diagonalen an Unter- oder Oberschenkel geben zur Aktivierung der gelenknahen Muskulatur 👁 👁.

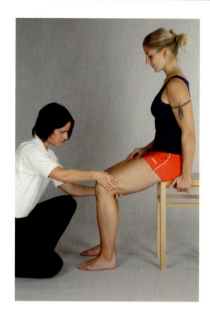

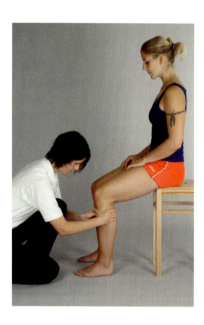

▮ Winkelreproduktion: Zieltraining, d. h., der Patient soll einen Punkt mit offenen Augen anvisieren, anschließend den Punkt mit geschlossenen Augen wieder ansteuern. Auch in Verbindung mit dem Laserpointer. Eine Abweichung von 2°–5° gilt als normal.

▮ Übungen im geschlossenen System auf labilen Unterstützungsflächen: z. B. ASTE Sitz oder Halbsitz in Verbindung mit der OEX oder/und labilen Hilfsmitteln, z. B. Luftballon, Kreisel.

▮ Tai Chi zur Körperwahrnehmung; teilbelastetes Bein steht vorne 👁.

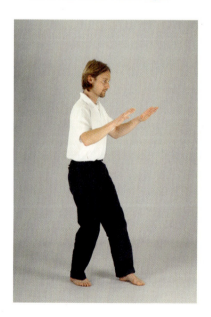

■ Koordinationstraining unter Ent- bzw. Teilbelastung 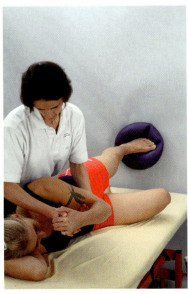 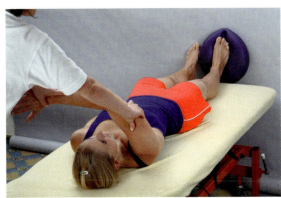 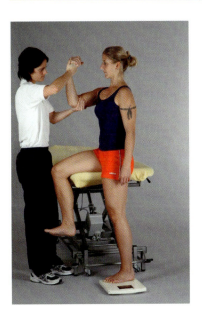.

■ Isometrie.

■ Steigerung der sensomotorischen Übungen in der geschlossenen Kette.

■ Wahrnehmungsschulung des Kniegelenks und der gesamten Beinachse sowie der Körperhaltung 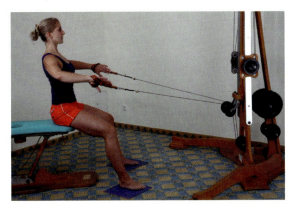.

■ Bei *Patellatherapie:* Aktivierung des M. quadriceps femoris mit taktilen und visuellen Hilfen bei aufliegendem Bein:
  - Stimulation am kranialen Patellapol
  - Fußpattern in DE + Supination
  - Bahnung: Overflow im Gangmuster ausnützen, z. B. über obere Extremität/Rumpfpattern Lifting und Chopping zur Förderung ipsilateraler Standbeinphasenaktivität in ASTEN RL, SL und Sitz
  - Training der Sensomotorik aus verschiedenen ASTEN (Sitz, Halbsitz, Stand) unter Kontrolle der Rumpfstatik in Verbindung mit OEX oder labilen Hilfsmitteln, z. B. Luftballon, Kreisel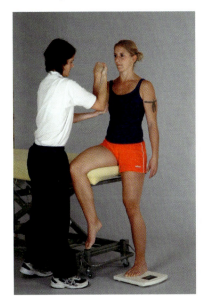

Bei Arthrolysen

▎ Tai Chi zur Körperwahrnehmung.

▎ Beidbeiniges Üben auf Kippbrett, Trampolin, großem Pedalo, Therapiefelsen mit
  – Offenen Augen
  – Wegschauen
  – Geschlossenen Augen

▎ Intensivierung der Isokinetik im geschlossenen System zur Verbesserung der intramuskulären Koordination (alternativ Shuttle).

▎ Reaktive Einbeinstabilisierung (z. B. Ausfallschritt).
  Rotationskontrolle auf labiler/instabiler Unterstützungsfläche.

▎ Parcourslauf.

▎ Beschleunigungs- und Abbremstraining.

▎ Wechsel zwischen kon- und exzentrischer Muskelphase, beispielsweise des M. quadriceps: Bewegungsübergang vom Stand in Richtung Halbkniestand über Beckenpattern mit der Technik der Combination of Isotonics.

▎ Gyrotonic.

▎ Kräftigung bzw. Innervationsverbesserung der Muskelketten im Redcord®-System.

Stabilisation und Kräftigung

▎ Isometrie aus verschiedenen Winkelpositionen.

▎ „Kniezirkel" mit Kokontraktion aus der Seitenlage (Add, Abd im Hüftgelenk) und BL (Glutäen) 👁 👁 👁 👁.

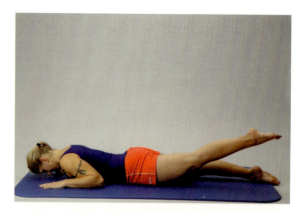

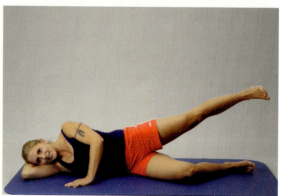

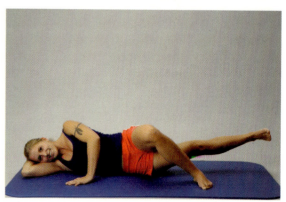

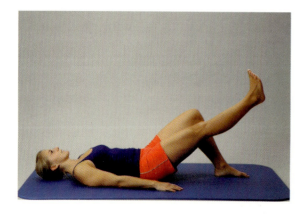

▎ Kräftigung der Stützmuskulatur der Arme.

▎ Wahrnehmung der 3-Punkt-Fußbelastung als Grundlage für die Beinachse unter Einbezug der Rumpfstatik. Die Fußbelastungspunkte werden mit Holzklötzchen unterlagert. Der Patient soll erst die Druckpunkte wahrnehmen und anschließend sein Fußgewölbe aufbauen.

▎ Beinachsentraining: Unter Einsatz eines Spiegels kann der Patient seine neue Beinachse visualisieren und bekommt anfangs zusätzlich noch taktile Unterstützung durch den Therapeuten:

– 3-Punkt-Belastung des Fußes. Aufbau der pronatorischen Verschraubung. Druckaufbau unter Großzehengrundgelenk und lateralem Kalkaneus ist die Voraussetzung einer guten Kraftentwicklung der Plantarflexoren
– Einstellen des KG zur Vermeidung des medialen Kollapses
– Korrektur des HG in frontaler, sagittaler und transversaler Ebene
– Neutralstellung der LWS.

▌ Stabilisation in gangtypischen Positionen – Overflow aus dem PNF-Konzept:
– Für Standbeinaktivität der operierten Seite:
–– ASTE SL/RL: Beinpattern Flex-Add-AR kontralateral 👁

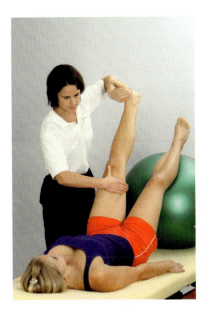

–– ASTE SL/RL: Fußpattern PF-Pronation ipsilateral
–– ASTE SL mit OP-Seite oben: Beckenpattern in anteriore Elevation
– Für Schwungbeinaktivität der operierten Seite:
–– ASTE SL/RL: Beinpattern Ext-Abd-IR kontralateral
–– ASTE RL/SL: Fußpattern DE-Inversion für weiterlaufende Spannung in Flex-Add-AR oder DE-Eversion für Flex-Abd-IR (symmetrisch oder reziprok) ipsilateral
–– ASTE RL/SL/Sitz: Armpattern ipsilateral in Ext-Abd-IR.

▌ Kräftigung der Becken- und Beinmuskulatur aus SL, BL, RL: PNF gestreckte und gebeugte Pattern mit Widerständen aus verschiedenen Positionierungen.
Cave: Keine Rotation im KG!

▌ PNF mit Widerständen (jedoch nicht distal!) aus verschiedenen Positionierungen; keine Rotation im Kniegelenk.

▌ M. vastus med. obliquus-Schulung (Wahrnehmung, taktile Reize), z. B. DE + Sup. 👁 👁.

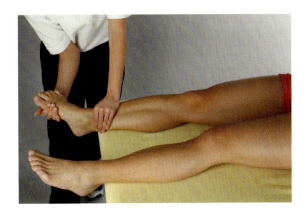

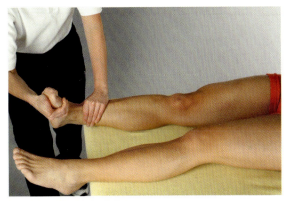

▌ Dynamisches Training der Rumpfkontrolle bzw. der Rumpf- und Fußstabilität.

▌ Dehnung und Eigendehnung von verkürzter Muskulatur
Cave: Erst zum Ende der Phase, da hohe statische Komponenten auf den Knorpel wirken!

▌ Eigenübungen nur bei erlaubter Aktivität: Wall Slides in RL mit Füßen an der Wand, Wischübung im Sitz: Fuß auf rutschigem Tuch und dabei Mobilisation in Flexion und Extension im geschlossenen System.

∎ Gyrotonic: Beinachsentraining mit Entlastung 👁.

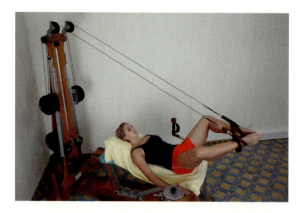

∎ Bewegungsbad: Stabilisations- und Mobilisationsübungen.

Arthrolyse

∎ Teppich rutschen gegen die Wand (Wall Slides, exzentrische Stabilisation).

∎ Step-ups, anfangs unter Teilbelastung.

∎ Kniebeugen im maximal möglichen Bewegungsausmaß (auf OP-Seite im schmerzfreiem Bereich).

Kapsel-/Bandrekonstruktionen/Endoprothetik/Umstellungsosteotomien

∎ Übungen im geschlossenen System, z.B. im Redcord®-System.

∎ Kräftigung des M. popliteus in seiner Funktion als dorsaler Kapselspanner: Flexion + Innenrotation im KG.

∎ Innenbandstabilisation über Kräftigung von Adduktoren und M. semimembranosus.

∎ Einüben der Kokontraktion (Ischiokrurale Muskulatur + M. quadriceps femoris = gleichzeitiges Anspannen bei ca. 20° Flexion im KG).

∎ Kräftigung der Synergisten:
  – VKB: Mm. ischiocrurales
  – HKB: M. quadriceps femoris

∎ Beginn Kniebeugen 20°–50° und 40:60 – (verletzt/gesund) Belastung:
  – Fußbelastungspunkte erarbeiten

– Beinachsentraining:
  ASTE Sitz oder Halbsitz in Verbindung mit OEX über Einsatz eines Vitality®-Bandes. Zunächst statische Stabilisation, dann als Steigerung dynamisch. Auch auf labilen Hilfsmitteln wie z.B. Luftballon, Kreisel etc.

∎ Beckenpattern im geschlossenen System (SL, RL, Halbsitz) 👁 👁.

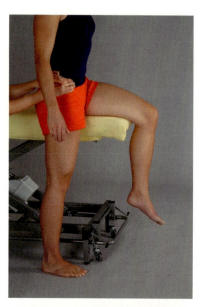

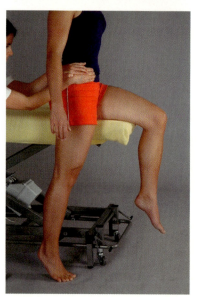

∎ Koordinationstraining unter Ent-/Teilbelastung.

∎ Kräftigung der Becken- und Beinmuskulatur aus SL, BL, RL.

▪ Kniebeugen unter Entlastung mit kleinem Bewegungsausmaß ⊙ ⊙.

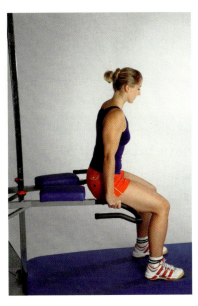

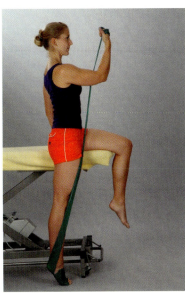

▪ Kräftigung von M. gastrocnemius, M. soleus, M. popliteus, Mm. peronei, Glutealmuskulatur, Oberschenkelmuskulatur auf verschiedenen Unterstützungsflächen (Wackelbrettchen, Kreisel, Weichbodenmatte).

▪ Kniebeugen im schmerzfreiem Bereich mit geringem Bewegungsausmaß (Flex/Ext: 60°/20°/0°) auf OP-Seite.

▪ Verbesserung der Rumpfstabilität.

Gang

> **Lernen von komplexen Bewegungen**
> (nach Bizzini 2000):
> Üben von Bewegungssequenzen (Partial Task): Zuerst werden einzelne Komponenten einer Bewegung gezielt isoliert geübt.
> *Beispiel:* Fehlt beim Übergang von der terminalen Standphase zum Preswing das exzentrische Nachlassen der Quadrizepsaktivität, so kann man als Part Task zunächst mit dem Patienten nur das „Fallenlassen" des KG aus der Extension in die Flexion üben (bis die Oberschenkel auf gleicher Höhe sind). Als Nächstes folgt der Abschnitt Zehenablösung.
> Anschließend wird dieser Teil in den gesamten Bewegungsablauf integriert (Whole Task) *hier im Beipiel:* Zusammensetzen der gesamten Schwungbeinphase.

▪ Treppe steigen mit Nachstellschritt: aufwärts gesundes Bein voraus, abwärts verletztes Bein voraus.

▪ Erlernen des 4-Punkte- bzw. 3-Punkte-Gangs – je nach Vorgabe der Belastung und unter Einhaltung der Beinachse und Haltung.

▪ Üben der Abrollphase.

▪ Kontrolle Treppensteigen mit Nachstellschritt.

▪ Belastungskontrolle auf der Kraftmessplatte.

▪ Haltungskontrolle.

▪ ADL: Ein- und Aussteigtraining aus Therapie-Auto.

▪ Therapiegarten: Gehen auf unterschiedlichen Untergründen, schiefen Ebenen, Steigungen ⊙.

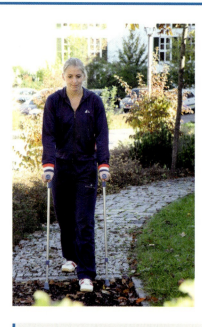

Voraussetzungen für Gehen ohne Unterarmgehstützen:
▌ Gangbild ohne Ausweichbewegungen
▌ Stabilisation des Beckens
(z. B. kein Trendelenburg-Hinken)
▌ Schmerzfreies Gehen
▌ Kein medialer Kollaps
▌ Ausgeglichene Beinlänge

Physikalische Maßnahmen

▌ Manuelle Lymphdrainage.

▌ Kompressionsverband.

▌ BGM: arterielle Beinzone, Venen-Lymphgefäß-Zone, Extremität.

▌ Pneumatische Pulsationstherapie: Regulation und Entspannung des Muskeltonus:
  – Lockerung von Gewebekompressionen.
  – Aktivierung und Steigerung des Lymphflusses
  – Anregung der Blutzirkulation, auch in tiefen Gewebebereichen.

▌ Cryocuff – milde Kühlung und .Elektrotherapie zur lokalen Resorptionsförderung, z.B. diadynamische Ströme.

▌ Akupunktmassage:
  – ventral: Magen-, Milz-Pankreas-Meridian
  – lateral: Gallenblasen-Meridian
  – dorsal: Blasen-Meridian
  – medial: Nieren- und Lebermeridian.

▌ TENS.

▌ Elektrostimulation: mindestens 1,5 Std. täglich.

▌ Heiße Rolle an der Fußsohle zur Stimulation der Fußreflexzonen.

▌ Cryokinetics: intermittierendes Kurzzeiteis (20 Sek. abkühlen, dann Aktivität der Extremität bis die Haut wieder erwärmt ist, dann erneutes Abkühlen; 3–4 Intervalle).

▌ CPM-Bewegungsschiene: täglich 6 Stunden in mehrmaligen Anwendungen.

Cave bei Meniskustherapie:
▌ Scherkräfte treten besonders bei tiefen Flexionsstellungen in Kombination mit Rotation auf.
▌ Keine tiefe Hocke für 3 Monate, um nicht unnötigen Stress auf den Meniskus zu erzeugen.

Hinweis: Bei jeder Behandlung eine regelmäßige Kontrolle der Beckenstellung durchführen und bei Indikation behandeln: z.B. Iliumrotationen, Up- oder Down-Slip; Inflare- und Outflare-Problematiken, Sakrumfehlstellungen. Auch die viszeralen Zusammenhänge berücksichtigen. Iliumrotation anterior: M. iliacus – Beckenorgane; Iliumrotation posterior: M. psoas – Bauchorgane.
▌ Patienten nicht überfordern, ausreichende Regenerationsphasen einhalten.
▌ Kontrolle der Beinlänge: evtl. anatomische bzw. funktionelle Beinlängendifferenz.
▌ An orthopädische oder podoorthesiologische Einlagenversorgung denken.

Kriterien für Überlastungsreaktionen:
- ▮ 24 h-Schmerzverhalten
- ▮ Schwellung/Erguss
- ▮ Rötung
- ▮ Überwärmung
- ▮ Reduzierung bzw. Stagnation ROM
- ▮ Reduzierung bzw. Stagnation Kraft

Medizinische Trainingstherapie

- ▮ Allgemeines begleitendes Training des Rumpfes und der oberen Extremität: Pilates 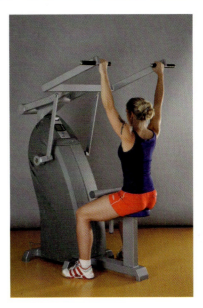 ⊙, Lastzug ⊙, Diptrainer, Rudern, Bankdrücken ⊙, Bauch- und Rückentraining ⊙.

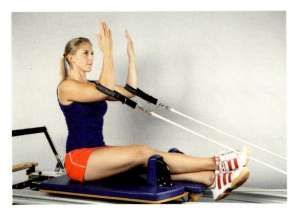

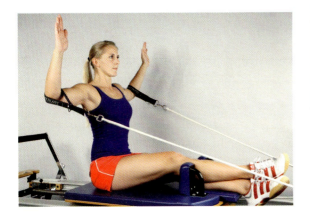

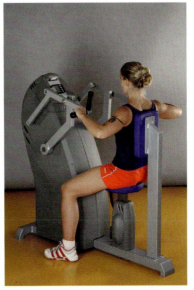

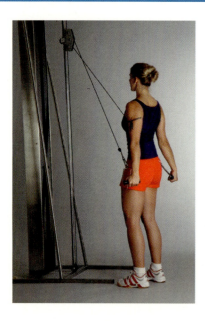

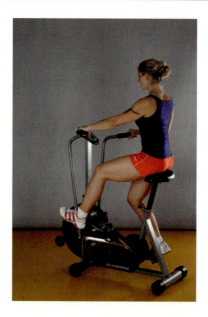

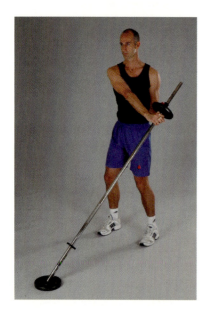

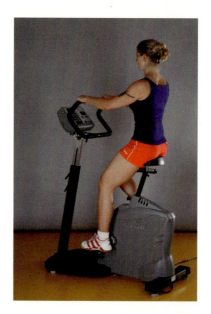

▌ Ergometertraining: 1×10 bis 2×15 Min. mit geringer Belastung, 20–50 W, evtl. verkürzte Kurbel.

▌ Gangschule.

Ausdauertraining

▌ 3-Punkt-Ergometer ohne Einsatz der betroffenen Extremität, solange die Belastung nicht erlaubt ist 👁. Bei TB auch mit verkürzter Kurbel 👁.

Sensomotorisches Training

▍ Pilates-Reformer-Training im Sinne einer Beinpresse mit 10–15 kg Last. Alternativ Beinpresse mit 10–15 kg, Bewegungskontrolle über gesundes Bein.

▍ Erarbeiten der Beinachse in erlaubter Belastung und ROM:
- Mini-Kniebeugen beidbeinig bis max. 60° Beugung im Kniegelenk
- Pilates-Reformer-Training im Sinne einer Beinpresse mit 10–15 kg Last 👁.

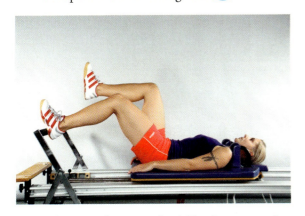

▍ Erarbeiten der Standstabilisation zunächst auf festem, später auch auf labilem/instabilem Untergrund unter Einsatz von Dotte Schaukel, Therapiekreisel, Posturomed, Balancepad:
- Lastübernahme im beidbeinigen Stand parallel aus hohem (gestrecktem) Kniewinkel
- Lastübernahme in Schrittstellung
- Seilzug: Anlenkung kontralaterales Bein 👁.

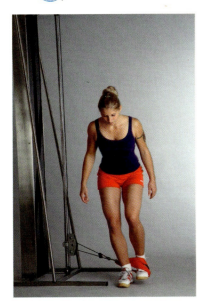

Trainingsprinzipien der Sensomotorik

▍ **Statisches Training:**
- Belastungszeit: 5–30 Sekunden
- Wiederholungsanzahl: 10
- Übungsanzahl: 1–4

▍ **Dynamisches Training:**
- Wiederholungsanzahl: 10–20
- Serien: 1–3
- Übungsanzahl: 1–4

Beim sensomotorischen Training ist die Qualität der Bewegungsausführung sehr wichtig.

▍ **Achte auf:**
- Verlust der aktiven Stabilisierung (Fußkontrolle, Beinachse, Rumpfstabilität)
- Störung des koordinativen Bewegungsablaufes
- Muskelzittern
- Abnahme der Konzentration.

Zuerst statische Stabilität, darauf aufbauend die dynamische Stabilität erarbeiten. Möglichst immer den Transfer zu Alltagssituationen suchen (etwas aufheben).

Hinweis: Die Belastung bzw. die zu verrichtende Arbeit des M. quadriceps fem. hängt stark von der Position des Oberkörpers ab. Eine aufrechte Oberkörperposition führt zu einem größeren Lastarm als ein vorgeneigter Oberkörper. Deshalb sollte am Anfang der Oberkörper nach vorne genommen werden.

Krafttraining

▍ Intramuskuläre Ansteuerung über Isometrie.

▍ Kraftausdauertraining, angepasst an die Vorgaben; Fokus auf die lokalen Stabilisatoren: 4×20 (–50) Wiederholungen im absolut schmerzfreien Bereich! 👁.

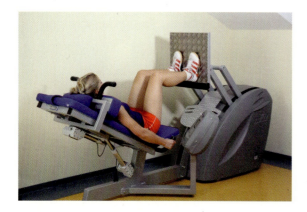

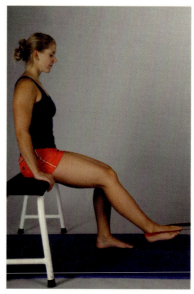

▌ Overflow über die kontralaterale Seite (Kraft-ausdauertraining: 4×20 Wdh) in ASTE RL: Seilzugübungen in PNF-Diagonalen.

▌ Training der Hüftgelenkstabilisatoren:
- Flex/Ext (in RL, Ferse gleitet am Boden in Flexion der Hüfte; Leglifts in BL auf Bank)
- Abd/Add (im Stehen mit Fixation seitlich, Fuß auf einer Fliese, seitlich rutschen)
- Slides auf Slideboard oder Flowin®-Matte
  👁

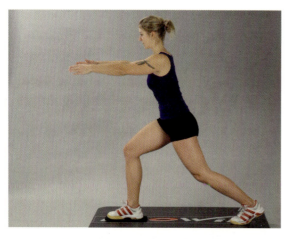

- Rotation (Rotationdisc, betroffenes Bein auf der Disc, Drehen aus dem Hüftgelenk bis etwa 10–11 Uhr links/13–14 Uhr rechts ohne Last, stabiles Becken (*Cave*: OP-Zu-gang).

▌ Training der Kniegelenkstabilisatoren:
- Flexion (ASTE Sitz: Vitality®-Band von vorne fixiert hinter der Ferse, aus der Stre-ckung die Ferse auf einer unterlegten Flie-se am Boden entlang in Flexion rutschen)
  👁

- Extension (Streckung über unterlagerte Rolle aus 20° Flex in volle Streckung, ohne Last). *Cave:* Retropatellare Symptomatik beachten, nicht bei retropatellarer Knorpel-rekonstruktion, MPFL- und Tuberositas-Versorgung
- Flexion/Innenrotation (M. popliteus, im Stehen mit frei hängendem Bein, Ge-wichtsmanschette am Fuß 2–5 kg, Anfersen mit Rotationskomponente)
- Beinpresse, geringste Last, Beinachsentrai-ning mit Fokus auf exzentrisches Training (langsam und kontrolliert nachgeben). *Cave:* Nicht bei Meniskus- und Knorpelthe-rapie
- Step-up auf Aerobic Step. Bein auf Step, Gewicht auf dem hinteren Bein, dann Ge-wichtsverlagerung auf das vordere Bein (Aktivierung M. quadriceps fem., evtl. un-ter Einsatz eines Biofeedback-Gerätes). *Cave:* Nicht bei Meniskus- und Knorpelthe-rapie!

▮ Training der Sprunggelenkstabilisatoren:
- Plantarflexion ASTE Sitz: Vitality®-Band um den Vorfuß, mit den Händen fixieren, langsame Plantarflexion und exzentrisches Nachgeben bis zur Neutralstellung ⊙.

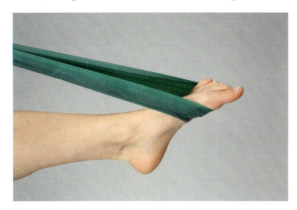

- Dorsalextension ASTE Sitz: Vitality®-Band von vorne fixiert (z.B. an Sprossenwand oder Tischbein), Unterschenkel leicht unterlagert, dann Dorsalextension gegen Zug vom Theraband
- Wadenmuskulaturtraining ⊙.

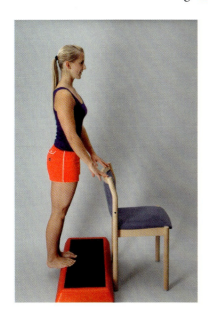

10.3 Phase III

Ziele der Phase III (nach ICF)

▮ **Körperfunktion/Körperstruktur:**
- **Optimierung der die Sensomotorik betreffenden Funktionen**
- **Verbesserung der Gelenkbeweglichkeit**
- **Optimierung der Rumpf-, Becken- und Kniestabilität**
- **Wiederherstellung der Muskelkraft**
- **Optimierung eines koordinierten Bewegungsablaufes in der Fortbewegung entlang der kinematischen Kette**
- Optimierung der Gleitfähigkeit neuraler Strukturen

▮ **Aktivitäten/Teilhabe:**
- Erarbeiten ökonomischer Haltung und Bewegungsabläufe in der Alltagsroutine, im Beruf, Sport
- Wiederaufnahme der beruflichen Tätigkeit
- Aktive Teilnahme am Gemeinschaftsleben/Familie

Therapieinhalte

Physiotherapie

Patientenedukation

▮ Gemeinsame Absprache der Therapieinhalte und -ziele mit dem Patienten.

▮ Information zur Rückkehr ins Berufsleben und in den Sport.

▮ Information des Patienten über die noch geltenden Einschränkungen:
- Bei *Meniskusnähten* keine Belastung über 90° Knieflexion für 3 Monate postoperativ (keine tiefe Hocke)
- *Knorpelchirurgie*: Beginn mit Lauftraining ca. 3 Monate postoperativ
- Patellatherapie: 4. Monat postoperativ Beginn Lauftraining auf ebenen Untergrund, Fahrradfahren, Kraulschwimmen (MPFL ohne Dysplasie nach 6. Wochen postop.)
- Bei *Umstellungsosteotomien*: Beginn Lauftraining auf ebenen Grund ab ca. 16. Wo-

che postoperativ, keine Sprünge bis
16. Woche postoperativ.

▪ Ergonomieberatung für Alltag, Arbeit und
Sport.

Verbesserung der Beweglichkeit

▪ Mobilisation der Patella; mit/ohne Kompression, statisch und unter Bewegung.

▪ Kombinierte Kompressions-, Mobilisations-
oder Oszillationstechnik (3–5 Serien mit
20 Wiederholungen. Aktive Pause durch aktiv-assistive Bewegung des Gelenks, Kompression axial, später mit Mobilisation) 👁.

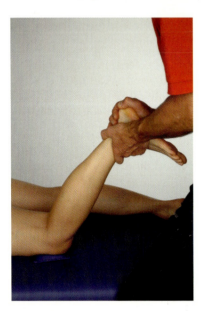

▪ Keine Knorpelbeteiligung: Passive Mobilisati-
on mittels Manueller Therapie (MT):
  – Traktion mit Oszillation in Ruheposition
    und Vorpositionierung
  – Gleitmobilisation (Kontrolle der Biomecha-
    nik)
  – Verbesserung der IR und AR im Kniegelenk.

▪ Aktive und passive Gelenkmobilisation
(*Cave*: Knorpel- oder Meniskustherapie):
  – Aktiv-assistives Bewegen des Kniegelenks
    im schmerzfreien Bereich
  – Eigenmobilisation mit gleichzeitigem Bein-
    achsentraining, z. B. über Wall Slides
  – Mobilisation der Patella (4 Richtungen)
  – Vorsichtige Traktion (Grad I–II) mit und
    ohne Bewegung (nicht bei gekoppelten
    Prothesetypen)
  – Mobilisation unter Kompression.

▪ Mobilisation der angrenzenden Gelenke: Becken, LWS, distales und proximales Tibiofibulargelenk nach Befund.

▪ Mobilisation neuraler Strukturen:
  – Straight Leg Raise (SLR)
  – Prone Knee Bend (PKB) für N. saphenus
    (KG Ext + Hüfte Ext/Abd/AR + Fuß Ev/DE
    oder PF)
  – SLR
  – Slump.

▪ Manuelle Therapie: nach Befund Dorsalgleiten Femur für Ext im KG 👁.

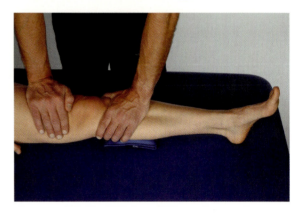

▪ Weichteilbehandlung:
  – Angrenzende Muskulatur: Ischiokrurale
    Muskulatur, M. psoas, M. iliacus, Tractus
    iliotibialis, Adduktorengruppe, pelvitroch-
    antäre Muskulatur (v. a. M. piriformis),
    gluteale Muskulatur, M. quadratus femoris,
    M. soleus, M. gastrocnemius, M. popliteus,
    lange Fußmuskeln (M. tibialis anterior
    wird bei hohen tibialen Umstellungen ab-
    gelöst) mittels:
    – – INIT
    – – Strain-Counterstrain
    – – MET: 5 Sekunden isometrische Kon-
      traktion – Entspannung – Dehnung
      des Muskels. 5-malige Wiederholung,
      bzw. bis keine weitere Verlängerung er-
      folgt
    – – Entspannungstechniken aus dem PNF-
      Konzept (Hold-Relax und Contract-Re-
      lax zur Antagonistenhemmung, Rhyth-
      mische Stabilistation)
    – – Funktionsmassage
Im Anschluss eventuell Dehnung der verkürzten Strukturen (Dehnposition mindestens eine Minute halten)

- Behandlung der Bandstrukturen durch Querfriktion an: Ligg. meniscofemorale und meniscotibiale, Recessus suprapatellaris, Lig. collaterale laterale (LCL), Lig. patellae
- Behandlung der Faszien über Druck- und Release-Techniken an Becken und UEX, z. B. Lig. plantare longum, Fascia cruris, laterale Oberschenkelfaszie, Fascia ischiadica an OS und US, Fascia lata, Fascia plantaris
- Behandlung myofaszialer Strukturen: oberflächliche Rücken- und Frontallinie 👁, Spirallinie und Laterallinie.

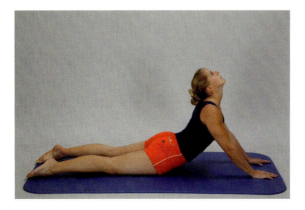

▮ Aktive und passive Gelenkmobilisation:
- Aktives Bewegen des Kniegelenkes im schmerzfreien Bereich aus verschiedenen ASTEN
- Eigenmobilisation und Beinachsentraining über Wall Slides
- Manuelle Mobilisation der Patella (4 Richtungen)
- Behandlung von Patellaproblematiken:

Patellapositionen:
▮ **Glide:** seitliche Verschiebung der Patella, meist nach lateral (sollte bei Flexion nach medial gleiten)
▮ **Tilt:** seitliches Kippen der Patella (medialer und lateraler patellofemuraler Gelenkspalt sollten gleich groß sein)
▮ **Rotationen:** AR – unterer Pol steht lateral des oberen, IR – unterer Pol steht medial des oberen
▮ **A/P-Tilt:** Kippen der Patella in der Sagittalebene – der untere Pol ist im Vergleich zum oberen nach posterior gekippt

- Verbesserung des Timings der Kontraktion des M. vastus medialis obliquus (VMO sollte auf der gesamten Bewegungsbahn bei exzentrischer als auch konzentrischer Arbeit früher und stärker aktiviert werden als der VLO)
- Anschließende Integration in gesamte Muskelsynergien (Supinatoren, Adduktoren, Glutealmuskulatur)
- Beinachsentraining zur verbesserten Kontrolle des dynamischen Q-Winkels (weniger Valgus, weniger Medialrotation des Unterschenkels)
- Dehnung bzw. Entspannung zu straffer Haltestrukturen (Retinacula, Tractus iliotibialis, VLO, Patellasehne)

▮ Aktivierung des M. quadriceps femoris: Förderung des Gleitens zwischen oberflächlichem und tiefen Blatt des Recessus suprapatellaris zur Vermeidung von Adhäsionen.

▮ Kontrolle der Gelenkmechanik von Extension und Flexion: Rotationsmobilisation erst nach knöcherner Durchbauung (radiologische Kontrolle abwarten) des Osteotomiespaltes.

▮ Automobilisation für Extension und Flexion: z. B. aus dem Vierfüßlerstand Gewichtsverlagerung mit Gesäß in Richtung Fersensitz, ohne mit dem Becken auszuweichen.

▮ Verbesserung der Gewebeverschieblichkeit im OP-Gebiet.

▮ Überprüfung der Ursachen-Folge-Ketten (Beispiele siehe Anhang).

▮ Automobilisation für Extension und Flexion: z. B. ASTE Stand: Fuß wird auf einem Stuhl oder Hocker abgestellt. Über Gewichtsverlagerung nach vorne erfolgt eine Drehpunktschiebung, die die Knieflexion vergrößert.

▮ Mobilisation neuraler Strukturen mit Techniken: PKB 👁, SLR oder Slump.

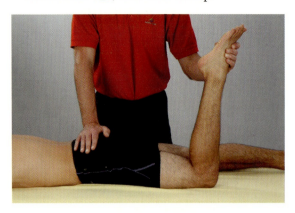

▮ Meniskusmobilisation 👁 👁.

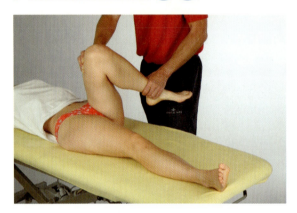

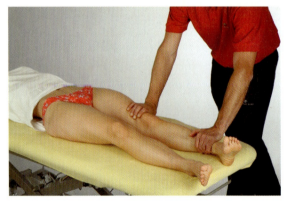

Meniskusmobilisation

▮ **Allgemein:** Extension und Flexion finden in der meniskofemoralen und Rotation in der meniskotibialen Ebene statt. Bei IR/AR der Tibia folgen die Menisken den Femurkondylen.

▮ Für den **lateralen Meniskus:** Knie und Hüfte in Flexion + Knie in Innenrotation bewegen.

▮ Während der Mobilisation bleibt das Knie ständig in Varusstellung(!) – Aus der Flexion + IR + Varusstellung in Extension + AR + Varusstellung bewegen. Die vollständige Extension wird kurz gehalten.

▮ Für den **medialen Meniskus:** Flex + AR + Valgus → Ext + IR + Valgus bewegen.

Cave: Nach **Immobilisation** hat der Gelenkknorpel eine stark verminderte Belastbarkeit. Abscherbewegungen sollten möglichst gemieden werden.

Regulierung vegetativer und neuromuskulärer Funktionen

▮ Behandlung von Tenderpoints:
 – Strain-Counterstrain-Technik: Druck auf den Schmerzpunkt bzw. auf die maximal verhärtete Stelle in der Muskulatur geben. Entspannung des Gewebes durch Bewegung der angrenzenden Gelenke, bis der Schmerz nachlässt, bzw. bis eine Entspannung des Gewebes spürbar ist. Diese Position 90 Sekunden halten und dann passiv (!) wieder in die Ausgangsstellung zurückführen.

▮ Behandlung von Triggerpunkten:
 – INIT: Ischämische Kompression über Druck auf den Triggerpunkt geben, bis sich der Schmerz reduziert. Falls nach 30 Sekunden keine Änderung des Schmerzes eintritt, die Kompression lösen und eine Postional Release-Technik anwenden, d.h. Annäherung der Strukturen bis zum Release. Anschließend 7 Sekunden isometrisches Anspannen und Dehnen des Muskels.

Verbesserung der Sensomotrik

▮ Koordinativ fordernde Übungen auf verschiedenen instabilen Unterstützungsflächen:
  – Steigerung über geschlossene Augen oder mit Zusatzaufgaben 👁

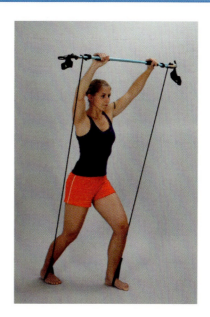

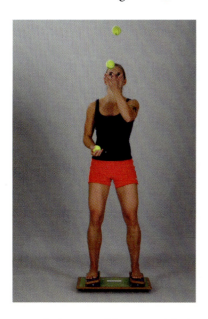

– Steigerung bis zum Einbeinstand.

▮ Stabilisationsübungen beid- und einbeinig mit Erschwerung: Schaukelbrett 👁, Gymstick 👁, Therapiekreisel 👁, Stabilisationskissen 👁, Pedalo.

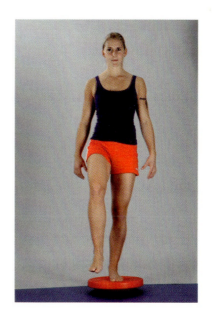

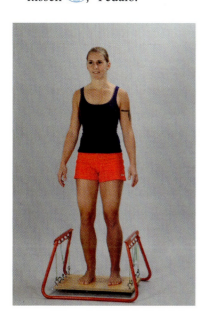

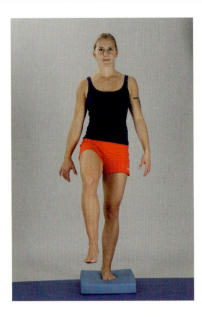

▌ Wahrnehmung des gleichmäßigen Standes im bipedalen Stand (Kalkaneus und Metatarsalia berühren sich), mit geschlossenen Augen.

▌ Biofeedback, z. B. über Oberflächen-EMG ⊙.

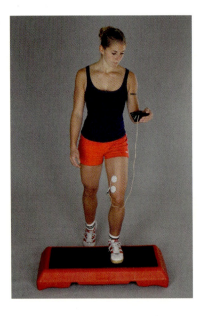

▌ Übungen im geschlossenen System, auch auf labilem Untergrund mit Zusatzaufgaben. Reihenfolge:
- Offene Augen
- Wegschauen
- Geschlossene Augen ⊙ ⊙ ⊙.

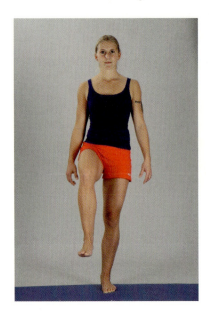

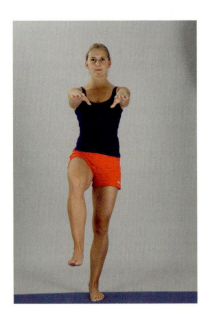

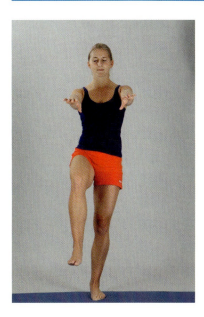

- Reaktives Training der Standbeinphase/Einbeinstand.
- Tai Chi zur Körperwahrnehmung, Fußstatik, 3-D Verschraubung der Beinachse.
- Intensivierung der Isokinetik im geschlossenen System zur Verbesserung der intramuskulären Koordination (alternativ Shuttle, Reformer).
- Reaktive Einbeinstabilisierung (z. B. Ausfallschritt).
- Rotationskontrolle auf labiler/instabiler Unterstützungsfläche.
- Parcourslauf.
- Beschleunigungs- und Abbremstraining.

- Exzentrisches Quadrizepstraining in funktioneller Ausgangsstellung, z. B. Bewegungsübergang Stand → 1/2-Kniestand über Beckenpattern (PNF) ◉.

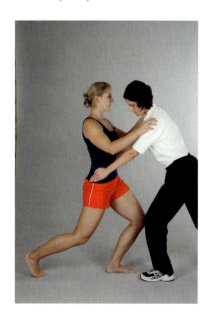

Stabilisation und Kräftigung

- Meniskus- und Knorpeltherapie: Teppichrutschen gegen die Wand (Wall Slides, exzentrische Stabilisation).
- Intensive Kräftigung der Fuß- und Unterschenkelmuskulatur, z. B. Nurejew ◉ ◉, M. soleus ◉, M. gastrocnemius ◉.

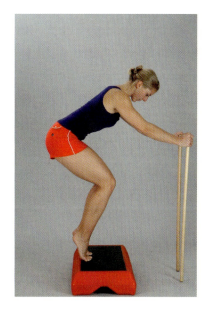

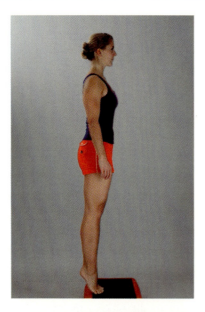

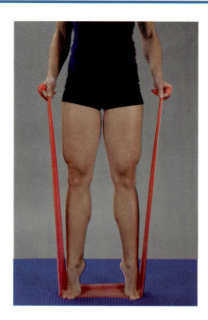

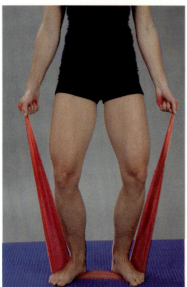

▌ Step-ups erst unter Teilbelastung 👁 👁 👁, dann zunehmend die Belastung steigern bis zur Vollbelastung mit Zusatzgewicht: Körperschwerpunktverschiebung nach kranial-ventral unter Kontrolle der Körperstabilität.

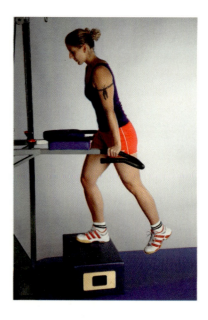

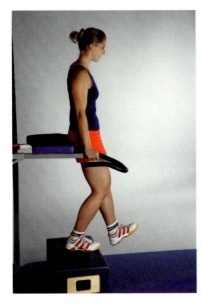

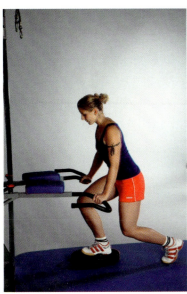

▌ Dynamische Einbeinstabilisation: Ausfallschritt mit operiertem Bein vorne; Verschiebung des Körperschwerpunktes nach kaudal und kranial unter Kontrolle der Stabiliät. Maximale Knieflexion 60°!

▌ Stabilisation mit Zugapparat (OP-Bein auf Kreisel, Schaukelbrett, Schaumstoff), ein- und beidbeinig.

Kapsel-/Bandrekonstruktionen

▌ Steigerung des Stabilisationstrainings; Anbahnung über Sprünge unter Teilbelastung.

▌ Intensive (*Cave:* Schmerz) isometrische Quadrizepsübungen aus dem Sitz, 70° Knieflexion 8–10 Sekunden Anspannung/ 15 Sekunden Pause.

▌ LCL-Rekonstruktion: Kräftigung der Adduktoren und M. semimembranosus (Flexion und Adduktion).

▌ Impuls- und Reaktionstraining mit gelenknahem Widerstand.

▌ M. vastus medialis-Training: in geschlossener Kette extensionsnah/in offener Kette eher flexionsnah.

▌ Training mit dem Redcord®-System zum Training der Muskelketten 👁.

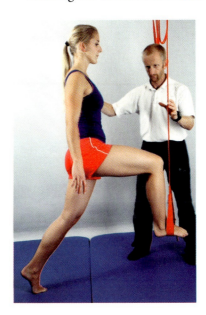

▌ Kniebeugen: Entwicklung von 60:40 (verletzt/ gesund) 20–60° bis 50:50 mit Zusatzgewicht.

▌ Beinachsentraining.

▌ Kräftigung der Muskelketten der UEX: M. gluteus maximus rechts und M. latissimus dorsi links.

▌ Stabilisation in der Dynamik mit zunehmender Belastung .

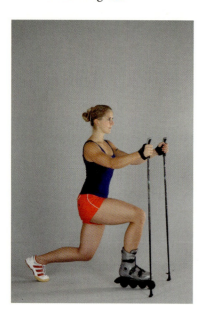

▌ Intensive Kräftigung der Fuß- und Unterschenkelmsukulatur.

▌ Stabilisationsübungen auf der Weichbodenmatte.

▌ Beginn mit einbeinigen Stabilisationsübungen .

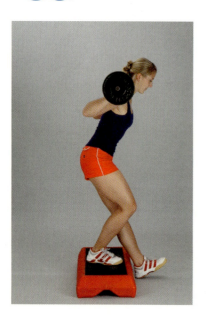

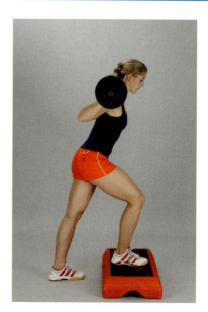

▌ Gehen auf der Stelle gegen Vitality®-Band (bzw. Life-Line).

▌ Stabilisationsübungen am Zugapparat: Verletztes Bein auf dem Kreisel, Trampolin.

▌ Beginn von einbeinig gestützten Kniebeugen (*Cave:* Schmerz).

▌ Stabilisation unter Einbezug des Rumpfes .

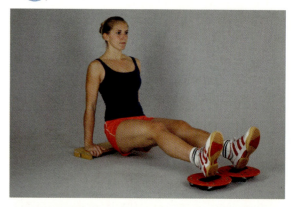

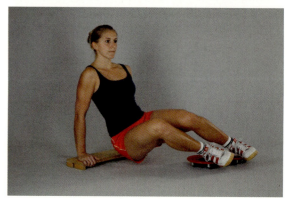

▌ Kräftigen der Becken-/Bein-Muskulatur in synergistischen Ketten.

▌ Rumpfkräftigung unter Einbezug der unteren Extremität ⊙.

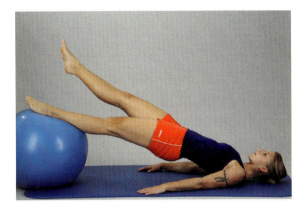

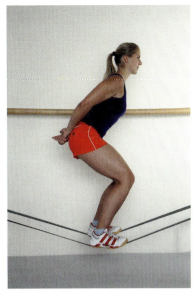

▌ Dynamisches Üben, unter Teilbelastung beginnend, verschiedenen Unterlagen (Mattentraining), Ballkissen, MFT, Therapiekreisel, Trampolin, Haramed ⊙, Posturomed ⊙, Gymnastikball ⊙.

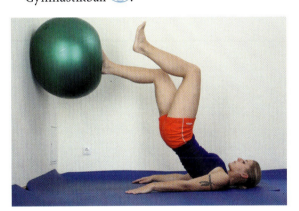

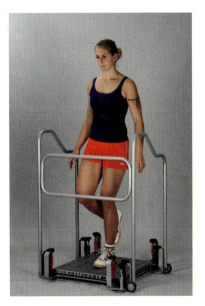

▌ Erarbeiten der dynamischen Stabilität in Stand- und Spielbeinphase, evtl. beginnend im Gehbarren.

▌ Kräftigung/Innervationsverbesserung über die Muskelketten mittels Redcord®-System (frontaler Stütz auf Unterarmen mit aufgehängten Beinen).

▌ Reaktives Training der Standbeinphase/Einbeinstand (Sternschritt, Standbein fest, Spielbein frontal, seitlich, hinten).

∎ Pilates 👁: Einsatz vom Reformer.

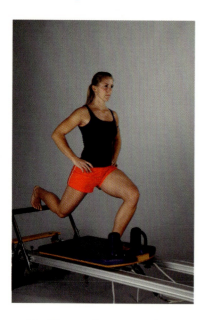

∎ Kräftigung des M. popliteus (dorsaler Kapsel-spanner): Flexion + Innenrotaion.

∎ ADL-Anforderungen trainieren.

∎ Bewegungsbad: koordinativ-reaktive Übungen; Aquajogging.

> **Wichtig:** Übungen im geschlossenen System!

Gang

Siehe auch unter Verbesserung der Sensomotorik, S. 203
∎ Beinachsentraining:
- 3-Punkt-Belastung des Fußes erarbeiten
- Einstellen des KG zur Vermeidung des medialen Kollapses
- Korrektur des HG in frontaler, sagittaler und transversaler Ebene
- Neutralstellung der LWS.

> **Pathologie des medialen Kollapses:**
> ∎ Absinken des Längsgewölbes
> ∎ Medialrotation der Tibia und Abkippen nach kaudal
> ∎ Medialrotation der Femurkondylen im Kniegelenk
> ∎ Adduktion/Außenrotation oder Abduktion des Beckens
> ∎ Lateralflexion zur Gegenseite in der Lendenwirbelsäule

∎ Reaktions- und Bremstests im Therapie-Auto.

∎ Evtl. Abtrainieren der Unterarmgehstützen.

> **Voraussetzungen für Gehen ohne Unterarmgehstützen:**
> ∎ Der Gangablauf ist ohne Ausweichbewegungen möglich
> ∎ Stabile Beinachse: kein medialer Kollaps
> ∎ Stabilisation des Beckens (z. B. kein Trendelenburg-Zeichen)
> ∎ Schmerzfreies Gehen
> ∎ Möglichst ausgeglichene Beinlänge

∎ Steigerung der Simulation von Alltagsbelastungen (z. B. Gehen im Gehgarten mit Zusatzaufgaben) mit koordinativen Variationen (rückwärts, seitwärts, langsam, schnell etc.) auf verschiedenen Untergründen.

∎ Einbeziehung visueller (Spiegel, Bodenmarkierungen) und akustischer (Rhythmus-Klatschen) Hilfsmittel.

∎ Intensivierung des Trainings zur Verbesserung der Wahrnehmung, angepasst an evtl. neue Belastungen, z. B. Gehen auf unterschiedlichen Untergründen mit visueller und akustischer Ablenkung: Gehen im Gehgarten/Gangparcours mit
- Gleichzeitiger Ansprache
- Regenschirm öffnen
- Lied singen
- Koordinativen Variationen (rückwärts, seitwärts, langsam, schnell)
- Unterschiedlicher Beleuchtung (Simulation von Alltagssituationen).

∎ Steigerung der Trainingszeit auf dem Laufband mit Spiegelkontrolle.

∎ Video-Ganganalyse als Feedback für die Patienten.

∎ Gehen auf der Kraftmessplatte zur Belastungskontrolle: Wird Last auf die operierte Seite übernommen?

∎ Bei Vollbelastung Walking (1–6 km/h) oder Brisk Walking (6–8 km/h) – kein Jogging.

∎ Gehen gegen Widerstand, Vitality®-Band, Seilzug, z. B. Life Line.

∎ Kontrolle der Unterschenkelbeschleunigung in der terminalen Schwungphase.

Physikalische Maßnahmen

❚ Lymphdrainage.

❚ Regenerationsmassage überlasteter Muskel-partien.

❚ Elektrotherapie: Iontophorese, diadynamische Ströme, Hochvolt.

❚ Akupunktmassage: energetische Behandlung der Narbe.

> **Hinweise:**
> ❚ Energieflussstörungen im Meridiansystem, die zu Funktionsstörungen lokal oder in anderen Gebieten des Körpers führen können, werden durch Störfelder verursacht. **Narben** können solche Störfelder bedingen.
> ❚ Regenerationszeiten bei intensivem Training beachten!

❚ Funktionsmessung an der UEX.

❚ Reflexzonentherapie: Periostmassage, flächige BGM.

> **Kriterien für Überlastungsreaktionen:**
> ❚ 24 h-Schmerzverhalten
> ❚ Schwellung/Erguss
> ❚ Rötung
> ❚ Überwärmung
> ❚ Reduzierung bzw. Stagnation ROM
> ❚ Reduzierung bzw. Stagnation Kraft

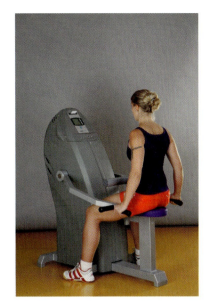

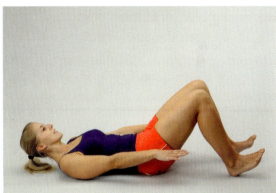

❚ Gangschule: Abbau der Unterarmgehstützen.

Medizinische Trainingstherapie

❚ Allgemeines begleitendes Training des Rump-fes und der oberen Extremität: Rudern, Lat-zug, Bankdrücken, Diptrainer, Bauchmuskel-training ⦿ ⦿ ⦿.

Sensomotorisches Training

❚ Erarbeitung der Stabilisierung der Beinachse unter variablen Bedingungen, auch mit mittleren Lasten: z. B. Standstabilisation auf labilem Untergrund mit Seilzuglast seitlich, Weichbodenmatte ⦿.

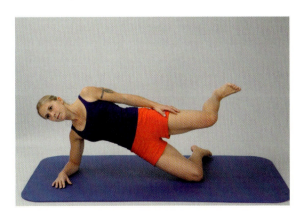

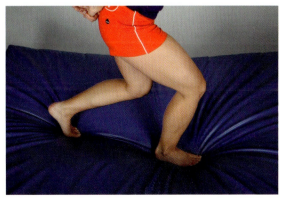

▮ Einbeinstandstabilisation unter variablen Bedingungen:
 – Lastübernahme einbeinig, verschiedene Beugewinkel: Stabilisation Rumpf, Beinachse, Fußgewölbe: Stand auf Dotte-Schaukel, Drehteller, Haramed 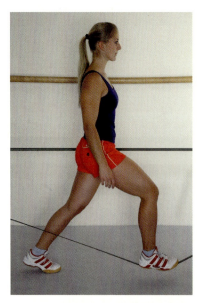, Kreisel + Vitality®-Band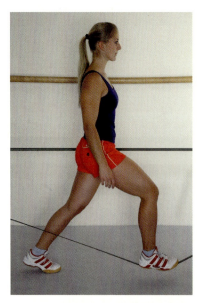

– Erarbeiten der Fußstabilisation und Dynamik: z. B. spiraldynamische Verschraubung Fuß, Lastverteilungstraining Fuß in dynamischen Sitationen, z. B. nach Sidestep einbeinig stabilisieren unter Beachtung der 3-Punkt-Belastung
– Kniebeugen in erlaubtem ROM beidbeinig bzw. in kleineren Bewegungsausmaß einbeinig mit Kontrolle über Spiegel. Vermeidung eines medialen Kollapses bei Gewichtsübernahme.

▮ Erarbeiten Lauf-ABC:
 – Schrittkombinationen aus dem Stand (Schritt vorwärts, Schritt seitwärts im Wechsel am Ort)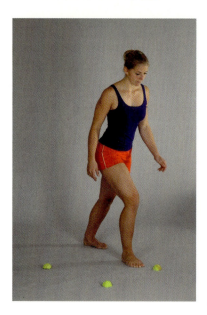

– Fußgelenkarbeit im Stehen: z. B. Zehen-Fersen abrollen
– Vorfußlauf mit kleiner Amplitude, langsam vorwärts (Ferse bleibt konstant in der Luft)
– Gehen auf einer schiefen Ebene
– Side-Steps (Schritt seitlich mit kurzer Stabilisationsphase einbeinig)
– Side-Jumps (kleine Sprünge seitwärts mit kurzer Stabilisationsphase auf der Slidematte 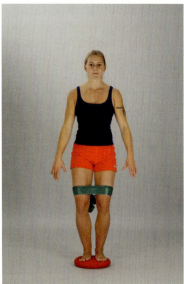 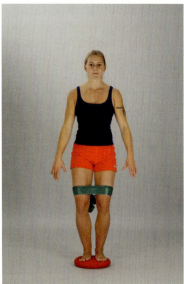.

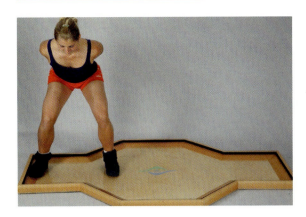

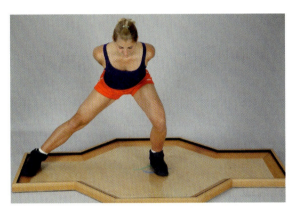

▌ Training im Redcord®-System: Beinachsentraining ⊙.

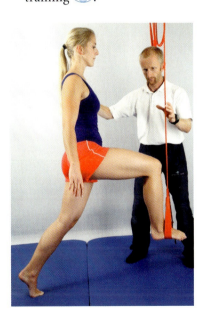

▌ Training der exzentrischen Muskelphase: z. B. Step-downs von niedrigen Stufen (5–10-cm-Podest) vorwärts heruntersteigen, dabei auf Becken und Beinachsenstabilität achten, Spielbein mit der Ferse zuerst am Boden aufsetzen.

▌ Erarbeiten von Sprüngen:
– Step-forwards mit Schulung der Landephase und Bremsfunktion (beachten der exzentrischen Phase mit minimalem Nachgeben und wieder Strecken zum Stand)
– Beidbeinige Sprünge aufwärts: z. B. Aufspringen auf flache Treppenstufe mit weicher Landung.

▌ Dehnung: Hamstrings, M. rectus fem. ⊙ ⊙.

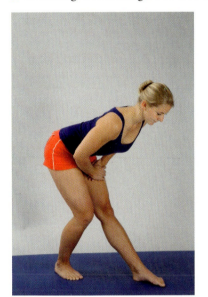

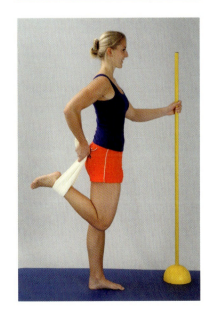

∎ Feedback-Training, auch mit mittleren Lasten: z. B. einbeinige Kniebeugen auf Proprio-Swing-System.

∎ Sportartspezifische Gewöhnung: z. B. Sidestep Tennis, Inliner, Pass-Basketball 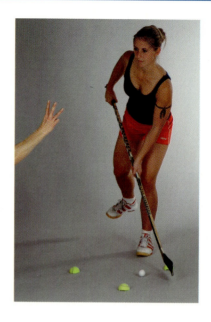 👁 👁, Eishockeypass 👁

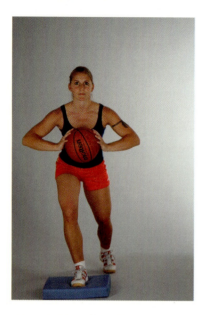

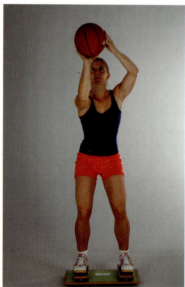

Krafttraining

∎ Kraftausdauertraining, als Aufwärmtraining der lokalen Stabilisatoren, s. Phase II.

∎ Hypertrophietraining der globalen Muskulatur, mittleres ROM: 6×15 Wdh, 18/15/12/ 12/15/18 als Pyramide. (*Cave:* im absolut schmerzfreien Bereich)!

∎ Kniebeugen: Beinpresse, Reformer, Shuttle, Squats und Varianten: Hacker 👁, Front 👁, Squat Lunges 👁.

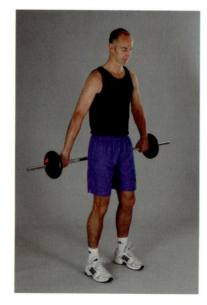

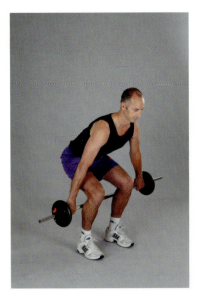

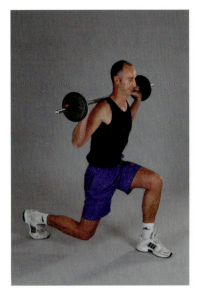

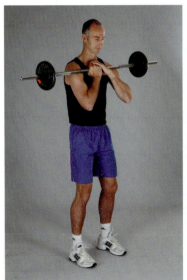

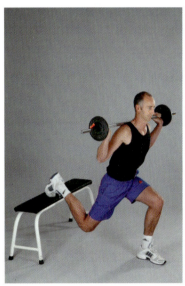

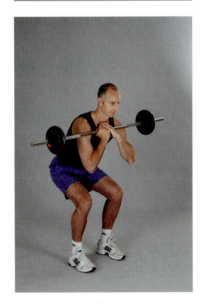

▌ Step-ups 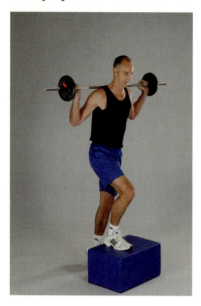.

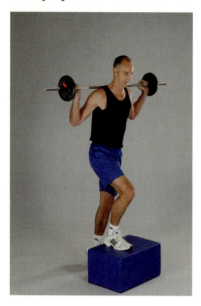

▌ Hamstring Curls.

▌ Wadentraining (*Cave:* HKB-Rekonstruktion).

▌ Ab-/Adduktorentrainig.

▌ Training der Rumpf- und Glutealmuskulatur (Good Morning ⊙, Rowing bend over, Barbell Rowing).

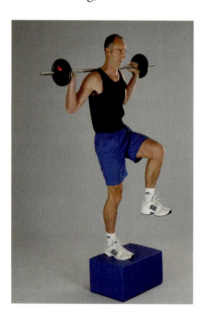

▌ Erarbeiten von Sprüngen (nicht bei Meniskus- oder Knorpeltherapie):
  – Sprung – Landen
  – Sprung – Augen zu – Landen
  – Augen schließen – Sprung – Landen
  – Zweibeinig – einbeinig
  – Mit Drehung 1/4, 1/2, 3/4, 360°
  – Landung auf labilen Untergründen
  – Step-forwards mit Schulung der Landephase und Bremsfunktion
  – Beidbeinige Sprünge aufwärts (z.B. Aufspringen auf flache Treppenstufe)
  – Kreuzsprünge
  – Vor- und rückwärts über oder auf einer Linie ⊙ ⊙

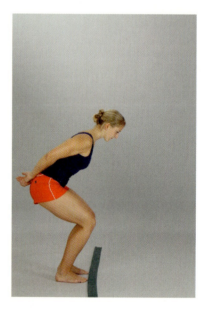

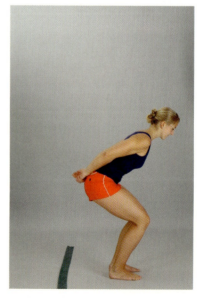

– Seitsprünge
– Zick-Zack-Sprünge.

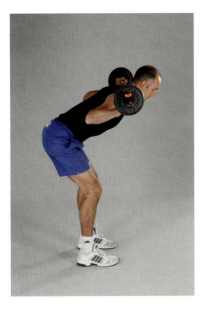

Ausdauertraining

▪ Ergometertraining 20–30 Min. mit steigernder Dauer und Wattzahl nach Befinden.

▪ Laufbandtraining: Bergaufgehen 10–20 Min. 10% Steigung mit 3–5 km/h.

Therapeutisches Klettern

▪ Antrittsstabilisation aus tiefer Gelenkposition im senkrechten Wandbereich mit Zugunterstützung: Frontaler Stand, Hände greifen über Schulterhöhe, aufsteigen über den Tritt aus tiefer Winkelposition, die Arme unterstützen die Bewegung.

▪ Freigabe rotatorischer Antrittsmuster (wie oben, aber aus leicht eingedrehter Position).

▪ Trittwechseltraining im positiven Wandbereich (Arme fixieren 2 Griffe, Beine wechseln auf unterschiedliche Tritte, Festlegen von bestimmten Bewegungsfolgen (Moves) (up/down, side to side) ☉.

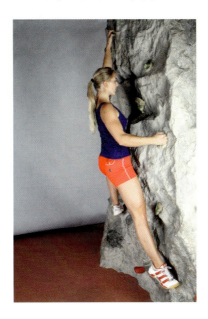

10.4 Phase IV

Ziel des Trainings in Phase IV ist die Sportfähigkeit des Patienten. Die sporttherapeutischen Inhalte der Rehabilitationsphase IV nach Kniegelenkoperationen sind zusammenfassend für die gesamte untere Extremität in Kap. 12.4 beschrieben.

11 Sprunggelenk: OP-Verfahren/Nachbehandlung

11.1 Sehnenrekonstruktionen

Perkutane Rahmennaht der Achillessehne

Indikation

▪ Frische Ruptur (ungenügende Annäherung der Sehenstümpfe bei Plantarflexion [> 5 mm]).

▪ Alte Ruptur bzw. Re-Ruptur (Versagen konservativer Maßnahmen, ggf. Sehnenplastik erforderlich).

OP-Technik

▪ Ca. 3 cm langer Hautschnitt (auf Rupturhöhe), evtl. Hämatomentleerung.

▪ Anfrischen der Rupturenden und Entfernen nekrotischen Gewebes.

▪ Jeweils zwei ca. 1–2 cm lange Inzisionen (lateral/medial) ca. 3 cm proximal der Rupturhöhe und distal nahe der Sehneninsertion.

▪ Durchziehen zweier Fäden (z. B. Fibrewire) und Anlage einer X-förmigen Rahmennaht.

▪ Kontrolle der Re-Adaptation und Sehnenspannung.

▪ Schichtweiser Wundverschluss.

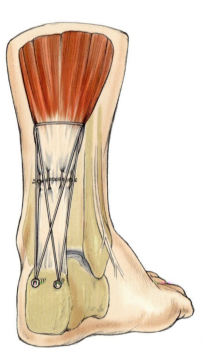

Rahmennaht der Achillessehne

Nachbehandlung

Perkutane Rahmennaht der Achillessehne
1.–2. Woche postoperativ: Steigbügelgips
3.–6. Woche postoperativ: Aircast Walker/Gehgips mit Keil
ab 7. Woche postoperativ: Achilloprotect-Schiene bis 6 Monate postoperativ
(*Cave:* auch beim Duschen!)

Phase	Bewegungsausmaße und erlaubte Belastungen	
I	*1.–2. postoperative Woche:*	– Aktiv-ass. Plantarflex/Dorsalext: frei/30°/0° – Entlastung im Steigbügelgips
II	*3.–4. postoperative Woche:*	– Schmerzadaptierte Belastungssteigerung im Aircast Walker (mit Keil 15° plantarflektiert) – Aktiv-ass. Plantarflex/Dorsalext: frei/15°/0°
	5.–6. postoperative Woche:	– Schmerzabhängige Vollbelastung im Aircast Walker (ohne Keil) – Aktiv-ass. Plantarflex/Dorsalext: frei/0°/0°
III	*ab der 7. Woche:*	Freigabe der Dorsalextension (erst nach ärztlicher Kontrolle)
IV	*ca. 3 Monate postoperativ:*	Kraulschwimmen
	ca. 4 Monate postoperativ:	Beginn Lauftraining (ebener Grund), Fahrrad
	ca. 6 Monate postoperativ:	Sportbeginn und sportartspezifisches Training (nach Rücksprache mit Arzt)
	ca. 9–12 Monate postoperativ:	Kontakt- und Risikosportarten (Rücksprache mit Arzt)

11.2 Kapsel-/Bandrekonstruktionen

OSG Bandplastik (lateral)

Indikation

▌ Chronisch laterale Instabilität.

▌ Zweizeitige Ruptur bei vorbestehender Instabilität des lateralen Kapsel-Band-Apparates.

▌ Relative Indikation bei mind. zweitgradiger Bandruptur des hochaktiven Sportlers (mindestens Ruptur von Lig. talofibulare ant. und Lig. calcaneofibulare).

OP-Technik

▌ Ca. 4 cm lange, geschwungene Hautinzision um die distale Fibulaspitze.

▌ Ca. 2 cm lange zweite Hautinzision im Bereich der Basis des Os metatarsale V.

▌ Präparation der distalen Fibula und des lateralen Bandapparates (Beurteilung der Bandstümpfe und des Restgewebes).

▌ Präparation und Mobilisation der Sehne des M. peroneus brevis sowie distales Ablösen der Sehnenhälfte (Splitting der Sehne).

▌ Entnahme der gesplitteten Sehne mittels Sehnenstripper unter Schutz des Peronealsehnenfaches.

▌ Präparation und Anlage eines Bohrkanals am anatomischen Insertionsort des Lig. fibulotalare ant.

▌ Präparation und Bohrung zweier sagittaler fibulärer Kanäle (Ursprungsort des Lig. fibulotalare ant. und Lig. fibulocalcaneare).

▌ Präparation und Anlage eines Bohrkanals im Bereich der anatomischen Insertion des Lig. fibulocalcaneare.

▌ Fixation des Sehnentransplantates mit bioresorbierbarer Schraube im Talus, Durchziehen des Transplantates durch die fibulären Bohrkanäle und kalkaneare Fixation in Pronation mit einer bioresorbierbaren Schraube unter Spannungskontrolle.

▌ Schichtweiser Wundverschluss.

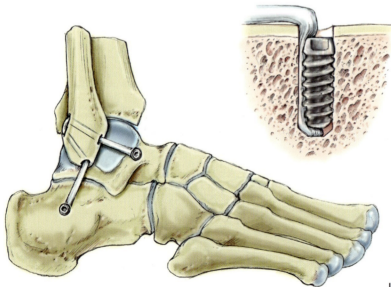

Laterale Bandplastik des OSG

Nachbehandlung

OSG Bandplastik (lateral)		
1.–2. postoperative Woche: Unterschenkelgipsschiene in Plantarflex/Dorsalext: 0°/0°/0°		
3.–6. postoperative Woche: Aircast Walker/Gehgips		
Phase	**Bewegungsausmaße und erlaubte Belastungen**	
I	*1.–2. postoperative Woche:*	– Entlastung in Gipsschiene – Keine Pro- und Supination – Aktive Dorsalext/Plantarflex aus Schiene heraus frei
II	*3.–6. postoperative Woche:*	– Vollbelastung im Aircast Walker/Gehgips – Keine Pro- und Supination – Aktive Dorsalext/Plantarflex aus Schiene heraus frei
III	*ab 7. postoperativer Woche:*	Freies Bewegungsausmaß
IV	*ca. 3 Monate postoperativ:*	Kraulschwimmen, Beginn Lauftraining (ebener Grund), Fahrrad
	ca. 6 Monate postoperativ:	Sportbeginn und sportartspezifisches Training, Kontakt- und Risikosportarten (Rücksprache mit Arzt)

OSG Syndesmosenrekonstruktion (Tight Rope®)

Indikation

▮ Akute Syndesmosenruptur (evtl. ergänzend zur Osteosynthese bei Weber-B- und C-Frakturen).

▮ Chronische und veraltete Syndesmosenruptur (chronische Instabilität).

OP-Technik

▮ Ca. 2 cm lange Inzision ca. 3 cm proximal des lateralen Malleolus (oder über einen bestehenden Zugang bei gleichzeitiger Osteosynthese).

▮ Anlage eines Bohrlochs durch Fibula und Tibia.

▮ Mediale Ausleitung eines Durchzugfadens mittels Nadel durch die Haut.

▮ Einziehen des Tight Ropes® (Fa. Arthrex) über den Duchzugfaden, Verkippung und mediale Verblockung des Metallplättchens.

▮ Spannungskontrolle und Verknotung des Tight Rope (Fa. Arthrex) von lateral.

▮ Schichtweiser Wundverschluss.

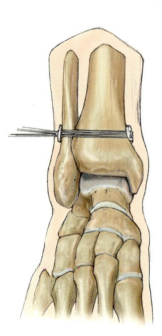

OSG Syndesmosenrekonstruktion
(Tight Rope®, Fa. Arthrex)

Nachbehandlung

OSG Syndesmosenrekonstruktion (Tight Rope®)	
1.–2. postoperative Woche: Unterschenkelgipsschiene in Plantarflex/Dorsalext: 0°/0°/0°	
3.–6. postoperative Woche: Aircast Walker/Gehgips	
Phase	**Bewegungsausmaße und erlaubte Belastungen**
I	*1.–2. postoperative Woche:* – Entlastung in der Gipsschiene – Keine Pro- und Supination – Aus Schiene heraus aktive Plantarflex/Dorsalext: 20°/0°/0°
II	*3.–6. postoperative Woche:* – Vollbelastung im Aircast Walker/Gehgips – Keine Pro- und Supination – Aus Schiene heraus aktive Plantarflex/Dorsalext: 20°/0°/0°
III	*ab der 7. Woche:* Freie Beweglichkeit und volle Belastung
IV	*ca. 3 Monate postoperativ:* Kraulschwimmen, Beginn Lauftraining (ebener Grund), Fahrrad
	ca. 6 Monate postoperativ: Sportbeginn und sportartspezifisches Training, Kontakt- und Risikosportarten (Rücksprache mit Arzt)

11.3 Knorpelchirurgie

Talus OATS

Indikation

▌ Begrenzte osteochondrale Läsion.

▌ Fokale chondrale Defekte (Grad III–IV nach Outerbridge [>50% der Knorpeldicke]) bzw. fokal begrenzte Osteonekrosen.

▌ Osteochondrosis dissecans (Grad III/IV).

OP-Technik

▌ Ca. 4 cm langer medialer oder lateraler Hautschnitt ventral der entsprechenden Malleolen.

▌ Präparation, Arthrotomie mit Darstellung des chondralen Defektes
(medial: evtl. Innenknöchelosteotomie, lateral: evtl. knöchernes Ausmeißeln der Syndesmose zur Darstellung erforderlich).

▌ Ausstanzen des chondralen Defektes mit dem Entnahmezylinder (meist 1–2 Zylinder).

▌ Entnahme des Spenderzylinders aus der ipsilateralen Trochlea des Kniegelenks über eine laterale Mini-Arthrotomie.

▌ Einfügen des Spenderzylinders in die talare Defektzone in Press-Fit-Technik unter Positions- und Lagekontrolle.

▌ Schichtweiser Wundverschluss.

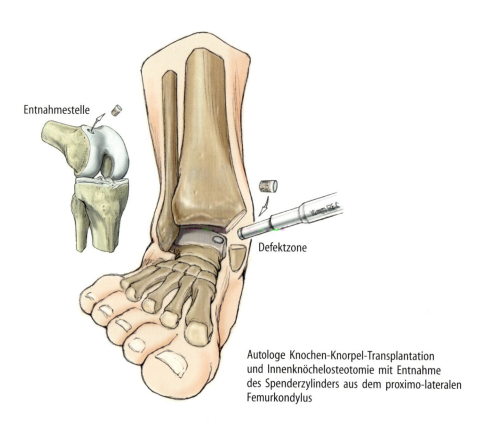

Entnahmestelle

Defektzone

Autologe Knochen-Knorpel-Transplantation und Innenknöchelosteotomie mit Entnahme des Spenderzylinders aus dem proximo-lateralen Femurkondylus

Nachbehandlung

Talus OATS		
1.–6. Woche postoperativ: Unterschenkelgipsschiene in Plantarflex/Dorsalext: 0°/0°/0°		
Phase	**Bewegungsausmaße und erlaubte Belastungen**	
I	*1.–6. Woche postoperativ:*	– Entlastung – Keine Pro- oder Supination – Dorsalext/Plantarflex aus Schiene heraus erlaubt (freie Beweglichkeit im Kniegelenk)
II	*ab der 7. Woche postoperativ:*	– Gipsabnahme – Nach Röntgenkontrolle schrittweise Aufbelastung (20 kg/Woche) – Freies Bewegungsausmaß – Kraulschwimmen
III	*ca. 3 Monate postoperativ:*	Beginn Lauftraining (ebener Grund), Fahrrad
IV	*ca. 6 Monate postoperativ:*	Sportbeginn und sportartspezifisches Training, Kontakt- und Risikosportarten (Rücksprache mit Arzt)

11.4 Endoprothetik

OSG-Totalendoprothese (Typ Salto®)

Indikation

▌ Primäre und sekundäre Arthrosen des OSG (Bandapparat stabil).

▌ Rheumatoide Arthritis.

OP-Technik

▌ Großzügiger anteriorer Zugang und evtl. Osteophytenabtragung.

▌ Ausrichtung der Sägelehre und Resektion des tibialen Anteils sowie der Taluskuppel.

▌ Weitere Präparation des Talus und der distalen Tibia unter stetiger Achsen- und Lagekontrolle.

▌ Bestimmung der Implantatgröße und des Weichteilbalancings mittels Probeimplantat.

▌ Einbringen des tibialen und talaren Implantates sowie des mobilen Inlays.

▌ Evtl. zusätzliche perkutane Achillessehnenstichelung.

▌ Schichtweiser Wundverschluss.

Nachbehandlung

OSG-Totalendoprothese (Typ Salto®) Unterschenkelgipsschiene in Plantarflex/Dorsalext: 0°/0°/0° für 6 Wochen postoperativ		
Phase	**Bewegungsausmaße und erlaubte Belastungen**	
I II	*1.–6. Woche postoperativ:*	– Entlastung – Keine Pro- oder Supination – Dorsalext/Plantarflex aus Schiene heraus erlaubt
III	*ab 7. Woche postoperativ:*	Freies Bewegungsausmaß und Aufbelastung mit 10 kg/Woche (nach klinischer und radiologischer Kontrolle), Schwimmen
IV	*ca. 4 Monate postoperativ:*	Fahrrad Eine weitere Belastungssteigerung bedarf einer individuellen Therapieentscheidung/Kontakt- und Risikosportarten nicht empfohlen

11.5 Arthrolyse

OSG Arthrolyse

Indikation

∎ Klinisch bedeutsame Bewegungseinschränkungen des OSG.

∎ Weichteil- bzw. ossäres Impingement (z. B. posttraumatisch, postoperativ, postinfektiös).

OP-Technik

Arthroskopisch:

∎ Zugang über anteriore Standardportale und evtl. zusätzliche dorsale Portale.

Offen chirurgisch (selten notwendig):

∎ Hautschnitt und Mini-Arthrotomie entsprechend der zugrunde liegenden Pathologie.

∎ Abtragen vorhandener Osteophyten, ggf. Entfernung freier Gelenkkörper, Resektion von Vernarbungen und Verwachsungen unter Kontrolle des Bewegungsausmaßes.

∎ Schichtweiser Wundverschluss.

Nachbehandlung

OSG Arthrolyse Keine spezifische Orthesentherapie nötig		
Phase	**Bewegungsausmaße und erlaubte Belastungen**	
I II	*1.–2. Woche postoperativ:*	Teilbelastung mit 20 kg
III IV	*ab 3. postoperativer Woche:*	Aufbelastung bis zur Vollbelastung (schmerz- und ergussabhängig), Freigabe der Sportfähigkeit

12 Sprunggelenk: Rehabilitation

12.1 Phase I

Siehe Phase I in Kap. 6.1, S. 116.

12.2 Phase II

Ziele der Phase II (nach ICF)

▎ **Körperfunktion/Körperstruktur:**

- **Resorptionsförderung**
- **Schmerzlinderung**
- **Vermeidung von Funktions- und Strukturschäden**
- **Regulierung beeinträchtigter vegetativer und neuromuskulärer Funktionen**
- Erhalt der Gelenkbeweglichkeit
- Verbesserung der die Sensomotorik betreffenden Funktionen
- Erhalt der physiologischen Bewegungsmuster im Gang

▎ **Aktivitäten/Teilhabe:**

- Erarbeiten der dynamischen Stabilität beim Gehen unter Einhaltung der Belastungsvorgaben
- Optimierung der Stützfunktion Rumpf- und Beckenstabilität in der Fortbewegung
- Eigenständigkeit bei Anforderungen der täglichen Routine
- Ausnützen der Bewegungs- und Belastungsgrenzen
- Erlernen eines Heimtrainingsprogrammes

Therapieinhalte

Physiotherapie

Patientenedukation

▎ Gemeinsame Absprache über Therapieinhalte und -ziele.

▎ Aufklärung über Ge- und Verbote bei *Sehnenrekonstruktionen*:
- Dorsalextension über die Nullstellung erst ab der 7. Woche postoperativ
- Belastung ab der 3. Woche postoperativ nur mit Aircast Walker:
  - – Kontrolle der Gangbelastung
  - – Aufklärung des Patienten zum Abbau der Bewegungsangst und zur Förderung der erlaubten Bewegung: Information über seine individuelle Pathologie (auch unter Einsatz eines Fußmodells oder mithilfe von Abbildungen), den Stand der Wundheilung und die damit verbundene Belastbarkeit und Beweglichkeit.

▎ Aufklärung über geltende Einschränkungen bei Kapsel-/Bandrekonstruktionen:
- Keine Pro- und Supination erlaubt
- Beginn Kraulschwimmen nach ca. 3 Monaten postoperativ.

▎ Handling der Orthese.

▎ Information über Einschränkungen bei *Knorpeltherapie*:
- Keine Belastung
- Keine Pro- und Supination für 6 Wochen postoperativ
- Vermeiden von zu langem Stehen: Vermehrte Schwellung kann zu Wundheilungsstörungen führen.

▎ Information über Empfehlungen bei *Endoprothetik*:
- Keine Sprünge
- Grundsätzlich Vermeidung von Risikosportarten
- Beginn mit dem Schwimmen, Standfahrrad ca. ab der 7. Woche postoperativ
- Ab ca. 4 Monaten postoperativ: Fahrrad fahren.

▎ *Arthrolyse:* Aufklärung über die Notwendigkeit intensiver Mobilisationstechniken und aktiver Mitwirkung des Patienten.

Prophylaxe

▌ Isometrisches Training der Beinmuskulatur.

▌ Aktives Bewegen der oberen Extremität.

▌ Überprüfen der Thrombose – Druckschmerz-
punkte bei Schmerzangabe und Schwellungszunahme in entsprechenden Gebieten.

▌ Alltagsaktivitäten.

▌ Häufiges Aufstehen und Herumgehen: aufgrund der Gefahr der Schwellungszunahme
öfter, dafür kürzer.

▌ Thrombose- und Pneumonieprophylaxe je
nach Zustand des Patienten.

Resorptionsförderung

▌ Hochlagerung.

▌ Aktive Entstauungsübungen.

▌ Erlernen von Eigenübungsprogrammen bei
Arthrolyse:
   – Flexion: Fersensitz
   – Extension: Schrittstellung, Kniegelenk in
     Verlängerung von DII nach vorne schieben
     (Gewichtsverlagerung), Ferse bleibt auf
     dem Boden, Kniegelenk beugen oder am
     Stab medial bzw. lateral nach vorne
     schieben,
     Ferse bleibt am Boden 👁 👁.

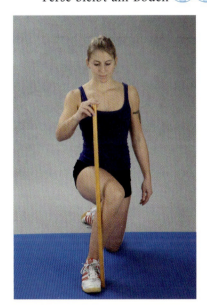

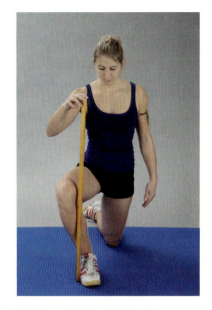

▌ Manuelle Lymphdrainage.

▌ Cryocuff.

▌ Kompressionsverband.

▌ Beinguss, Knieguss.

Verbesserung der Beweglichkeit

▌ Weichteilbehandlung:
   – Behandlung der umliegenden Muskulatur:
     M. gastrocnemius, M. soleus, lange Fuß-
     muskeln, Mm. peronei, M. tibialis anterior
     mittels Integrierter Neuromuskulärer Inhi-
     bitionstechnik (INIT), Strain-Counterstrain
     (SCS), Postisometrischer Relaxation (PIR),
     Contract-Relax, Muscle Energy Technique
   – Faszientechniken (Druck- und Release-
     Techniken) an Becken und UEX: z. B.
     Lig. plantare longum 👁, Fascia cruris, la-
     terale Oberschenkelfaszie, Fascia ischiadica
     an OS und US 👁, Fascia lata.

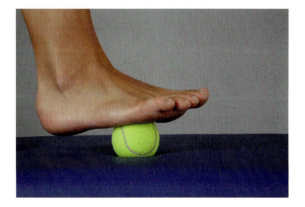

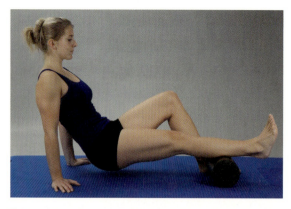

▌ Verschraubung Rückfuß gegenüber Vorfuß ☺.

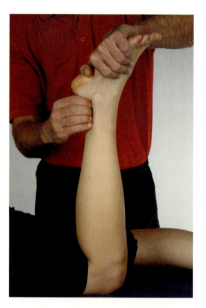

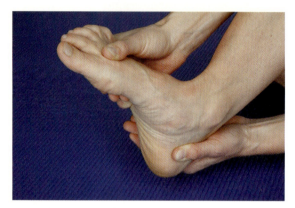

▌ Schmerz- und spannungsfreie Mobilisation des OSG in alle frei gegebenen Richtungen, mit und ohne Kompression.
Cave: Bei Knorpel-/Bandrekonstruktionen.

▌ *Knorpeltherapie:* Vorsichtige OSG Mobilisation im freien Bewegungsausmaß (nicht endgradig, da hier die Gefahr von Knorpeldestruktion besteht).
Cave: Keine Mobilisation des USG bei Innenknöchelosteotomien.

▌ Mobilisation der Fußwurzelknochen, des USG, des proximalen und distalen Tibiafibulargelenks und des Fußgewölbes nach Befund.

▌ Verbesserung des Gleitverhaltens der Sehnenstruktur in der Sehnenscheide bei Achillessehnennaht ☺ ☺.

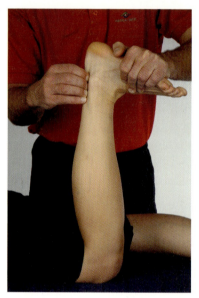

▌ Kontrolle der Eversions- bzw. Inversionsstellung.

▌ Manuelle Therapie Becken/LWS.

▌ Intermittierende Kompression am OSG als Stimulation der Membrana synovialis.

▌ Eigenmobilisation der Metatarsophalangealgelenke durch Einkrallen der Zehen auf dem Boden, Raupengang im Sitzen: Wandern des Fußes nach vorne durch Einkrallen der Zehen.

▮ Vorsichtiges Mobilisieren in Plantarflexion und Dorsalextension des Sprunggelenks über:
  – Fußwippe
  – Vor-Rück-Rollen auf einem Pezzi-Ball sitzend (kompletter Sohlenkontakt) 👁 👁.

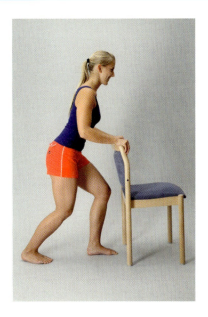

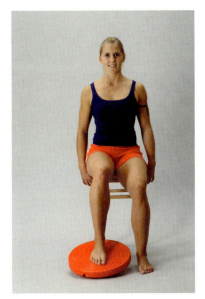

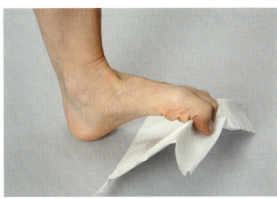

▮ *Arthrolyse:* Mobilisierung des oberen und unteren Sprunggelenks:
  – Gezielte manuelle Gelenkmobilisationstechniken zur Verbesserung der Elastizität der Gelenkkapsel: MT Stufe 3 (in Widerstand hinein!)
  – Schmerzfreiheit ist in diesem Fall komplett nicht möglich! Patient für die Therapie begleitend mit Analgetika versorgen lassen
  – Eigenmobilisation 👁

– Mobilisation der oberflächlichen Rücken- und Frontallinien
– Mobilisation der Fascia plantaris mit Golfball
– Mobilisation der gesamten Faszien aus der ASTE Pflug 👁.

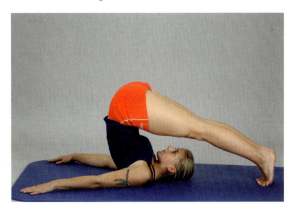

▮ Überprüfung der Ursachen-Folge-Ketten (Beispiele siehe Anhang).

▮ Mobilisation neuraler Strukturen:
  – PKB (Prone Knee Bend)
  – SLR (Straight Leg Raise)
    + PF/Inv für N. peroneus communis
    + DE/Inv für N. suralis
    + DE/E. für N. tbialis posterior
  – Slump.

■ Dehnung der Unterschenkel- und Fußmusku-
latur 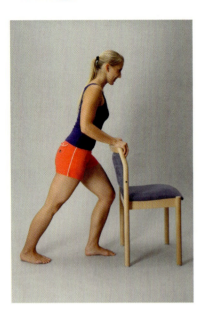.

Regulierung vegetativer und neuromuskulärer Funktionen

■ Therapie im ortho- und parasympathischen
Ursprungsgebiet Th8–L2, S2–S4:
- Manuelle Therapie, Heiße Rolle, Elektro-
therapie
- Oszillation in den entsprechenden Segmen-
ten.

■ Orthosymphatischer Slump: WS-Flexion +
WS-Lateralflexion + HWS-Lateralflexion und
-Extension.

■ Behandlung möglicher Triggerpunkte der gesamten unteren Extremität mittels INIT.

■ Behandlung möglicher Tenderpunkte der unteren Extremität mittels SCS.

■ Behandlung neurolymphatischer (NLR) und
neurovaskulärer Reflexpunkte (NVR):
- M. popliteus
- Mm. tibialis ant. und post.

Neurolymphatische Reflexpunkte (NLR), deren
Behandlung indiziert ist, sind gegenüber
dem umliegenden Gewebe palpatorisch zu
unterscheiden. Sie sind meist schmerzhaft
und fühlen sich teigig, ödematös und aufgequollen an.

Therapie: Eine nicht zu schmerzhafte Massa-
ge des Punktes für mindestens 30 Sekunden.
Bei sehr schmerzhaften Punkten mit sanftem
Druck beginnen und dann langsam erhöhen.
Eine Reduktion der Empfindlichkeit sollte in
der Behandlung stattfinden.

Neurovaskuläre Reflexpunkte (NVR): Palpatorisch sind sie nicht so auffällig wie die NLR,
aber für den Therapeuten zu erspüren.

Therapie: NVR mit zwei, drei Fingerkuppen
fassen und sanft in verschiedene Richtungen
verschieben. Die Richtung mit der größten
Spannung, bzw. wo eine Pulsation zu spüren
ist, wird für 30 Sekunden gehalten.

Verbesserung der Sensomotorik

■ Elektro-Muskelstimulation: gut sichtbare Kontraktion.

■ Wahrnehmungs- und Sensibilisierungstrai-
ning mittels Noppenkissen, Igelball, Thera-
pielinsen, Tuch oder Seil in Kombination mit
Zusatzaufgaben aus Sitz oder Halbsitz 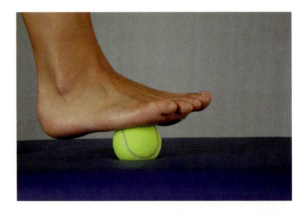.

■ Overflow-Training mit Techniken aus dem
PNF-Konzept im Gangmuster:
- Für Standbeinaktivität der OP-Seite:
-- ASTE RL/SL: Beinpattern Flex-Add-AR
kontralateral
-- ASTE SL (OP-Seite oben): Beckenpattern posteriore Depression (Mittel-
stand) oder anteriore Elevation (termi-
nale Standphase)

– Für Schwungbeinaktivität der OP-Seite:
  – – ASTE RL: Beinpattern Ext-Abd-IR kontralateral
  – – ASTE RL: ipsilaterales Bein in Flex-Add-AR

▎ 3D-Wahrnehmung der Fußstellung: Fersenlot 👁, Fußpendel:

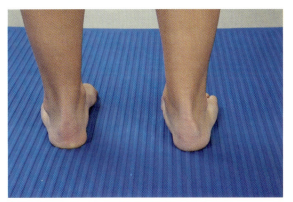

– Fersenlot: Aufmerksamkeit auf die Fersen lenken
– ASTE Sitz: Abwechselnde Gewichtsverlagerung des Rückfußes: für Supination auf die Außenkante und für Pronation auf die Innenkante.

▎ PNF: ASTE Vierfüßlerstand: Flex-Add-AR 👁.

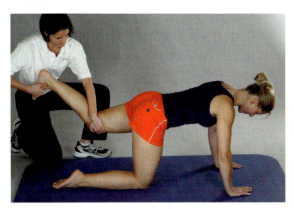

▎ PNF zum Ausnützen des Overflows aus den anderen Extremitäten und dem Rumpf im Gangmuster: z.B. wird das operierte Bein in Standbeinphase-Position im geschlossenen System gegen die Wand (Polster, Ballkissen, Balancepad) abgelegt, ASTE SL/RL:
– kontralaterales Bein in Flex-Add-AR
– ipsilateraler Arm in Ulnarthrust
– ipsilateraler Arm in Flex-Abd-AR.

Arthrolyse

▎ Tai Chi zur Körperwahrnehmung, 3-D Bewegung im Sprunggelenk in Verbindung mit HG Rotation.

▎ Beidbeiniges Üben auf Kippbrett, Trampolin, großem Pedalo 👁, Therapiefelsen (1. Offene Augen, 2. Wegschauen, 3. Geschlossene Augen).

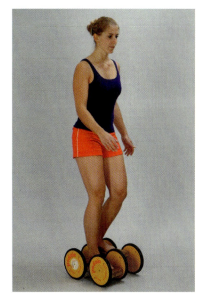

▎ Intensivierung der Isokinetik im geschlossenen System zur Verbesserung der intramuskulären Koordination (alternativ Shuttle).

▎ Reaktive Einbeinstabilisierung (z.B. Ausfallschritt).

▎ Rotationskontrolle auf labiler/instabiler Unterstützungsfläche.

▎ Parcourslauf.

▎ Beschleunigungs- und Abbremstraining.

▎ Wechsel zwischen kon- und exzentrischer Muskelarbeit, beispielsweise des M. quadriceps: Beckenpattern bei Bewegungsübergang Stand zu Halbkniestand.

▎ Gyrotonic.

▎ Kräftigung/Innervationsverbesserung der Muskelketten mittels Redcord®-System.

Stabilisation und Kräftigung

▎ Isometrie in Plantarflexionsstellung bzw. Nullstellung und in verschiedenen Winkelpositionen (gemäß Prozedere), besonders für M. tibialis posterior.

▌ „Kniezirkel" mit Kokontraktion aus SL (Add, Abd im Hüftgelenk) BL (Ext-Glutäen) unter aktiver Stabilisation des Fußes.

▌ Kräftigung der langen und kurzen Fußmuskeln und Oberschenkelmuskulatur ◉ ◉.

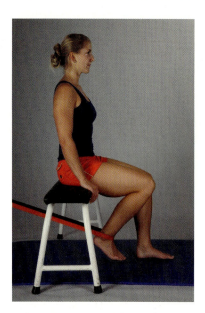

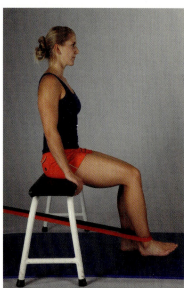

▌ Behandlung des instabilen Rückfußes über muskuläre Verspannung des Längsgewölbes („Gewölbebauer" nach Klein-Vogelbach) oder Fußschraube, Fersenlot aus der Spiraldynamik.

▌ Pilates: Seitlage-Serie: z.B. beide Beine geschlossen anheben, dabei Becken stabil halten; Coretraining, Sideleg Lift ◉.

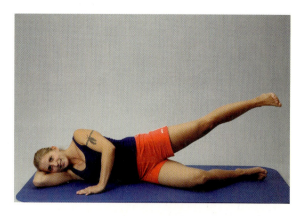

▌ Beinachsentraining unter Entlastung: Unter Einsatz eines Spiegels kann der Patient seine Beinachse visualisieren und bekommt anfangs zusätzliche taktile Unterstützung durch den Therapeuten
  – 3-Punkt-Belastung des Fußes erarbeiten
  – Einstellen des KG zum Vermeiden des medialen Kollapses
  – Korrektur des HG in frontaler, sagittaler und transversaler Ebene
  – Neutralstellung der LWS.

Pathologie des medialen Kollapses:
▌ Absinken des Längsgewölbes
▌ Medialrotation der Tibia und Abkippen nach kaudal
▌ Medialrotation der Femurkondylen im Kniegelenk
▌ Adduktion/Außenrotation oder Abduktion des Beckens
▌ Lateralflexion zur Gegenseite LWS

▌ Beinachsentraining in ASTE Sitz oder Halb-sitz: in Verbindung mit Zusatzaufgaben an der OEX (z.B. Seilzug) oder mit zusätzlicher Positionierung des Fußes auf labilen Hilfsmit-teln (z.B. Luftballon, Kreisel) ⊙, Vitali-ty®-Band ⊙.

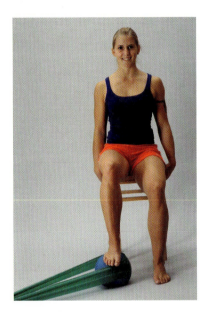

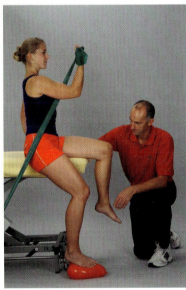

▌ Isokinetiktraining für Plantarflexion/Dorsal-extension: zunächst passiv, dann Übergang zu aktiv-assistiv.

▌ Beidbeinig am Shuttle mit geringer Belastung (kompletter Sohlenkontakt im Brace).

▌ Squats mit geringem Bewegungsausmaß.

▌ Training der Muskulatur von Bauch, Rücken und OEX ⊙.

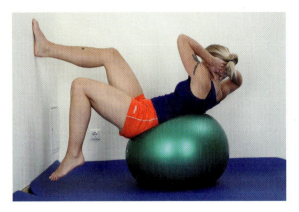

▌ Stabilisation in gangtypischen Positionen, z.B. auf dem Tilttable.

▌ Beidbeinig an der Beinpresse/am Shuttle mit geringer Belastung (kompletter Sohlenkon-takt) ⊙.

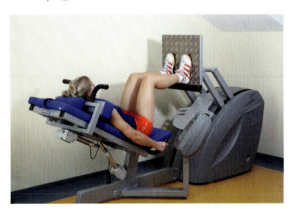

▌ Bewegungsbad: Stabilisations- und Mobilisa-tionsübungen.

Arthrolyse: Darstellung im Folgenden als stufen-loser Übergang von Phase III zu Phase IV:

▌ Beid-/einbeiniger Stand auf labilem Unter-grund (weiche Matte, Kreisel, Kippbrett) mit Zusatzbewegungen über die Arme (Seilzug, Vitality®-Band) ⊙.

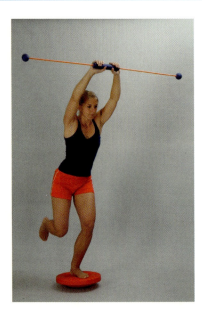

▊ In Schrittstellung auf einer Treppe/einem Stepbrett (Druckaufbau) bis hin zum Step-up.

▊ Fortsetzung der Kräftigung in Plantarflexion und Dorsalextension des Sprunggelenks mit dem Vitality®-Band.

▊ Fortsetzung der Abrollübungen im Stand durch Vor-Rück-Setzen des Spielbeines.

▊ Mobilisieren in Eversion/Inversion unter Einsatz von Kippbrettchen.

▊ Fortsetzung der Kräftigung der kompletten Becken-Bein-Muskulatur.

▊ Fortsetzung des Dehntrainings von M. triceps surae, der Hamstring-Gruppe, der oberflächlichen Rückenlinie (Bärenstand) und der Fußheber.

▊ Fortgesetzte Kräftigung Muskulatur der unteren Extremität mit Thera-/Deuserband

▊ Kniebeugen/Squats:
  – Beid- und einbeinig an der Beinpresse/am Shuttle mit erhöhter Belastung (kompletter Sohlenkontakt)
  – Beid-/einbeinige Kniebeugen an der Beinpresse/am Shuttle mit hoher Belastung (kompletter Sohlenkontakt).
  – Squats im Stand mit/ohne Fersenerhöhung
  – Squats im Stand unter Zusatzlast.

▊ Landeübungen:
  – Beidbeinige Landeübungen mit den Füßen an der Wand in Rückenlage auf dem Pezzi-Ball
  – Einbeinige Landeübungen mit den Füßen an der Wand in Rückenlage auf dem Pezzi-Ball
  – Beidbeinige Landeübungen an der Beinpresse/am Shuttle
  – Einbeinige Landeübungen an der Beinpresse/am Shuttle

▊ Ausfallschrittkniebeugen:
  – Ausfallschrittkniebeuge (operiertes Bein vorne)
  – Ausfallschrittkniebeuge (operiertes Bein vorne) auf instabilem Untergrund (Balancepad, Ufo)
  – Ausfallschrittübungen (exzentrisch)
  – Ausfallschrittübungen (exzentrisch-konzentrisch)
  – Ausfallschrittkniebeuge (operiertes Bein vorne) unter Zusatzlast/auf instabiler Unterstützungsfläche.

▊ Wadentraining:
  – Beid-/einbeiniges Wadentraining an der Beinpresse/am Shuttle/Reformer
  – Beidbeiniges Wadenheben im Stand oder auf Stepbrett/Treppe
  – Einbeinig als Wadentraining an der Beinpresse/am Shuttle
  – Einbeinig als Wadenheben im Stand oder auf Stepbrett/Treppe.

▊ Dynamische Gehübungen:
  – Achsengerechte, dynamisch-exzentrische Bewegung durch Stopps aus dem Gehen heraus
  – Dynamisch-exzentrische, richtungsvariable Bewegung durch Stopps aus dem schnellen Gehen
  – Hindernis- und Slalomparcours.

▊ Abrollübungen:
  – Abrollübungen beim Gehen unter erhöhten (achsengerechten) Anforderungen (Rückwärtsgehen, Tempo, Neigung)
  – Abrollübungen beim Gehen unter erhöhten (richtungsvariablen) Anforderungen (Seitwärtsgehen, spontane Richtungsänderung) und auf unebenem Untergrund.

▊ Isokinetik:
  – Training Plantarflexion (PF)/Dorsalextension(DE) (aktiv-assistiv)

- Training PF/DE (aktiv-konzentrisch/konzentrisch)
- Training Eversion/Inversion (aktiv-konzentrisch/konzentrisch).

Physikalische Maßnahmen

▮ Manuelle Lymphdrainage.

▮ Kompressionsverband.

▮ Eiswasserfußbäder.

▮ BGM: arterielle Beinzone; Venen-Lymphgefäß-Zone, Extremität.

▮ Cryokinetics: intermittierendes Kurzzeiteis (20 Sekunden abkühlen, dann Aktivität der Extremität, bis die Haut wieder erwärmt ist, dann erneutes Abkühlen; 3–4 Intervalle.

▮ Elektrotherapie zur lokalen Resorptionsförderung: z. B. diadynamische Ströme, Hochvolt-Vibration, TENS. *Cave:* Metallimplantate.

▮ Igelball, Heiße Rolle an der Fußsohle zur Stimulation der Fußreflexzonen.

▮ Massage gelenknaher Strukturen und zugehöriger Muskelschlingen.

▮ CPM-Bewegungsschiene: 6 Stunden täglich in mehrmaligen Anwendungen.

Gang

▮ Kontrolle des 3-Punkte- bzw. 4-Punkte-Gangs in Multiple Task-Alltagssituationen: Gehen und Sprechen gleichzeitig, Ausweichen von Hindernissen.

▮ Trainieren der Stützfunktion des Schultergürtels:
  - Skapulapattern in Verbindung mit Stützposition im Gehbarren oder Unterarmstützen
  - Armpattern in Ext-Adb-IR
  - Anleitung zu Eigenübungen mit Vitality®-Band
  - Stütz auf Maurerkellen.

▮ Kontrolle der Bewegungsübergänge, z. B. lernt der Patient beim Hinsetzen und Aufstehen das betroffene Bein nach vorne zu stellen.

▮ Treppensteigen mit Nachstellschritt: aufwärts gesundes Bein voraus, abwärts verletztes Bein voraus.

▮ Therapiegarten.

▮ Kontrolle der 3-Punkt-Fußbelastung als Grundlage für die Beinachse unter Einbezug der Rumpfstatik zum Ende der Phase.
  - Auftrag: Stellen Sie sich vor, es ist ein Band zwischen Ferse und Großzehengrundgelenk gespannt, an dem Sie die Ferse nach vorne ziehen möchten. Der Spannungsaufbau sollte möglichst ohne eine Kontraktion des M. tibialis anterior durchgeführt werden.

▮ Beinachsentraining unter Entlastung: Unter Einsatz eines Spiegels kann der Patient seine Beinachse visualisieren und bekommt anfangs zusätzliche taktile Unterstützung durch den Therapeuten
  - 3-Punkt-Belastung des Fußes erarbeiten
  - Einstellen des KG zum Vermeiden des medialen Kollapses
  - Korrektur des HG in frontaler, sagittaler und transversaler Ebene
  - Neutralstellung der LWS.

▮ Belastungskontrolle auf der Kraftmessplatte.

Regelmäßige Überprüfung der Fibula- und Beckenstellung und bei Indikation behandeln:

Iliumrotationen, Up- oder Down-slip, Sakrumfehlstellungen. Auch an viszerale Zusammenhänge denken. Iliumrotation anterior: M. iliacus – Beckenorgane; Beckenrotation posterior: M. psoas – Bauchorgane.

Arthrolyse

▮ Kontrolle des Ganges unter Teil- bzw. Vollbelastung in Multiple Task-Situationen: Gehen und Sprechen gleichzeitig, Ausweichen von Hindernissen.

▮ Einbeziehung visueller (Spiegel, Bodenmarkierungen) und akustischer (Rhythmus-Klatschen) Hilfsmittel.

▮ Steigerung der Simulation von Alltagsbelastungen (z. B. Gehen im Gehgarten mit Zusatzaufgaben) mit koordinativen Variationen (rückwärts, seitwärts, langsam, schnell) auf verschiedenen Untergründen.

▮ Steigerung der Trainingszeit auf dem Laufband mit Spiegelkontrolle.

▮ Video-Ganganalyse als Feedback-Training für die Patienten.

Medizinische Trainingstherapie

Allgemeines begleitendes Training des Rumpfes und der oberen Extremität: Diptrainer, Latzug, Bankdrücken, Rudern, Crunches, Back Extension.

▮ Ausdauertraining auf 3-Punkt-Ergometer ohne betroffene Extremität, solange Belastbarkeit nicht erreicht.

▮ Ergometertraining: 1×10–2×15 Min. mit geringer Belastung: 20–50 W, evtl. mit verkürzter Kurbel, auch mit Brace möglich.

▮ Gangschule.

Sensomotorisches Training

Trainingsprinzipien der Sensomotorik

▮ **Statisches Training:**
  – Belastungszeit: 5–30 Sekunden
  – Wiederholungszahl: 10
  – Übungsanzahl: 1–4

▮ **Dynamisches Training:**
  – Wiederholungszahl: 10–20
  – Serien: 1–3
  – Übungszahl: 1–4

Beim sensomotorischen Training ist die Qualität der Bewegungsausführung sehr wichtig.

▮ **Achte auf:**
  – Verlust der aktiven Stabilisierung (Fußkontrolle, Beinachse, Rumpfstabilität)
  – Störung des koordinativen Bewegungsablaufes
  – Muskelzittern
  – Abnahme der Konzentration

▮ Erarbeiten der Beinachse in erlaubter Belastung und ROM:
  – Mini-Kniebeugen beidbeinig bis max. 60° Beugung im Kniegelenk auf Keilholz (Vermeidung von Dorsalextension)
  – Pilates: Reformer-Training im Sinne einer Beinpresse mit 10–15 kg Last, sobald bei Endoprothetik die Belastung erlaubt ist (ab 7. Wo.), Fersenaufsatz.

▮ Erarbeiten der Standstabilisation (fester Untergrund, später auch labil/instabil):
  – Lastübernahme im beidbeinigen Stand parallel, auf keilförmiger Unterlage
  – Lastübernahme in Schrittstellung auf das vordere Bein (nicht bei Knorpeltherapie).

Krafttraining

▮ Intramuskuläre Ansteuerung über Isometrie
  – Kraftausdauertraining (angepasst an Vorgaben; Fokus auf die lokalen Stabilisatoren; 4×20 (–50) Wiederholungen im absolut schmerzfreien Bereich!)
  – Overflow über die kontralaterale Seite als Kraftausdauertraining; 4×20 Wiederholungen
  – Training der Hüftgelenkstabilisatoren:
    – – Flex/Ext (Slides in RL; Leglifts in BL auf Bank)
    – – Abd/Add (Slides auf Slideboard/Fliese) ◉.

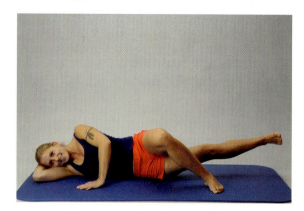

▮ Training der Kniegelenkstabilisatoren:
  – Flexion (Vitality®-Band-Slides im Sitzen aus Streckung mit Fliese unter der Ferse)
  – Extension (Streckung über unterlagerte Rolle aus 20° Flex in volle Streckung, ohne Last)
  – Flexion/Innenrotation

– Training der Kniestabilisatoren: Flexion/ Extension am Gerät ◉ oder Seilzug, Anlenkung Unterschenkel im offenen System.

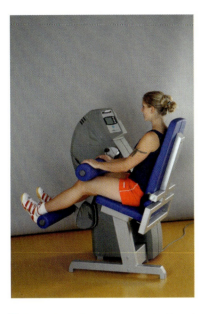

■ Training der Sprunggelenkstabilisatoren:
  – Plantarflexion (Vitality®-Band, Unterschenkel unterlagert, freies Sprunggelenk) ◉

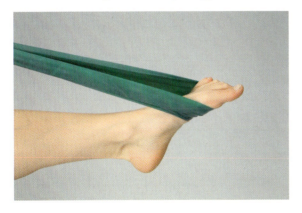

  – Dorsalextension (Vitality®-Band), erst nach Freigabe, primär aus Plantarflexionsstellung isometrisch
  – Eversion/Inversion isometrisch, Kraftausdauer mit Vitality®-Band, aus dem Sitzen am Boden über stabiles Sprunggelenk mit Innen-/Außenrotation aus der Hüfte.

12.3 Phase III

Ziele der Phase III (nach ICF)

■ **Körperfunktion/Körperstruktur:**

  – **Verbesserung der die Sensomotorik betreffenden Funktionen**
  – **Wiederherstellung der Gelenkbeweglichkeit**
  – **Wiederherstellung der Muskelkraft**
  – **Optimierung der Gelenkstabilität**
  – **Optimierung eines koordinierten Bewegungsablaufes in der Fortbewegung entlang der kinematischen Kette**
  – Resorptionsförderung
  – Vermeidung von Funktions- und Strukturschäden
  – Regulierung beeinträchtigter vegetativer und neuromuskulärer Funktionen

■ **Aktivitäten/Teilhabe:**

  – Erarbeiten der dynamischen Stabilität beim Gehen unter Einhaltung der Belastungsvorgaben
  – Optimierung der Stützfunktion, Rumpf- und Beckenstabilität in der Fortbewegung
  – Eigenständigkeit bei Anforderungen der täglichen Routine
  – Ausnützen der Bewegungs- und Belastungsgrenzen in Beruf und Sport
  – Erlernen eines Heimtrainingsprogrammes

Therapieinhalte

Physiotherapie

Patientenedukation

■ Information über noch geltende Einschränkungen bei *Sehnenrekonstruktionen*:
  – Ab ca. 4. Monat postoperativ Beginn mit Lauftraining
  – Ab 12. Woche und mind. 80% Kraft der kontralateralen Seite: Beginn von gewichtsunterstützten Sprungvarianten.

▌ Information zu noch geltenden Einschränkungen bei *Knorpeltherapie*:
  – Beginn mit Lauftraining auf ebenem Untergrund ca. 3 Monate postoperativ.

▌ Information über Empfehlungen bei *Endoprothetik*:
  – Keine Sprünge
  – Grundsätzlich Vermeidung von Risikosportarten
  – Beginn mit dem Schwimmen, Standfahrrad ca. ab der 7. Woche postoperativ
  – Ab ca. 4 Monaten postoperativ: Fahrrad fahren
  – Kein Joggen.

▌ Gemeinsame Absprache über Therapieinhalte und -ziele mit dem Patienten:
  – Anleitung eines Heimtrainingsprogrammes zum Fortsetzen des Stabilitätstrainings, zur Vermeidung von Rezidiven.

Resorptionsförderung

▌ Hochlagerung.

▌ Aktive Entstauungsübungen.

▌ Manuelle Lymphdrainage.

▌ Kompressionsverband.

▌ Wechselbäder.

Verbesserung der Beweglichkeit

▌ Weichteilbehandlung:
  – Behandlung der umliegenden Muskulatur: M. gastrocnemius, M. soleus, lange Fußmuskeln, Mm. peronei, M. tibialis anterior mittels INIT, Strain-Counterstrain (SCS), Postisometrischer Relaxation (PIR), Contract-Relax, Muscle Energy Technique
  – Faszientechniken (Druck- und Release-Techniken) an Becken und UEX, z.B. Lig. plantare longum, Fascia cruris, laterale Oberschenkelfaszie, Fascia ischiadica an OS und US, Fascia lata 👁.

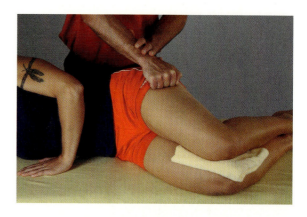

▌ Mobilisation der Fußwurzelknochen 👁, des Tibiofibulargelenks distal und proximal, USG, OSG vor allem in Dorsalextension.

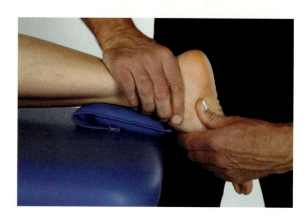

▌ Mobilisation der umliegenden Gelenke bei Bedarf: ISG, HG, LWS, KG.

▌ Automobilisation der Metatarsophalangealgelenke durch Einkrallen der Zehen am Boden, Raupengang im Sitzen: Wandern des Fußes nach vorne durch Einkrallen der Zehen.

▌ Kontrolle der Eversions- bzw. Inversionsstellung des Kalkaneus und Training auf der Kante eines Holzbrettchens 👁.

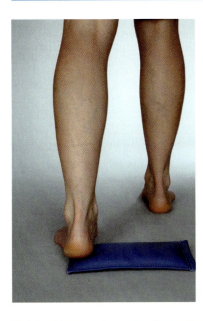

Bei vorausgegangenem Inversions- bzw. Eversionstrauma besonderes Augenmerk auf die Überprüfung der aufsteigenden Ursachen-Folge-Kette legen. Beispiele siehe Anhang.

▮ Mobilisieren in Plantarflexion und Dorsalextension des Sprunggelenks
  – Fußwippe
  – Vor- und Zurückrollen auf einem Pezzi-Ball mit komplettem Sohlenkontakt.

▮ Kombinierte Kompressions-, Mobilisations- oder Oszillationstechnik, 3–5 Serien mit 20 Wiederholungen. Aktive Pause durch aktiv-assistive Bewegung des Gelenks; Kompression axial, später mit Mobilisation.

▮ Mobilisation neuraler Strukturen:
  – PKB (Prone Knee Bend)
  – SLR (Straight Leg Raise)
    + PF/Inv für N. peroneus communis
    + DE/Inv für N. suralis
    + DE/Ev für N. tibialis posterior
  – Slump.

▮ Verschraubung Rückfuß gegenüber Vorfuß.

Regulierung vegetativer und neuromuskulärer Funktionen

▮ Mobilisation im ortho- und parasympathischen Ursprungsgebiet Th8–L2, S2–S4: z.B. mit Manueller Therapie, Oszillationen in den entsprechenden Segmenten, Elektrotherapie.

▮ Behandlung möglicher Triggerpunkte mit Techniken nach Simons/Travel oder INIT: Unterschenkel, Knöchel und Fuß.

▮ Orthosympathischer Slump.

▮ Behandlung neurolympathischer (NLR) und neurovaskulärer Reflexpunkte (NVP):
  – M. popliteus
  – Mm. tibialis ant. und post.

Verbesserung der Sensomotorik

▮ Tai Chi: Stand des Bären, vertikaler Tai-Chi-Kreis.

▮ Beinachsentraining: Mithilfe eines Spiegels kann der Patient seine Beinachse visualisieren und bekommt anfangs taktile Unterstützung durch den Therapeuten:
  – 3-Punkt-Belastung des Fußes erarbeiten
  – Einstellen des KG zum Vermeiden des medialen Kollapses
  – Korrektur des HG in frontaler, sagittaler und transversaler Ebene
  – Neutralstellung der LWS.

▮ Beidbeiniges Üben auf Kippbrett, großem Pedalo, Ballkissen ⊙ ⊙, Therapiekreisel ⊙.

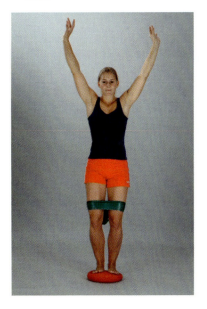

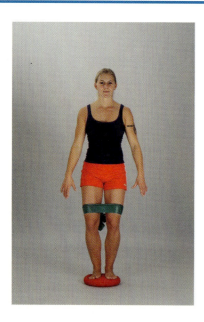

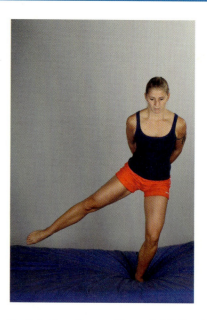

▍ Rotationskontrolle auf labiler/instabiler Unterstützungsfläche ◉ ◉.

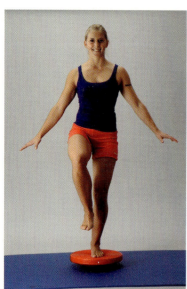

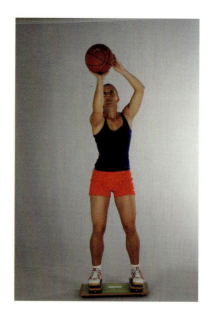

▍ Therapiefelsen: Trittstabilisierung.

▍ Isokinetik im geschlossenen System zur Verbesserung der intramuskulären Koordination (alternativ Shuttle).

▍ Reaktive Einbeinstabilisierung: z.B. Ausfallschritt auf Weichbodenmatte, Steigerung durch Zusatzaufgabe: einen Ball fangen ◉.

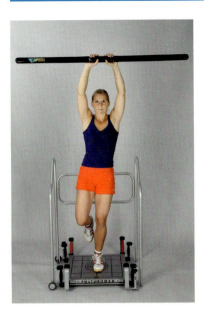

▮ Parcourslauf mit Variation von Untergrund, Geschwindigkeit.

▮ Beschleunigungs- und Abbremstraining.

▮ Kräftigung/Innervationsverbesserung der Muskelketten durch Üben im Redcord®-System.

▮ Exzentrisches Training der prätibialen Muskulatur mit einem Vitality®-Band ⊙ ⊙.

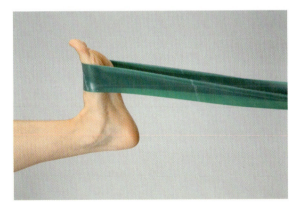

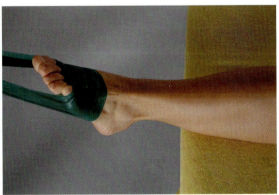

▮ Exzentrisches Training des M. triceps surae ASTE: Zehenstand auf einem Stepper. Ausgangsposition 2 Sekunden halten, dann absenken bis zur oder unter die Horizontale; 3×15 Wdh.

Stabilisation und Kräftigung

Darstellung im Folgenden als stufenloser Übergang von Phase III zu Phase IV:
▮ Kräftigung Plantarflexion:
  – Sitz + Gewicht (Heel Raise) ⊙

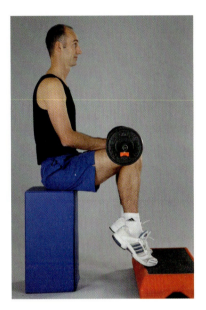

  – Beidbeiniger Zehenstand ⊙ ⊙

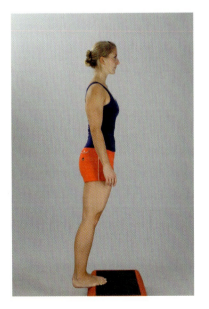

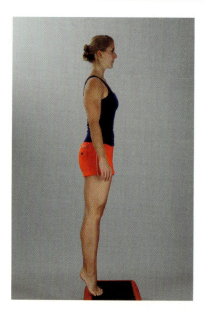

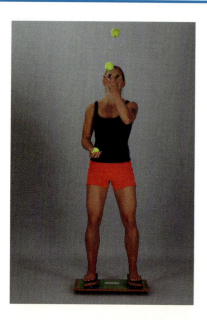

- Start aus der Vordehnung
- Einbeiniger Zehenstand
- Einbeiniger Zehenstand + Vordehnung
- Alle Übungen mit flektierten oder geraden Kniegelenken für M. gastrocnemicus oder M. soleus.

■ Wadentraining:
- Beid-/einbeinig als Wadentraining an der Beinpresse/am Shuttle
- Beidbeinig als Wadenheben im Stand oder auf Stepbrett/Treppe
- Einbeinig als Wadentraining an der Beinpresse/am Shuttle
- Einbeinig als Wadenheben im Stand oder auf Stepbrett/Treppe 👁.

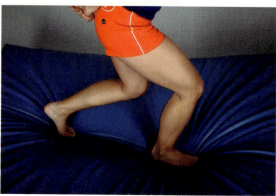

■ Schrittstellung auf einer Treppe/einem Stepbrett (Druckaufbau) bis hin zum Step-up.

■ Fortsetzung des Trainings für Rumpf und Oberkörper.

■ Fortsetzung der Kräftigung der kompletten Becken-/Beinmuskulatur unter Schonung der betroffenen Strukturen.

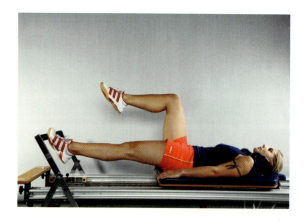

■ Beid-/einbeiniger Stand auf labilem Untergrund (weiche Matte, Kreisel, Kippbrett) mit Zusatzbewegungen der Arme (Seilzug, Vitality®-Band) 👁 👁.

■ Dehnung: M. triceps surae, Hamstring-Gruppe, oberflächliche Rückenlinie (Bärenstand), Fußheber 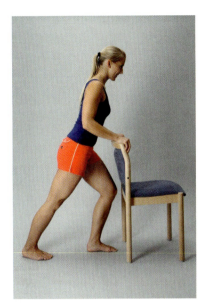 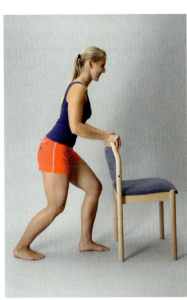.

– Ausfallschrittkniebeuge (operiertes Bein vorne) auf instabilem Untergrund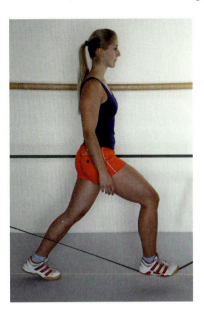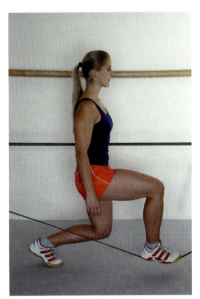

■ Ausfallschrittbeugungen:
  – Ausfallschrittkniebeuge (Lunges): operiertes Bein vorne

– Ausfallschrittübungen (exzentrisch) 👁

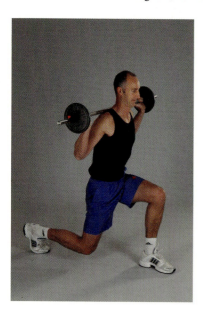

– Ausfallschrittkniebeuge (operiertes Bein vorne) unter Zusatzlast/auf instabilem Grund 👁

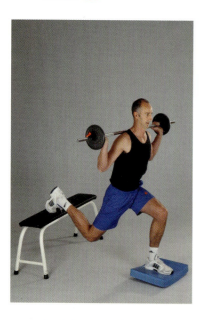

– Ausfallschrittübungen (exzentrisch-konzentrisch).

▊ Kniebeugen/Squats:
– Beid-/einbeinige Kniebeugen an der Bein-presse/am Shuttle mit hoher Belastung (kompletter Sohlenkontakt

– Beid- und einbeiniges Training an der Beinpresse oder am Shuttle mit erhöhter Belastung mit komplettem Sohlenkontakt 👁

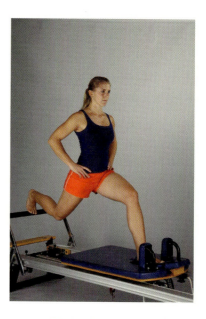

– Beid-/einbeinige Kniebeugen an der Bein-presse/am Shuttle mit hoher Belastung (kompletter Sohlenkontakt) unter Einsatz labiler Unterstützungsflächen 👁

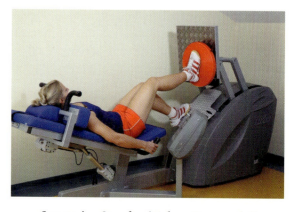

– Squats im Stand mit/ohne Fersenerhöhung
– Squats im Stand unter Zusatzlast.

▊ Landeübungen:
– Beidbeinige Landeübungen an der Wand aus der Rückenlage auf dem Pezzi-Ball 👁

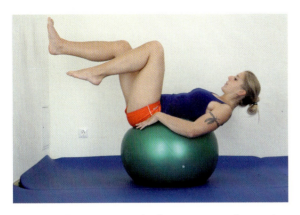

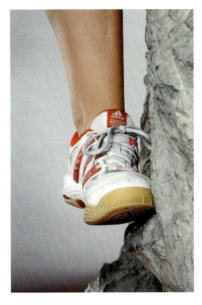

- Beidbeinige Landeübungen an der Beinpresse/am Shuttle
- Einbeinige Landeübungen mit Füßen an der Wand in Rückenlage auf Pezzi-Ball
- Einbeinige Landeübungen an der Beinpresse/am Shuttle.

▎ Abrollübungen:
- Abrollübungen beim Gehen unter erhöhten (achsengerechten) Anforderungen (Rückwärtsgehen, Tempo, Neigung)
- Dynamisch-exzentrisches Bewegen, achsengerecht durch Stopps aus dem Gehen heraus
- Dynamisch-exzentrisches Training, richtungsvariabel durch Stopps aus dem schnellen Gehen
- Hindernis- und Slalomparcours.

▎ Isokinetik:
- Isokinetiktraining Plantarflexion (PF)/Dorsalextension(DE) (aktiv-assistiv)
- Isokinetiktraining PF/DE (aktiv-konzentrisch/konzentrisch)
- Isokinetiktraining Ev/Inv (aktiv-konzentrisch/konzentrisch).

▎ Antrittsstabilisation am Kletterfelsen für Pro- und Supinatoren ⊙ ⊙.

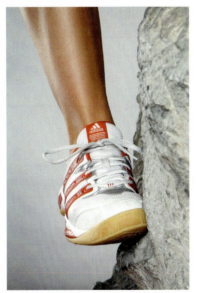

Physikalische Therapie

▎ Massage der gelenknahen Strukturen und zugehörigen Muskelschlingen.

▎ Funktionsmassage an der unteren Extremität.

▎ Reflexzonentherapie: Marnitz, FRZ, BGM.

▎ Heiße Rolle.

▎ Akupunktmassage: energetische Behandlung der Narbe.

Gang

∎ Verbesserung und Ökonomisierung des Ganges.

> **Lernen von komplexen Bewegungen**
> (nach Bizzini 2000):
>
> ∎ Bewegungssequenzen (Partial Task): Zuerst werden einzelne Komponenten einer Bewegung isoliert geübt.
> *Beispiel:* Die Aktivierung der Plantarflexoren/pronatorische Verwringung beim Übergang vom Mittelstand zur terminalen Standphase fehlt: Als Partial Task übt der Patient zunächst statisch z. B. im Halbkantensitz mit dem Bein in terminaler Standphase abgestellt (nur Vorfußkontakt) ipsilateral mit Vitality®-Band die Flex-Add-AR, Zehenablösung; dann dynamisch den Zehenstand unter Belastungskontrolle des Großzehengrundgelenks.
>
> ∎ Anschließend wird die Sequenz in den gesamten Bewegungsablauf integriert (Whole Task).

∎ Gangschule auf dem Laufband vor einem Spiegel.

∎ Dynamische Gehübungen:
  - Dynamisch-exzentrische, achsengerechte Bewegung durch Stopps aus dem Gehen heraus
  - Abrollübungen beim Gehen unter erhöhten (achsengerechten) Anforderungen (Rückwärtsgehen, Tempo, Neigung)
  - Abrollübungen beim Gehen unter erhöhten (richtungsvariablen) Anforderungen (Seitwärtsgehen, spontane Richtungsänderung) und auf unebenem Untergrund
  - Dynamisch-exzentrisch richtungsvariabel durch Stopps aus dem schnellen Gehen/Laufen
  - Hindernis- und Slalomparcours.

∎ 3-Punkt-Belastung des Fußes erarbeiten
  - Einstellen des KG zum Vermeiden des medialen Kollapses
  - Korrektur des HG in frontaler, sagittaler und transversaler Ebene
  - Neutralstellung der LWS.

∎ Intensivierung des Trainings zur Verbesserung der Wahrnehmung, angepasst an evtl. neue Belastungen:
  - Gehen auf unterschiedlichen Untergründen mit visueller und akustischer Ablenkung
  - Gehen im Gehgarten/Gangparcours mit gleichzeitiger Ansprache
  - Regenschirm öffnen
  - Lied singen
  - Koordinative Variationen (rückwärts, seitwärts, langsam, schnell, richtungsvariabel)
  - Unterschiedliche Beleuchtung (Simulation von Alltagssituationen).

∎ Reaktions- und Bremstests im Therapie-Auto.

∎ Ökonomisierung des Gangablaufes bzgl. Schrittlänge, Rhythmus, Tempo.

∎ Einbeziehung visueller (Spiegel, Bodenmarkierungen) und akustischer (Rhythmus-Klatschen) Hilfsmittel.

∎ Video-Ganganalyse als Feedback-Training für die Patienten.

∎ Gehen auf Kraftmessplatte zur Belastungskontrolle: Wird Last auf die operierte Seite übernommen?

∎ Gehen gegen Widerstand, Vitality®-Band, Seilzug, z. B. Life-Line.

> **Kontrolle der Beinlänge:** Evtl. anatomische bzw. funktionelle Beinlängendifferenz.
> An orthopädische oder podoorthesiologische Einlagenversorgung denken!

∎ Gleichgewichtsschulung auf verschiedenen labilen Unterlagen, Beginn mit Rhythmuswechsel.

Medizinische Trainingstherapie

∎ Allgemeines begleitendes Training des Rumpfes und der oberen Extremität.

∎ Gangschule: Abbau der Unterarmgehstützen.

Sensomotorisches Training

∎ Erarbeiten der Beinachse und der Fußstabilisation unter variablen Bedingungen, auch mit mittleren Lasten: z. B. Standstabilisation auf labilem Untergrund mit Seilzuglast seitlich, Kippbrett schräg, Schrittstellung mit betroffenem Bein vorne auf dem Kippbrett, Seilzug seitlich ziehen.

▍ Erarbeiten Einbeinstandstabilisation
  – Lastübernahme einbeinig (z.B. Spielbeinphase mit Schrittkombination)
  – Erarbeiten der Fußstabilisation und -dynamik: z.B. spiraldynamische Verschraubung des Fußes, Lastverteilungstraining in dynamischen Situationen, z.B. nach Sidestep
  – Kniebeugen in volles ROM, einbeinig unter Spiegelkontrolle.

▍ Erarbeiten Lauf-ABC:
  – Schrittkombinationen aus dem Stand
  – Fußgelenkarbeit im Stehen: z.B. Zehen-Fersen abrollen
  – Vorfußlauf mit kleiner Amplitude, langsam vorwärts
  – Side-steps (Schritt zur Seite mit kleiner Stabilisationsphase).

▍ Erarbeiten von Sprüngen (nicht bei Endoprothetik):
  – Sprung – Landen
  – Sprung – Augen zu – Landen
  – Augen schließen – Sprung – Landen
  – zweibeinig – einbeinig
  – mit Drehung 1/4, 1/2, 3/4, 360°
  – Landung auf labilen Untergründen.

▍ Step-forwards mit Schulung der Landephase und Bremsfunktion.

▍ Beidbeinige Sprünge aufwärts: z.B. Aufspringen auf flache Treppenstufe).

▍ Training der exzentrischen Muskelarbeit: Calf Raises an der Treppe, Step-downs für funktionelle Einbindung.

▍ Feedback-Training, auch mit mittleren Lasten: z.B. Standstabilisation auf Proprio-Swing-System, mit variablen Ebenen (Plantar-/Dorsal-Kippen; Inversions-/Eversions-Kippen, schräge Ebenen).

▍ Sportartspezifische Gewöhnung: Sidestep-Tennis, Ausfallschrittkniebeugen mit Inlineskate, Fußball-Spannstoß mit leichtem Ball ◉ ◉, Rebound-Sprünge Basketball, Falltraining.

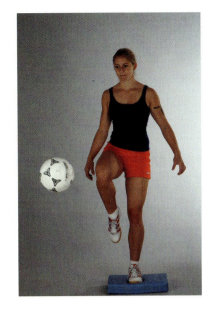

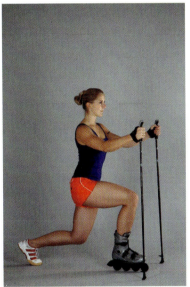

▍ Kraftausdauertraining als Aufwärmtraining der lokalen Stabilisatoren, siehe Phase II.

▍ Hypertrophietraining der globalen Muskulatur im mittleren ROM, im absolut schmerzfreien Bereich! 6×15 Wdh, 18/15/12/12/15/18 als Pyramide.

▍ Kniebeugen, Ab-/Adduktorentraining, Training der Rumpf- und Glutealmuskulatur, Beinpresse, Hamstring Curls.

▍ Ergometertraining 20–30 Min. mit steigernder Dauer und Wattzahl nach Befinden.

▎ Laufbandtraining: Bergaufgehen mit 10% Steigung bei einer Geschwindigkeit von 3–5 km/h für 10–20 Min.

▎ Stepper.

Therapeutisches Klettern

▎ Antrittsstabilisation in neutraler Sprunggelenkposition im senkrechten Wandbereich mit Zugunterstützung auf großen Tritten und:

– Aus leicht in-/evertierter Position
– Im positiven Wandbereich mit wenig Handunterstützung
– Auf kleinen Tritten.

▎ Freies Bouldern im niedrigen Wandbereich.

12.4 Phase IV

Sporttherapeutische Inhalte

Untere Extremität

Allgemein

▎ Intensitätsbestimmung über 1-Wiederholungsmaximum.

▎ Verteilung der Krafttrainingseinheiten auf Muskelgruppen und verschiedene Tage.

▎ Beachten der klassischen Trainingsprinzipien.

▎ Einbeziehen/Abstimmen mit Wettkampfplanung/Periodisierung.

▎ Ansteuerung der Belastung weniger über Serien, mehr über Aneinanderschalten von verschiedenen Übungen (Sequencing), z. B. Calf Raises, Kniebeugen, Sprünge.

Sensomotorisches Training

▎ Integration in jede Trainingseinheit nach der Aufwärmphase.

▎ In jedes Training sportartspezifische Trainingsformen integrieren
Körperwahrnehmung aus der sportspezifischen Bewegung (eigene innere Fehleranalyse), Fehlerabgleich in Eigen-/Fremd-/Videoanalyse:
– Instabile Umgebungen, erhöhte Anforderung (z. B. *Einbein-Kniebeugen* am Haramed, Jonglieren während Pedalofahren, Redcord®-Training) ◉.

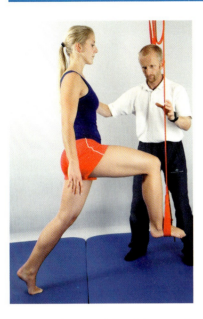

– Feedforward-Training: z. B. Passen unterschiedlich großer oder schwerer Bälle, Niedersprünge mit geschlossenen Augen, Landen auf unbekanntem (visuell verdecktem) Untergrund.

Krafttraining

█ Allgemeines begleitendes Training der Ausdauer sowie des Rumpfes und der OEX.

█ Kraftausdauertraining der lokalen Stabilisatoren (M. transversus abd., Mm. multifidi, Beckenbodenmuskulatur in der Aufwärmphase:
  – Bewegungsvorbereitung durch Üben der Belastungsform mit niedriger Last
  – Training der lokalen Stabilisatoren (dynamisch als funktionelle Ausdauerleister, hohe Wiederholungszahl mit geringer Intensität), Sprunggelenk-, Kniegelenk-, Hüftgelenkstabilisatoren.

█ Maximalkrafttraining der globalen Muskulatur (2- bis 3-mal pro Woche):
  – Intramuskuläres Koordinationstraining (volles ROM, 6×3–5 Wdh):
    – – Gerätegestützt: Beinpresse, Hamstring Curls
    – – Hanteltraining: Kniebeugen (Squats und Varianten, Lunges und Varianten) ⊙, Calf Raises

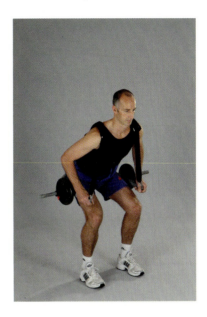

  – Schnelligkeits- und Schnellkrafttraining (z. B. Sprints, Sprintstarts)
  – Explosive Belastungen (Positiv-Sprünge, Sprungspinne)
  – Erarbeiten von Sprüngen:
    – – Sprung – Landen
    – – Sprung – Augen zu – Landen
    – – Augen schließen – Sprung – Landen
    – – Zweibeinig – einbeinig
    – – mit Drehung 1/4, 1/2, 3/4, 360°
    – – Landung auf labilen Untergründen
    – – Step-forwards mit Schulung der Landephase und Bremsfunktion
    – – Beidbeinige Sprünge aufwärts (z. B. Aufspringen auf flache Treppenstufe).

▮ Reaktive Belastungen (Countermovement-Jumps, Drop-Jumps, Richtungswechselläufe, Stop and Go 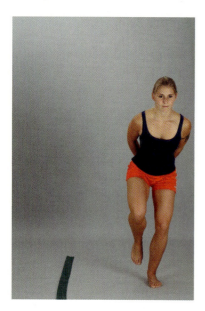 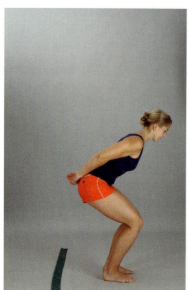.

▮ Reaktiv-situative Belastungen 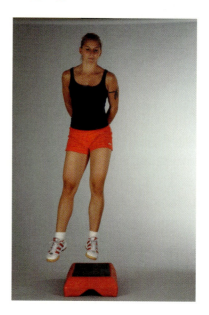, Plyometrietraining, Training im Dehnungs-Verkürzungs-Zyklus (DVZ): z. B. Niedersprünge, Schusstraining, Geländeläufe, Stop and Go 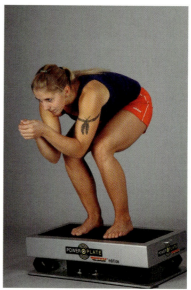.

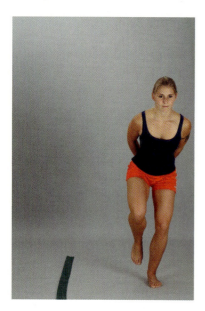

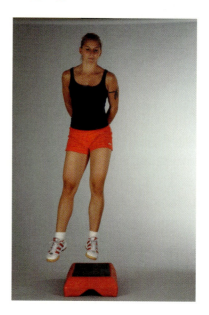

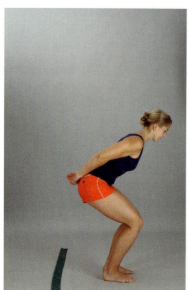

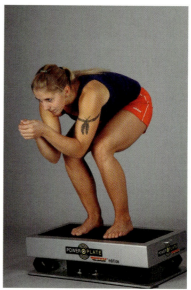

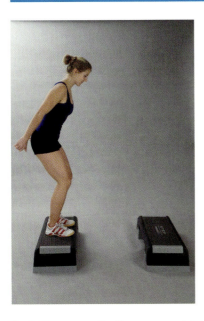

▌ Aufbau von Bedingungsvariablen: Präzisionskontrolle (z. B. Liniensprünge, Ballkontrolle), Zeitkontrolle (z. B. Tapping, Skipping), Situationskontrolle (z. B. Auswahlreaktionen auf Signal, Komplexitätskontrolle.

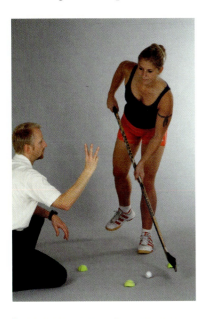

▌ Multidirektionales Training aus variablen ASTEN, Ausfallschrittkniebeuge mit Last und instabiler Unterlage.

Sportspezifische Trainingsformen methodisch aufbauen

▌ z. B. Fußball:
  – Spannstoß im Stehen mit leichtem Ball auf Zuwurf ◉

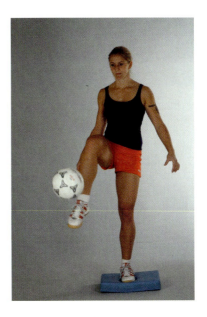

  – Spannstoß im Stehen mit normalem Ball auf Zuwurf
  – Spannstoß aus der Bewegung auf Zuspiel mit Side-step
  – Spannstoß aus der Bewegung mit variablem Zuspiel vor-/rück-/seitwärts
  – Spannstoß mit Auswahlreaktion rechtes/linkes Bein als Standbein
  – Spannstoß unter Präzisionsdruck (Treffen eines Hütchens)
  – Spannstoß unter Zeitdruck (2 Bälle schnell hintereinander)
  – Spannstoß unter Situationsdruck (Pass zu verschiedenen Positionen als Auswahlreaktion, kurzer Pass, langer Pass, langsamer Pass, schneller Pass)
  – Pass unter Komplexitätsdruck (mit Gegner).

▌ Sportartspezifisches Wettkampftraining.

Therapeutisches Klettern

▌ Variables Klettertraining mit Vorstiegssituation 👁.

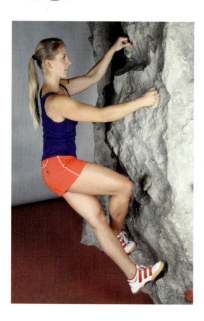

C Wirbelsäule

Rehabilitationsstrategie der Wirbelsäule (Phase I–IV)

▌ Sicherung des OP-Ergebnisses:
  - Patientenedukation
  - Anatomische, biomechanische, patho- und neurophysiologische Kenntnisse (Wundheilungsphasen, Regenerationszeiten der Gewebe)
  - Kenntnisse der OP-Verfahren
  - Compliance des Patienten/Athleten.

▌ Erlernen der segmentalen **Stabilisation**, physiologisches zeitliches Innervationsprogramm (Feedforward-System), kraniocervikaler Flexionstest (v. a. Verbesserung der Ausdauerfähigkeit der tiefen HWS-Flexoren):
  - Extension Static Stabilisation
  - Rotation Static Stabilisation
  - Lateral Static Stabilisation.

▌ Dämpfung/Inhibition von hemmenden Afferenzen.

▌ Sensomotoriktraining/Koordinationstraining.

▌ Axiale Kompression.

▌ Verbesserung der Mobilität der umliegenden Strukturen.

▌ Erlernen der segmentalen **Bewegungskontrolle**:
  - Flexions-/Extensionsbewegung
  - Lateralflexionsbewegung
  - Rotationsbewegung.

▌ Erlernen der segmentalen **Bewegungsregulation**:
  - Exzentrische Rotationsbewegungen in Extension
  - Exzentrische Rotationsbewegung in Flexion.

▌ Würfe.

▌ Sprünge.

▌ Alltags- bzw. sportartspezifisches Training.

Gewichtung der Therapieinhalte im Phasenverlauf

	Phase II	Phase III	Phase IV
▌ Physiotherapie	25%	15%	10%
▌ Sensomotorik	25%	35%	10%
▌ Krafttraining	10%	20%	35%
▌ Sportartspezifisches Training	10%	10%	30%
▌ Training lokaler Stabilisatoren	30%	20%	15%

13 Halswirbelsäule: OP-Verfahren/Nachbehandlung

13.1 Bandscheibenchirurgie

Bandscheibenprothese HWS

Indikation

∎ Symptomatische Instabilität bei Bandscheibendegeneration.

∎ Postdiskotomiesyndrom.

∎ Rezidivprolaps.

∎ Prolaps im Bereich der HWS.

OP-Technik

∎ Lagerung des Patienten in Rückenlage, Wirbelsäule in Neutralposition.

∎ Operativer Zugang über einen antero-lateralen Zugang (lateral Trachea/Oesophagus, medial der großen Gefäße).

∎ Resektion der betroffenen Bandscheibe (Diskektomie) und Dekompression.

∎ Wiederherstellen der gewünschten Höhe des Bandscheibenfaches mithilfe eines Distraktors.

∎ Abtragen etwaiger Osteophyten und der knorpeligen Deckplatten unter Schonung des Kortikalknochens.

∎ Ausmessen der korrekten Implantatgröße und Einsetzen des Probeimplantates unter Druchleuchtungskontrolle.

∎ Präparation des Prothesenlagers mithilfe etwaiger prothesenspezifischer Instrumente.

∎ Einbringen des endgültigen Implantates unter BV-Kontrolle in Press-Fit-Technik.

∎ Schichtweiser Wundverschluss.

Nachbehandlung

Bandscheibenprothese HWS Evt. Zervikalstütze für ca. 7 d		
Phase	**Bewegungsausmaße und erlaubte Belastung**	
I	*ab 1. postoperativem Tag:*	Mobilisation nach Schmerzzustand mit Zervikalstütze
II		
III	*ab 6. Woche postoperativ:*	Fahrradfahren, Beginn Lauftraining
IV	*ab 3. Monat postoperativ:*	Sportartspezifisches Training

Laminektomie/Dekompression

Indikation

▌ Spinalkanalstenosierungen degenerativ.

OP-Technik

▌ Lokalisation des/der betroffenen Segmente/s radiologisch.

▌ Längsinzision streng mittig über dem betroffenen Wirbelsäulenabschnitt.

▌ Abschieben der Rückenstreckmuskulatur von den Dornfortsätzen bis auf die Wirbelbögen.

▌ Freilegen der Dornfortsätze, Laminae und Wirbelgelenke.

▌ Resektion der Dornfortsätze der betroffenen Segmente.

▌ Vorsichtiges Freilegen des spinalen Abschnitts mit abgehenden Nervenwurzeln durch Laminektomie.

▌ Bei entstehender oder drohender Instabilität nachfolgende Spondylodese (s. u.).

▌ Schichtweiser Wundverschluss.

Nachbehandlung

Laminektomie/Dekompression Lumbotrain-Mieder	
Phase	**Bewegungsausmaße und erlaubte Belastung**
ab 1. postopertivem Tag:	– Mobilisation nach Schmerzzustand

13.2 Stabilisierung

Spondylodese ventral/Wirbelkörperersatz

Indikation

▌ Zerstörung mehrerer Zwischwirbelräume.

OP-Technik

▌ Zugang transcervikal, retroperitoneal oder transthorakal je nach betreffender Höhe des Defektes.

▌ Entfernung eines oder mehrerer Wirbelkörper und Einbringen eines Platzhalters: z.B. Cages, distraktionsfähiger Wirbelkörperersatz oder autologer Knochen (Beckenkammspan, Rippe oder Fibula).

▌ Stabilisierung der angrenzenden Segmente durch überbrückende Osteosynthese.

▌ Bei längerer Überbrückung zusätzlich dorsale Stabilisierung (siehe oben).

▌ Schichtweiser Wundverschluss.

Spondylodese ventral/Wirbelkörperersatz Chairback-Mieder		
Phase	**Bewegungsausmaße und erlaubte Belastung**
	ab 1. postoperativem Tag:	– Drehen en bloc erlaubt. Stand vor dem Bett – Danach langsame Mobilisation mit Chairback-Mieder – Bei Spondylodese der LWS kein tiefes Sitzen für 6 Wochen postoperativ – Ab 6 Wochen radiologische Verlaufskontrolle
	ab 12 Wochen postoperativ:	Nach Konsolidierung der Spondylodese Chairback-Mieder abtrainieren. Zunehmend freie Mobilisation. Sport frühestens nach 1/2 Jahr bei konsolidierter Spondylodese und Beschwerdefreiheit

14.1 Phase I

(Beinhaltet HWS, BWS und LWS)

Ziele der Phase I (nach ICF)

■ **Körperfunktion/Körperstruktur:**

- **Schmerzlinderung/-kontrolle**
- **Vermeidung von Funktionsschäden und Strukturschäden**
- **Verbesserung der Rumpfstabilität/ Muskelkorsett**
- Resorptionsförderung
- Verbesserung der die Sensomotorik betreffenden Funktionen
- Regulierung beeinträchtigter vegetativer und neuromuskulärer Funktionen
- Training der Becken-Bein-Muskulatur

■ **Aktivitäten/Teilhabe:**

- Erlernen OP-gerechter Lage- und Positionswechsel
- Korrektur falscher Haltungs- und Bewegungsmuster
- Aufbau aktiver Coping-Strategien im Umgang mit Schmerzen
- Tipps und Hinweise zur Eigenständigkeit bei Anforderungen der täglichen Routine
- Erlernen eines Heimtrainingsprogrammes
- Förderung der Mobilität (Aufrechterhalten und Ändern von Körperpositionen, Gehen und Fortbewegen)
- Abbau von Barrieren, die die Teilhabe erschweren (Angst)

Therapieinhalte

Physiotherapie

Patientenedukation

■ Gemeinsame Absprache der Therapieziele und -inhalte mit dem Patienten.

■ Information des Patienten über die mit der OP verbundenen Einschränkungen.

Als Verbote gelten:

- Tiefer Sitz bei LWS-OP
- Mobilisation/Bewegungen im OP-Bereich
- Rotationen im OP-Bereich
- Heben schwerer Lasten

■ Erlernen der Bewegungstransfers/Lagerungswechsel von RL – SL – Stand unter Vermeidung von Bewegungen im OP-Gebiet: En-Bloc-Drehen.

■ Strategien zum An- und Ausziehen, Waschen, Schuhe binden; Husten/Niesen.

■ Tipps zur Entlastung bei auftretenden Beschwerden/Schmerzen (z.B. Lagerungsunterstützung mit Kissen in SL).

■ Aufklärung über die Notwenigkeit der Durchführung von konsequenten Eigenübungen.

Prophylaxe

■ Vertikalisierung am 1. oder 2. postop. Tag in Verbindung mit Gehen in der Ebene.

■ Anleitung SMI-Trainer, einatemvertiefende Maßnahmen wie Nasenstenose, schnupperndes Einatmen, Atemlenkung.

■ Aktives endgradiges Bewegen in den Sprung- oder Handgelenken im Sekundenrhythmus.

■ Aktives Bewegen der Gelenke der oberen Extremität bei LWS-/BWS-OP-Verfahren bzw. nur Hand und Ellenbogen bei HWS.

Die Übungen sollten stündlich selbständig als lokales Ausdauertraining (aerob) durchgeführt werden!

Resorptionsförderung

■ Manuelle Lymphdrainage.

■ Heiße Rolle.

■ Atemtherapie.

■ Großes abdominales Manöver (Entstauung).

Verbesserung der Beweglichkeit

∎ Verbesserung der Gelenkbeweglichkeit nach Befund: OAA-Komplex (Okziput-Altas-Axis), BWS, Rippengelenke, Schulter- und Hüftgelenke über manualtherapeutische Maßnahmen.

∎ Regulierung von Becken-/ISG-Fehlstellungen (z.B. Rotationen des Iliums, sakrale Fehlstellungen) (*Cave:* weiterlaufende Bewegung LWS).

∎ Kranio-Sakral-Therapie nach Befund: z.B. Stillpunktinduktion am Kreuzbein. Stillpunktinduktion führt zu einem Ausgleich der Spannungsverhältnisse in Gewebe und Faszien.
Technik: Handfläche liegt unterhalb des Sakrums, die Fingerspitzen zeigen nach kranial. Der Bewegung mit dem größten Bewegungsausschlag (z.B. Extensionsbewegung des Sakrums) folgt der Therapeut und gibt der verminderten Bewegung leichten Widerstand. Nach einigen Zyklen kommt es zum Stillpunkt, d.h. die Gewebe entspannen sich. Der Therapeut verharrt in dieser Stellung, bis wieder eine Bewegung einsetzt. 👁.

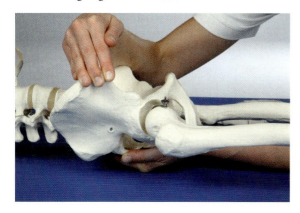

∎ Kontrolle der Fuß- und Fibulastellung:
Die Fibula dient als Zeiger, ob eine auf- oder absteigende Ursachen-Folge-Kette besteht = Einfluss der Iliumrotation.

Regulierung vegetativer und neuromuskulärer Funktionen

∎ Therapie im ortho- und parasympathischen Ursprungsgebiet C8–L2 sowie OAA-Komplex und S2–S4:
– Manuelle Therapie: Mobilisation der BWS und der Rippengelenke

– Physikalische Therapie: Massage, Heiße Rolle, Elektrotherapie, BGM.

∎ Behandlung neurolymphatischer und neurovaskulärer Reflexpunkte:
– M. latissimus dorsi
– M. gluteus maximus
– M. iliopsoas
– Nackenflexoren und -extensoren
– M. trapezius ascendens.

∎ Kranio-Sakral-Therapie: CV4-Technik zur Tonussenkung des sympathischen Nervensystems.

Verbesserung der Sensomotorik

∎ Minimal dosierte Kompression Stufe 1 aus der MT als afferenter sensomotrischer Input.

∎ Ausnützen des Overflows über obere (LWS) und untere (HWS) Extremität mit kurzem Hebel mittels Techniken aus dem PNF-Konzept zur Bahnung der physiologischen Aktivierung der funktionellen Muskelketten 👁. Dabei Kontrolle der Muskelspannung über Pressure Biofeedback Unit (PBU).

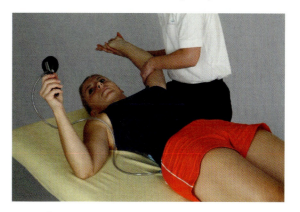

∎ Wahrnehmungsschulung: z.B. Feldenkrais, Ideokinese.

∎ Augenbewegung: Augen-Kopf-Koordination.

Stabilisation und Kräftigung

∎ Erarbeiten der Rumpfstabilität z.B. über:
– PNF-Beckenpattern 👁 👁

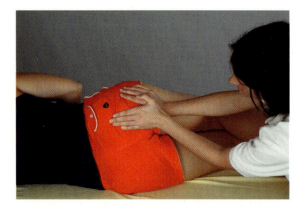

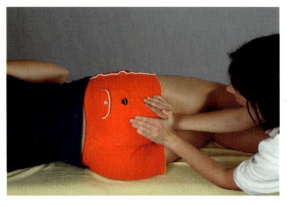

– Techniken nach dem Brunkow-Konzept (z. B. Grundspannung nach Brunkow)
– „Klötzchenspiel" (FBL-Technik)
– Stabilisationsübungen im Stand mit Vitality®-Band
– 3D-Verschraubung über Treppengehen.

▌ Kräftigung der skapulothorakalen Muskulatur.

▌ Isometrische Spannungsübungen in BL, SL, RL und Stand (Intensität: schmerzfrei, gering).

▌ Haltungsschulung.

Beginn segmentale Stabilisation LWS

▌ Abdominal-Hollowing Test mit der Pressure Biofeedback Unit (PBU) zum Testen der M. transversus abdominis-Aktivität.
Testaufbau: ASTE BL mit seitlich abgelegten Armen, Füße hängen über die Bankkante. PBU liegt unter dem Bauch; der Bauchnabel befindet sich in der Mitte des PBU und die distale Kante auf Höhe der SIAS.
Testausführung: PBU auf 70 mmHg aufpumpen; der Patient soll anschließend den Unterbauch nach innen und oben ziehen, ohne dass eine Bewegung der Wirbelsäule oder des Beckens stattfindet. Bewegungsauftrag: „Machen Sie Ihren Unterbauch flach."
Spannung unter Ein- und Ausatmung 10 Sekunden halten; 10-mal wiederholen.
Interpretation des Testes nach Paul Hodges: Je weniger Druck der Patient reduzieren kann, desto schlechter ist die Aktivität:
– <72 mmHg: abnormale Antwort
– 72–74 mmHg: mittelmäßige Antwort
– >74/76 mmHg: normale Antwort.

▌ Aktivierung von Beckenbodenmuskulatur und M. transversus abdominis unter Einsatz der Pressure Biofeedback Unit (PBU) (Stand oder RL/4-Füßler/SL/BL).

Physikalische Maßnahmen

▌ Heiße Rolle.

▌ Manuelle Lymphdrainage.

▌ Elektrotherapie (diadynamischer Strom, LP 50/100 Hz).

14.2 Phase II

Ziele der Phase II (nach ICF)

▪ **Körperfunktion/Körperstruktur:**

- **Verbesserung der segmentalen Stabilität**
- **Verbesserung der Rumpfstabilität/ Muskelkorsett**
- **Verbesserung der Körperwahrnehmung**
- **Verbesserung der Sensomotorik**
- Verbesserung der Muskelkraft
- Schmerzlinderung/-kontrolle
- Vermeidung von Funktions- und Strukturschäden
- Verbesserung der Beweglichkeit
- Resorptionsförderung
- Regulierung beeinträchtigter vegetativer und neuromuskulärer Funktionen

▪ **Aktivitäten/Teilhabe:**

- Durchführen OP-gerechter Lage- und Positionswechsel
- Korrektur falscher Haltungs- und Bewegungsmuster
- Aufbau aktiver Coping-Strategien im Umgang mit Schmerzen
- Tipps und Hinweise zur Selbstversorgung bei Anforderungen der täglichen Routine
- Erlernen eines Heimtrainingsprogrammes
- Förderung der Mobilität (Aufrechterhalten und Änderung von Körperpositionen, Gehen und Fortbewegung unter muskulär stabilisierter WS)
- Abbau von Barrieren, die die Teilhabe erschweren (Angst)

Therapieinhalte

Physiotherapie

Patientenedukation

▪ Gemeinsame Absprache der Therapieziele und -inhalte mit dem Patienten.

▪ Information über rückengerechtes Verhalten (Rückenschule) entsprechend der Teilhabe des Patienten an ADL-Aktivitäten.

▪ Ergonomieberatung.

▪ Erinnerungsfunktion für den Alltag: Hilfestellungen für Erinnerung selbst erstellen (z. B. durch Installation von Merkzetteln).

Erklärung für den Patienten:

▪ Wichtiger Bestandteil für die lokale Stabilität der WS, auch bei Extremitätenbewegungen, sind folgende Muskelgruppen: M. longus colli, M. longus capitis, Mm. rectus capitis anterior et lateralis, M. transversus abdominis (TA), Mm. multifidi (MF) und Beckenbodenmuskulatur

▪ Erklärung der zervikalen neuromotorischen Kontrolle der HWS

▪ Lage der Muskelgruppen, anatomische Erklärung

▪ Aufgrund von Schmerz, Schonung, Entzündung, Trauma kommt es zu einer unzureichenden Muskelkoordination, einem insuffizienten Feedforward-Mechanismus und schneller Ermüdbarkeit der zervikalen Muskeln bei HWS-Problematik

Ziele der Behandlung:

▪ Verbesserung der motorischen Kontrolle/ Koordination der tiefen und oberflächlichen zervikalen Flexoren

▪ Verbesserung der Ausdauer der tiefen zervikalen Flexoren (M. longus capitis und M. longus colli)

▪ Inhibition der oberflächlichen Flexoren M. sternocleidomastoideus, M. hyoideus, Mm. scaleni: diese sollten nicht dominieren

▪ Verbesserung der exzentrischen Muskelarbeit der Flexoren

▪ Verbesserung der zervikalen Extensoren

Resorptionsförderung

▪ Manuelle Lymphdrainage.

▪ Atemtherapie – Training der Bauchatmung.

Verbesserung der Beweglichkeit

▪ Weichteilbehandlung:
- Behandlung hypertoner, verkürzter Muskulatur: M. sternocleidomastoideus ⊙, M. trapezius, M. levator scapulae, Mm. scaleni, Mm. pectoralis major et minor

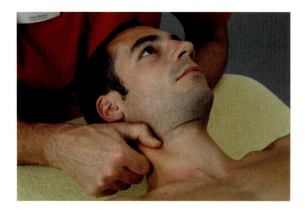

- Behandlung der Faszien: Halsfaszien und Entspannungstechnik Platysma.

▋ Mobilitätskontrolle der BWS/LWS/Becken/Schulter (mit evtl. manualtherapeutischer Behandlung).

▋ Mobilisation 1.–5. Rippe (kostovertebrale, sternokostale Gelenke) und thorakal (1–5).

▋ Entspannung/Detonisierung der ligamentären Strukturen: Lig. pleurocervicale.

▋ Korrektur von Beckenfehlstellungen über Lagerung auf Mobilisationskeil oder manualtherapeutische Behandlung.

▋ Kranio-Sakral-Therapie:
- CV4-Technik zur Normalisierung des kraniosakralen Rhythmus ⊙. Wirkung: Tonussenkung des Bindegewebes und des symathischen Nervensystems, Verbesserung des venösen Abflusses

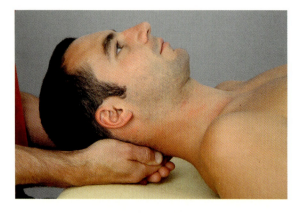

- Zervikothorakales Diaphragma: Unwinding-Technik: Eine Hand des Therapeuten befindet sich auf Höhe des 7. Halswirbels bis 2. Brustwirbel, die andere Hand quer auf dem oberen Brustkorb

- Mobilisation des Atlantookzipitalgelenks ⊙ (Cave: weiterlaufende Bewegung).

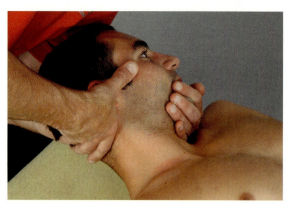

▋ Dekompensation des lumbosakralen Überganges.

▋ Sakrumtechniken um die verschiedenen Achsen nach Befund.

▋ Kontrolle, ob eine kranio-mandibuläre Dysfunktion (CMD) vorliegt, d.h. Überprüfung des Kiefergelenks, der Kaumuskulatur, der Schädelknochen, der Unterkieferstellung beim Öffnen/Schließen des Mundes sowie der umliegenden Strukturen.

Regulierung vegetativer und neuromuskulärer Funktionen

▋ Therapie im ortho- und parasympathischen Ursprungsgebiet Th1–Th5 sowie OAA-Komplex, z.B. Oszillationen, Manuelle Therapie, Heiße Rolle.

▋ Behandlung neurolymphatischer (NLR) und neurovaskulärer Reflexpunkte (NVP):
- Nackenextensoren und -flexoren, SCM
- M. trapezius.

Hinweis: Bei chronischer Verspannung sollte auch an eine Muskelkettenüberlastung gedacht werden = sternosymphysiale Belastungshaltung nach Brügger.

▋ Behandlung von möglichen Tenderpoints: über Strain-Counterstrain-Technik: Druck auf den Tenderpoint in der Muskulatur geben. Bewegen des angrenzenden Gelenkes, bis der Schmerz nachlässt bzw. die Entspannung des Gewebes spürbar ist. Die Position 90 Sekunden halten und dann passiv wieder in die Ausgangstellung zurückführen.

▮ Behandlung möglicher Triggerpunkte mit Techniken nach Simons/Travel oder INIT:
- INIT: Ischämische Kompression auf den Triggerpunkt bis der Schmerz sich reduziert. Falls nach 30 Sekunden keine Änderung des Schmerzes eintritt, die Kompression lösen und eine Postional Release-Technik anwenden: Annäherung der Strukturen (Vorsicht: OP-Gebiet) bis zum Release, anschließend 7 Sekunden isometrische Anspannung mit darauffolgender Dehnung und Eisanwendung – vom Triggerpunkt in Richtung Übertragungszone:
-- M. trapezius
-- M. sternocleidomastoideus
-- M. levator scapulae.

Verbesserung der Sensomotorik

▮ Wahrnehmung der physiologischen WS-Stellung/Haltungsschulung (Spiegel).

> **Hinweis:** Verbesserung der Tiefensensibilität und Schmerzreduktion über:
> - Kopfpositionierungsübungen in Verbindung mit Laserpointer (Fixation am Kopf): z. B. Nachfahren einer liegenden Acht an der Wand
> - Auge-Kopf-Koordinationsübungen
> - Okulomotorische Übungen

▮ Kopfpositionierung: Wiederfinden einer zuvor eingestellten Kopfposition mit offenen und geschlossenen Augen ⊙.

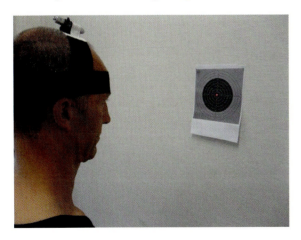

▮ Auge-Kopf-Koordination: Augen bewegen zuerst zum Ziel, Kopf folgt nach.

▮ Okulomotorische Übungen: Kopf stabil (aufgerichtete Haltung) → Auge bewegt, Blick stabil → Kopf bewegt. Progression: 1. ROM, 2. Geschwindigkeiten, 3. Dauer der Übung, 4. ASTE

▮ Atemwahrnehmung (Zwerchfell, Bauchatmung).

▮ Sensomotorisches Training auf Wackel- und Schaukelbrett.

▮ Buch oder Sandsack auf dem Kopf balancieren; im Sitz, Stand, Gang ⊙.

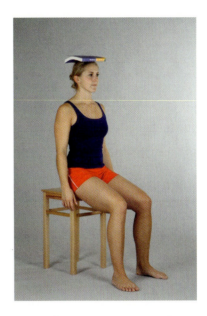

▮ Ideokinese: Steigerung des Körper- und Bewegungsempfindens mithilfe von bildlichen Vorstellungen.

Stabilisation und Kräftigung

▮ Segmentale Stabilisation in verschiedenen ASTEN, beginnend in RL (siehe auch LWS).

Kraniozervikaler Flexionstest (CCF)

Segmentale Stabilisation der Halswirbelsäule über die tiefe zervikale Muskulatur:
▮ M. longus colli
▮ M. longus capitis
▮ Mm. rectus capitis anterior et lateralis = tiefen Nackenflexoren
▮ M. semispinalis cervicis
▮ Mm. multifidi

Testdurchführung:

Patientenposition:

- Rückenlage
- HWS in neutraler Position
- Zunge liegt entspannt dem oberen Gaumen an
- Pressure Biofeedback Unit (PBU) sub-okzipital oder Palpationshand im Nacken. Handanlage: rechte Hand am Okziput, Finger der linken Hand an der HWS-Lordose; Daumen der linken Hand palpiert M. splenius cervicis/M. sternocleidomastoideus ⊙⊙
- Forcierte Bauchatmung von Testausführung

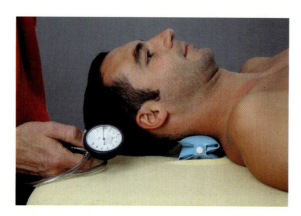

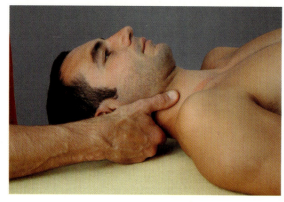

Bewegung:

- Um Überaktivität im oberen M. trapezius und M. levator scapulae auszuschalten, zuerst die Schulterblätter leicht nach dorsal und kaudal bewegen
- Ausführung hochzervikale Flexionsbewegung – „Ja-Nicken"
  Drucksensor auf 20 mmHg aufpumpen, Patient soll Druck auf Sensor erhöhen, Position 10 Sekunden halten
  Bewegung langsam, kontrolliert, ohne große Kraftanstrengung
- Keine Kompensationsmechanismen → dann Steigerung um 2 mmHg

Interpretation:

- Korrekte Aktivierung führt zur Abflachung der HWS-Lordose
- Druckerhöhung wird angezeigt
- Druck lediglich um 2 mm erhöhen, von 20 auf 22 mmHg; Steigerung in 2-mmHg-Schritten bis 30 mmHg
- Handpalpation: Bei korrekter Ausführung nimmt der Druck auf der linken Hand zu

Kompensation:

- Überaktivität des M. sternocleidomastoideus: Retraktion des Kopfes
- Überaktivität der Extensoren (Gewicht Hinterhaupt nimmt zu)
- Überaktivität der supra-/infrahyoidalen Muskulatur (Kiefer sollte entspannt sein)

- Verbesserung der Ausdauerfähigkeit durch Halten der einzelnen Druckstufen für 10 Sekunden (Ziel: 10×10 sec).

- Isometrische Spannungsübungen in BL, SL, RL oder Sitz (Intensität: schmerzfrei, gering), auch in Verbindung mit Zungen- und Augenbewegungen.

- Stabilisation der BWS/LWS.

- Training der korrekten aufgerichteten Haltung.

- Kräftigung der Schulter-Arm- und der skapulothorakalen Muskulatur unter Stabilität der HWS.

- Stabilisation im Stand in Verbindung mit Vitality®-Band oder Seilzug.

- Symmetrisch reziproke und asymmetrische Widerstandskombinationen über Schulterblatt und Becken.

∎ Pezziball mit dem Okziput an der Wand im Stehen fixieren. (Untere HWS in neutraler Stellung).

∎ Üben von Bewegungsübergängen unter muskulärer Stabilisation.

∎ Bewegungsübungen aus der aufgerichten Haltung in Flexion oder Extension, unter Beibehaltung der HWS-Stabilität.

∎ Training der tiefen Nackenflexoren (im Sitz an der Wand) 👁:

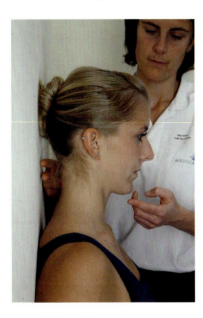

– Freier Sitz/Stand unter segmentaler Stabilisation LWS.

∎ Integrationsschulung Alltag/Arbeitsplatz (funktionell und ergonomisch).

∎ Redcord®: ASTE: RL oder Stand 👁.

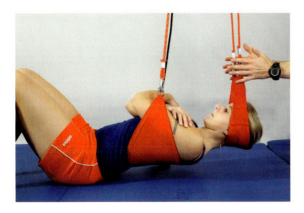

∎ Pilates: Head Nod, Cervical 8.

∎ Übungen mit axialer Kompression: Squats, Lats.

∎ Übungen isometrisch in Extensions- und Flexionshaltung.

∎ Gehen auf dem Laufband.

∎ Automobilisation der angrenzenden WS-Abschnitte unter HWS-Stabilität.

∎ Therapeutisches Klettern.

∎ Verbesserung der Fußstabilität.

Cave: Alle Übungen unter Berücksichtigung der segmentalen Stabilisation von HWS und LWS!

Physikalische Maßnahmen

∎ Fußreflexzonenmassage:
  – Reichlich Wasser trinken, Ausgleichsgriffe nicht vergessen
  – Behandlung der Symptomzonen und vegetativer Zonen.

∎ Akupunktmassage (APM).

∎ Lymphdrainage (Hinweis: Verquellungen im supraklavikulären Raum).

∎ Massage.

∎ Elektrotherapie (sedierende Ströme).

∎ Flächige BGM-Schulter-Nacken-Bereich.

∎ Heiße Rolle.

Tipps:
∎ Baldmöglichste Vertikalisierung!
∎ Geringe Intensität bei allen Stabilisierungsübungen zur Vermeidung der globalen Muskelaktivierung
∎ Lokale Stabilität: Feedforward-Training: niedrige tonische Innervation, propriozeptiver Input
∎ Sitzen mit stabilisierender Grundspannung
∎ Pausen und Körperwahrnehmungsschulung regelmäßig in den Tagesablauf einbauen (Liegepausen einplanen)
∎ Spazierengehen
∎ Rückenschulprogramm (Praxis und Theorie)
∎ Evtl. auch Vorstellung beim Zahnarzt, wegen des Einflusses durch Biss- und Zahnproblematiken

Medizinische Trainingstherapie

▮ Allgemeines begleitendes Training des Herz-Kreislauf-Systems:
- Ergometertraining 1×10 bis 2×15 Min. mit geringer Belastung bei 20–50 W
- Laufbandtraining als Gehtraining mit leichter Steigung
- Cross-/Ellipsoidtrainer 1×10 bis 2×15 Min. mit geringer Belastung bei 20–50 W
- Orthopedic Walking.

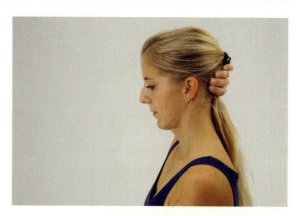

Sensomotorisches Training

Übergang von der bewussten zur unbewussten Bewegungskontrolle.

▮ Segmentale Stabilisation.

▮ Tiefensensibilität (Wahrnehmung der Gelenkposition der HWS).

▮ Körperwahrnehmungsschulung bzgl. Stellung und Bewegung der LWS und des Beckens:
- Feldenkrais, Tai Chi.

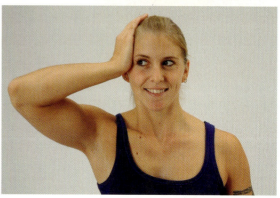

Krafttraining

▮ Intramuskuläre Ansteuerung über Isometrie 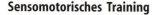 👁 👁 👁.

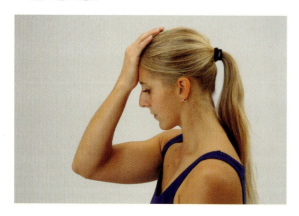

▮ Kraftausdauertraining, angepasst an Vorgaben; Fokus auf die lokalen Stabilisatoren; 4×20 (–50) Wiederholungen im absolut schmerzfreien Bereich.

▮ Isometrische Ansteuerung über lange Haltezeiten mit niedriger Intensität (20–30% mit über 1 Min. Haltezeit).

▮ Overflow über Extremitätenbewegungen bei stabilisierter HWS (segmentale Stabilisation):
- Bankdrücken
- Rudern
- Dips
- Seilzug
- Vitality®-Band: PNF-Armdiagonale.

▮ Unidirektionales Training aus stabilen ASTEN: Sitz am Trainingsgerät; nur mit einer Seite und wenig Gewicht arbeiten 👁 👁.

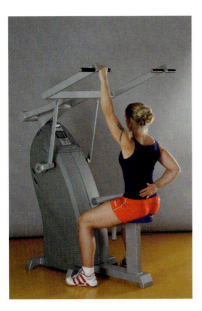

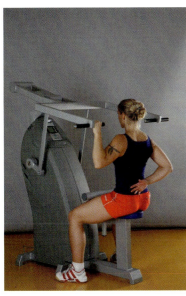

▮ Intensivierung/Rhythmisierung über Atmung.

Therapeutisches Klettern

▮ Lastwechseltraining an mittleren Griffen im Stand ⊙.

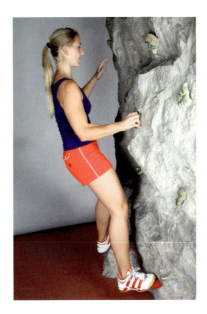

▮ Trittwechseltraining an großen Tritten mit stabiler Griff-Fixation.

14.3 Phase III

Ziele der Phase III (nach ICF)

▊ **Körperfunktion/Körperstruktur:**

- **Verbesserung der Körperwahrnehmung**
- **Wiederherstellung der segmentalen Stabilität**
- **Optimierung der Rumpfstabilität/ Muskelkorsett**
- **Verbesserung der Beweglichkeit**
- Verbesserung der Sensomotorik
- Verbesserung der Muskelkraft
- Schmerzlinderung/-kontrolle
- Verbesserung der physiologischen Bewegungsmuster

▊ **Aktivitäten/Teilhabe:**

- Haltungskorrektur (Erarbeiten ökonomischer Haltung/Arbeitshaltung)
- Aufbau aktiver Coping-Strategien im Umgang mit Schmerzen
- Tipps und Hinweise zur Selbstversorgung bei Anforderungen der täglichen Routine
- Erlernen eines Heimtrainingsprogrammes
- Förderung der Mobilität (Aufrechterhalten und Änderung der Körperpositionen, Gehen und Fortbewegung unter muskulär stabilisierter WS)
- Abbau von Barrieren, die die Teilhabe erschweren (Angst)
- Wiedereingliederung in Beruf, Sport
- Ergonomieberatung für Alltag und Beruf

Therapieinhalte

Physiotherapie

Patientenedukation

▊ Gemeinsame Absprache der Therapieziele und -inhalte mit dem Patienten.

▊ Ergonomieberatung im Alltag und für die Arbeit: z. B. Sitzmöbel, Positionierung des PC; Sport: z. B. Lenkerposition beim Fahrradfahren.

▊ Weiterer Angstabbau/Motivation zur körperlichen Aktivität.

▊ Training der Kopfhaltung, -bewegung beim Autofahren oder bei anderen ADL.

Verbesserung der Beweglichkeit

▊ Mobilisation des zervikothorakalen Überganges, der Rippengelenke und der Brustwirbelsäule nach Befund.

▊ Techniken aus der Kranio-Sakral-Therapie: Occipital Lift, Cranial-base-Release, Unwinding für kraniozervikales Diaphragma.

▊ Verbesserung der Beckenkippung mit Erlernen der physiologischen Mittelstellung.

▊ Mobilisation neuraler Strukturen: Slump, ULNT 1–3.

▊ Segmentale Mobilisation (*Cave:* vorsichtiges Vorgehen in Richtung OP-Segmente nicht bei Spondylodese).

▊ Weichteilbehandlung:
- Behandlung der umliegenden Muskulatur: M. sternocleidomastoideus, Mundboden, Mm. scaleni, M. levator scapulae, M. trapezius, suprahyoidale Muskulatur 👁, Mm. suboccipitales.

Hinweis: Über die am Zungenbein inserierende Muskulatur entstehen Wechselbeziehungen zu folgenden Strukturen: Unterkiefer, Schläfenbein, Pharynx, Schulterblatt, Brustbein, Schlüsselbein und Zunge.

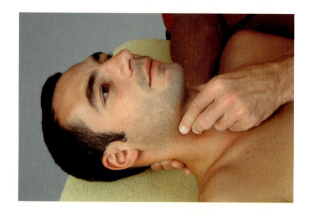

– Behandlung der Faszien: oberflächliche und tiefe Halsfaszie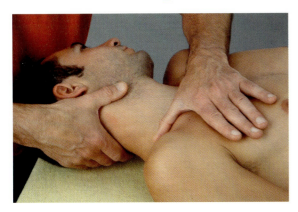

– Behandlung der Ligamente: pleura-zervikale Bänder.

Hinweis: Kontrolle der kranio-mandibulären Funktion aufgrund der Einflussnahme auf die HWS: z.B. Zunahme des Tonus von M. masseter und M. temporalis. Dies führt zu einer hohen zervikalen Extension. Dadurch entsteht ein höherer Input auf den tri-gemino-zervikalen Nukleus durch Afferenzen aus der kranio-mandibulären und kranio-zervikalen Region.

▮ Mobilitätskontrolle der LWS, BWS (mit evtl. manualtherapeutischer Behandlung).

▮ Kontrolle der Beckenstellung und UEX.

▮ Viszerale Mobilisation nach Befund, z.B. Diaphragma, Mediastinum, Leber-, Magen-, Milzfaszien ⊙.

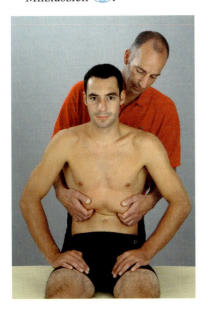

▮ Mobilisation unter Kompression.

Regulierung vegetativer und neuromuskulärer Funktionen

▮ Behandlung von OAA-Komplex (Okziput-Atlas-Axis) sowie Th1–Th5 und Rippen 1–5.

▮ Behandlung neurolymphatischer und neurovaskulärer Reflexpunkte: Nackenextensoren und -flexoren.

Verbesserung der Sensomotorik

▮ Beginn mit Koordinations- und Gleichgewichtsschulung mit Kleingeräten
  – Bodyblade ⊙

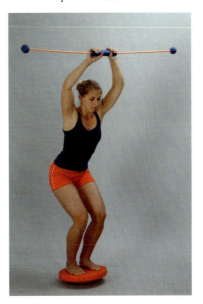

– Gyrotonic.

▮ Training auf labilen Unterlagen (Balancepad, MFT, Kreisel, Pezzi-Ball, Pedalo etc).

Stabilisation

▮ Steigerung der segmentalen Stabilisation; alle ASTEN unter segmentaler HWS-Stabilität:
  – Übergang zu Alltagsbelastungen (ADL)
  – Haltungschulung/Stützfunktionen
  – Kniebeugen/Stufentraining/Treppensteigen
  – Progression durch Hebelvergrößerung/Dynamisierung ⊙.

Modell zur Progression der Stabilisations-übungen (nach O'Sullivan):

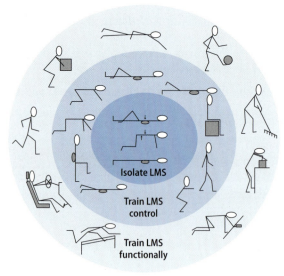

Bild mit freundlicher Genehmigung von O'Sullivan

– Rotationsvariationen in Anbahnung
– Gangtraining.

∎ Vitality®-Band-Übungen aus verschiedenen ASTEN.

∎ Training der tiefen Nackenflexoren in Bewegung von Extension nach Flexion, ASTE Sitz bis RL im Überhang:
– Steigerung im Stand: Kopf an den Ball gestützt 👁.

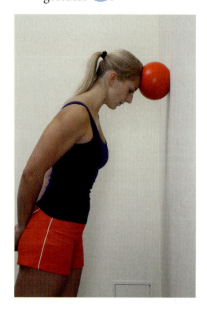

∎ Chopping und Lifting am Seilzug im halben Kniestand oder Einbein-Kniestand (Hüfte in Nullstellung und Rumpfkontrolle).

∎ Training der Nackenextensoren in BL: LWS segmentale Stabilisation, Schulterblatt in Retraktion:
– Kopf anheben
– Steigerung über Gewichtsmanschette oder Vitality®-Band.

∎ Rhythmische Stabilisation in verschiedenen ASTEN. Steigerung durch kurze, schnelle Bewegungen als ständigem Reizwechsel auf die Rückenmuskulatur.

∎ Beginnendes Muskelaufbautraining und Anbahnung der Rotation im Stand mit Zugapparat oder Kurzhantel (unilateral) 👁.

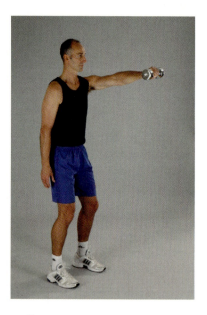

∎ Übungen aus der Bauchlage ohne Gewichte, z. B. „Schwimmübung".
∎ ADL: Bewegungsübergänge mit segmentaler Stabilisation (Hebe- und Bücktraining).

> **Hinweis:** Alle Übungen unter segmentaler Stabilisierung der HWS.

Physikalische Maßnahmen

∎ Klassische Massage in BWS- und Schulter-Nacken-Bereich.

∎ Marnitz-Schlüsselzonentherapie.

▌ Wärmeanwendungen (evtl. ventral nach den Theorien von Brügger).

▌ Akupunktmassage (APM).

▌ Fußreflexzonenmassage (FRZ).

Medizinische Trainingstherapie

▌ Allgemeines begleitendes Training des Herz-Kreislauf-Systems:
  – Ergometertraining: 20 Min. mit geringer Belastung bei 50–75 W
  – Laufbandtraining als Gehtraining (3–4 km/h) mit leichter Steigung (5–10%)
  – Cross-Ellipsoidtrainer: 20 Min. mit geringer Belastung bei ca. 75 W
  – Orthopedic Walking.

Sensomotorisches Training

▌ Segmentale Stabilisation in verschiedenen Positionen: RL, SL, Stand, Kniestand ◉ ◉.

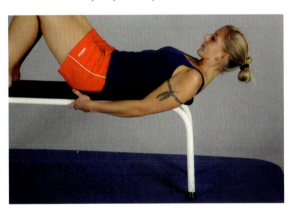

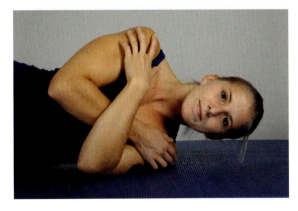

▌ Ansteuerung Mobilisation der HWS in geringem ROM.

▌ Lastwechselkontrolle langsam:
  – Diagonale Arm-/Beinmuster bei stabilisierter LWS/HWS ◉.

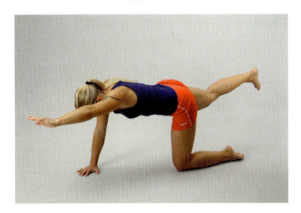

▌ Feedforward-Anbahnung bewusst:
  – Übergeben/Übernehmen von Kleingewichten aus verschiedenen Positionen mit Blickkontakt.

▌ Körperwahrnehmungsschulung bzgl. Stellung und Bewegung der HWS/LWS und des Beckens ◉.

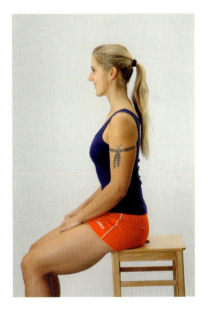

Krafttraining

▌ Intramuskuläre Ansteuerung über Isometrie.

▌ Kraftausdauertraining, angepasst an Vorgaben; Fokus auf die lokalen Stabilisatoren: 4×20(–50) Wiederholungen im absolut schmerzfreien Bereich.

▌ Isometrische Ansteuerung über lange Haltezeiten mit niedriger Intensität im Redcord®
(20–30% mit über 1 Min. Haltezeit) 👁.

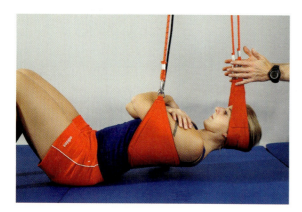

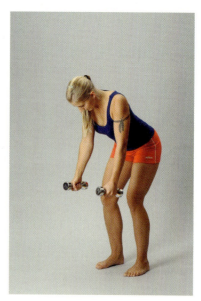

▌ Overflow über Extremitätenbewegungen unter
kontrollierter HWS-Bewegung (segmentale
Kontrolle) unter Einsatz von Seilzug, Vitali-
ty®-Band 👁 oder Hantel 👁 👁.

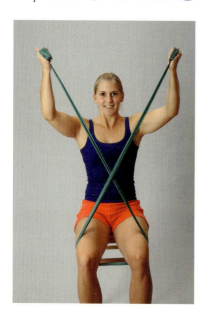

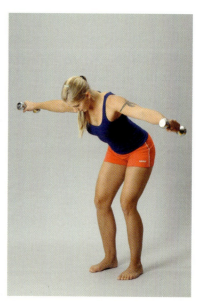

▮ Multidirektionales Training aus variablen AS-TEN, z. B. Gyrotonic ⦿.

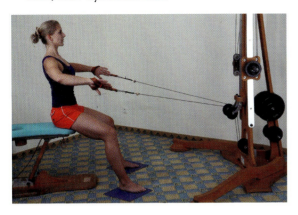

▮ Intensivierung/Rhythmisierung über Atmung.

Therapeutisches Klettern

Alle Grifffolgen werden per Blick antizipiert!

▮ Trittwechseltraining im positiven Wandbereich, Wechsel von Moves (up/down, side to side).

▮ Lastwechseltraining an mittleren Griffen im senkrechten Wandbereich.

▮ Freigabe rotatorischer Griff-Folgen.

14.4 Phase IV

Ziel des Trainings in Phase IV ist die Sportfähigkeit des Patienten. Die sporttherapeutischen Inhalte der Rehabilitationsphase IV nach Operationen an der Halswirbelsäule sind zusammenfassend für die gesamte Wirbelsäule in Kap. 16.4 beschrieben.

15 Brust-/Lendenwirbelsäule: OP-Verfahren/Nachbehandlung

15.1 Frakturchirurgie

Kyphoplastie (Kyphon)

Indikation

▪ Pathologische Wirbelkörperfraktur ohne Beteiligung der Hinterkante und ohne stärkere Achsenfehler.

OP-Technik

▪ Bauchlage auf röntgendurchlässigem Tisch.
▪ Rolle unter Thorax und Becken (Repositionslagerung).

▪ Lokalisation des/der betroffenen Segmente/s radiologisch (C-Bogen).

▪ Perkutane Kanülierung mit Jamshidi-Nadel transpedikulär bis in den/die Wirbelkörper.

▪ Einführen des Ballonkatheters in den Wirbelkörper bis 4 mm vor die ventrale Kortikalis (transpedikulär bds. möglich).

▪ Ballondilatation des betroffenen Wirbelkörpers (max. 300 psi).

▪ Niedrigvisköse Knochenzementapplikation in den entstandenen Hohlraum.

▪ Röntgenkontrollen zur Vermeidung einer Zementleckage.

▪ Schichtweiser Wundverschluss.

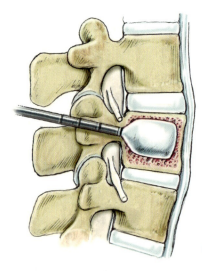

Kyphoplastie

Nachbehandlung

Kyphoplastie (Kyphon) Keine spezifische Orthesenversorgung nötig		
Phase	**Bewegungsausmaße und erlaubte Belastung**	
	ab 1. postoperativem Tag:	– Vollbelastung – Kein Bracing erforderlich – Rumpfstabilisierende KG – Mobilisation nach Schmerzzustand

15.2 Bandscheibenchirurgie

Lumbale Mikrodiskotomie

Indikation

- Gesicherter Prolaps mit eindeutiger radikulärer Symptomatik.
- Akutes Kauda-Konus-Syndrom.

OP-Technik

- Lagerung des Patienten in Knie-Hock-Position.
- Exakte Lokalisation des Segmentes mittels Bildwandler und Kanüle.
- Ca. 3 cm lange Hautinzision von dorsal.
- Inzision der thorakolumbalen Faszie und Spalten nach kranio-kaudal.

- Lösen der Multifidusmuskulatur vom Lig. interspinale und den angrenzenden Dornfortsätzen.
- Darstellen des Foramen interarcuale und Lig. flavum.
- Einbringen des Spekulums zum Lig. flavum und Aufsetzen des Trichters.
- Einbringen des Operationsmikroskops und Fortsetzen der OP in mikrochirurgischer Technik.
- Präparation des Lig. flavum bis zum Epiduralraum.
- Evtl. Durchführung einer Hemilaminektomie.
- Medialisieren des Durasacks und Sicherung der Retraktion mittels Haken.
- Resektion evtl. freier Bandscheibenanteile und Extraktion des Sequesters mit der Prolapsfasszange.
- Schichtweiser Wundverschluss nach Verschluss des Faszien.

Nachbehandlung

Lumbale Mikrodiskotomie Lumbales Stabilisationsmieder (z. B. medi™ Lumbamed disc) für 3 Monate		
Phase	**Bewegungsausmaße und erlaubte Belastung**	
I	*ab 1. postoperativem Tag:*	Mobilisation nach Schmerzzustand unteer strenger Beachtung der Grundprinzipien der Rückenschule
II	*ab 12. Woche postoperativ:*	Fahrradfahren, Beginn Lauftraining
III		
IV	*ab 6. Monat postoperativ:*	Sportartspezifisches Training

15.3 Stabilisierung

Spondylodese dorsal

Indikation

▪ Instabilität durch Laminektomie (beidseitig oder mehrere Etagen).

▪ Symptomatische Spondylolisthese.

▪ Degenerative Skoliose.

OP-Technik

▪ Lokalisation des/der betroffenen Segmente/s radiologisch.

▪ Längsinzision streng mittig über dem betroffenen Wirbelsäulenabschnitt.

▪ Abschieben der Rückenstreckmuskulatur von den Dornfortsätzen bis auf die Wirbelbögen.

▪ Freilegen der Dornfortsätze, Laminae und Wirbelgelenke.

▪ Verankerung der Spondylodeseschrauben durch die betreffenden Wirbelbögen in die Wirbelkörper bilateral.

▪ Vorsichtiges Freilegen des spinalen Abschnitts mit abgehenden Nervenwurzeln durch Laminektomie der betroffenen Segmente bei spinaler Enge.

▪ Verbinden der Schrauben der jeweiligen Seite durch Längsstangen. Anlage von Knochen um die Längsstangen zur späteren Durchbauung und knöchernen Vervollständigung der Spondylodese.

▪ Schichtweiser Wundverschluss.

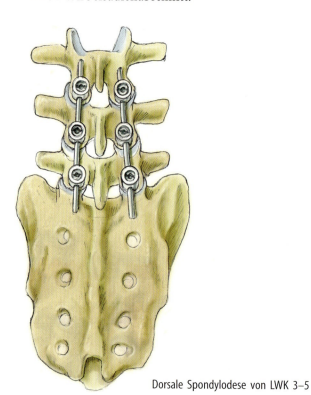

Dorsale Spondylodese von LWK 3–5

Nachbehandlung

Spondylodese dorsal Chairback-Mieder für 12 Wochen postoperativ		
Phase	**Bewegungsausmaße und erlaubte Belastung**	
	ab 1. postoperativem Tag:	– Drehen en bloc erlaubt. Stand vor dem Bett, im Anschluss langsame Mobilisation mit Chairback-Mieder. (Bei Spondylodese der LWS kein tiefes Sitzen für 6 Wochen postoperativ)
	ab 12 Wochen postoperativ:	Nach Konsolidierung der Spondylodese Chairback-Mieder abtrainieren. Zunehmend freie Mobilisation

Brust-/Lendenwirbelsäule: Rehabilitation

16.1 Phase I

Siehe Phase I in Kap. 14.1, S. 266.

16.2 Phase II

Ziele der Phase II (nach ICF)

▌ **Körperfunktion/Körperstruktur:**

- **Verbesserung der segmentalen Stabilität**
- **Verbesserung der Rumpfstabilität/ Muskelkorsett**
- **Verbesserung der Körperwahrnehmung**
- Verbesserung der Sensomotorik
- Verbesserung der Muskelkraft
- Schmerzlinderung/-kontrolle
- Vermeidung von Funktions- und Strukturschäden
- Verbesserung der Beweglichkeit
- Resorptionsförderung
- Regulierung beeinträchtigter vegetativer und neuromuskulärer Funktionen

▌ **Aktivitäten/Teilhabe:**

- Erlernen OP-gerechter Lage- und Positionswechsel
- Korrektur falscher Haltungs- und Bewegungsmuster
- Aufbau aktiver Coping-Strategien im Umgang mit Schmerzen
- Tipps und Hinweise zur Eigenständigkeit bei Anforderungen der täglichen Routine
- Erlernen eines Heimtrainingsprogrammes
- Förderung der Mobilität (Aufrechterhalten und Änderung von Körperpositionen, Gehen und Fortbewegung unter muskulär stabilisierter WS)
- Abbau von Barrieren, die die Teilhabe erschweren (Angst)

Therapieinhalte

Physiotherapie

Patientenedukation

▌ Gemeinsame Absprache der Therapieziele und -inhalte mit dem Patienten.

▌ Erklärung der momentanen Wundheilungsphase und die damit verbundenen Vorgaben (Belastbarkeit und Bewegung), um Zutrauen zur erlaubten Bewegung zu bekommen.

▌ Information über rückengerechtes Verhalten (Rückenschule) entsprechend der Teilhabe des Patienten an ADL-Aktivitäten
- Keine langen Hebel, z. B. über Heben der Beine
- Kein vertikales Bücken
- Drehen „en bloc"
- Lagewechsel und Bewegungsübergänge unter kontrollierter, bewusster muskulärer Anspannung
- Kein langes Sitzen.

▌ Ergonomieberatung.

▌ Erinnerungsfunktion für den Alltag: Hilfen für Erinnerung selbst erstellen (z. B. durch Installation von Merkzetteln).

▌ Bei *Spondylodesen* ist die Hüftgelenkflexion zum Teil abhängig von der Fusionshöhe für 6 Wochen auf 45° (untere LWS) bzw. 90° limitiert (Absprache mit Operateur), und somit ist nur ein erhöhter Sitz erlaubt.

Erklärung für den Patienten:
▌ Wichtiger Bestandteil für die lokale Stabilität der WS, auch bei Extremitätenbewegungen beteiligt, sind die Muskelgruppen: M. transversus abdominis (TA), Mm. multifidi (MF), Beckenbodenmuskulatur und Diaphragma
▌ Synergismus zwischen Adduktoren, Beckenbodenmuskulatur und M. transversus abdominis
▌ Lage der Muskelgruppen; anatomische Erklärung
▌ Schlechte Aktivierung bei LWS-Problematik (Schmerz, Schonung, Bandscheibenproblematik, postop. und konservativ)

Ziele der Behandlung:

■ Willkürliche und automatische Koaktivität MF/TA – Koppelung beider Muskelgruppen unter Koaktivierung des Zwerchfells und des Beckenbodens

■ M. transversus abdominis + Beckenbodenspannung (bei gleichzeitiger Spannung der Hamstring-Gruppe und der Glutäen, sonst ergibt sich eine Automobilisation der LWS)

■ Anbahnung + Koordination + Ausdauer = Aktivierung der beiden Muskelgruppen und Steigerung des Trainings unter zunehmender Last (Hebelverlängerung)

Resorptionsförderung

▮ Nach Befund (siehe Phase I).

Verbesserung der Beweglichkeit

▮ Weichteilbehandlung:
– Behandlung der umliegenden Muskulatur: M. piriformis, M. psoas, M. iliacus, M. quadratus lumborum, Beckenbodenmuskulatur, M. tensor fasciae latae
– Mobilisation der Ligamente: Lig. sacrotuberale, Lig. sacrospinale, Lig. iliolumbale
– Behandlung der Faszien: Fascia thoracolumbalis 👁

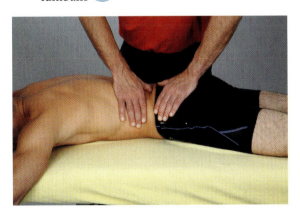

– Querdehnung im Glutaealbereich.

▮ Sakrumtechniken: Mobilisation um die verschiedenen Sakrumachsen: Extension, Flexion Seitkippung.
Cave: OP-Gebiet (L5/S1)!

Hinweis: Gefühlvolle Behandlung, da erhebliche vegetative und emotionale Reaktionen auslösbar sind.

▮ Mobilitätskontrolle von HWS, ISG, HG (mit evtl. manualtherapeutischer Behandlung).

▮ Mobilisation des Fußes.

▮ Kontrolle der Ursachen-Folge-Ketten, Beispiele siehe Anhang.

▮ Korrektur von Beckenfehlstellungen über Lagerung auf Mobilisationskeil oder manualtherapeutische Behandlung.

▮ Kranio-Sakral-Therapie:
– Dekompensation des lumbosakralen Überganges
– Behandlung des Beckendiaphragmas: Einflüsse auf die Position von Os sacrum, Os coccygis, Os pubis (Bauchmuskulatur), Hüftgelenk (pelvitrochantäre Muskeln), Organe des kleinen Beckens.

▮ Verbesserung der Gleitfähigkeit der neuralen Strukturen über vorsichtiges Arbeiten mit Slider- oder Tensioner-Techniken, zur Reduzierung narbiger Adhäsionen
– Mobilisation nach kaudal: ASTE SL: LWS unterlagert und Bein auf Lagerungsblock abgelegt; Hüftbeugung 70° zur Verhinderung weiterlaufende Bewegung LWS (*Cave:* Verkürzung der Mm. ischiocrurales beachten); OSG in maximaler Dorsalextension; Mobilisation über Flex/Ext des Kniegelenks
– Mobilisation nach kranial: ASTE SL: LWS unterlagert; Beine gestreckt; Mobilisation über BWS- und HWS-Flexion.

Regulierung vegetativer und neuromuskulärer Funktionen

▮ Therapie im ortho- und parasympathischen Ursprungsgebiet C8–L2 sowie S2–S4, OAA-Komplex: z.B. Manuelle Therapie, Heiße Rolle.

▮ Behandlung neurolymphatischer Punkte (NLR) und neurovaskulärer Punkte (NVP):
– Mm. gluteus maximus, med. et minimus
– M. iliopsoas.

▮ Behandlung möglicher Triggerpunkte mit Techniken nach Simons/Travel oder INIT:

– Mm. gluteus medius und minimus
– M. longissimus thoracis
– M. quadratus lumborum.

∎ Vorsichtige Vibrationen nach anterior aus der Bauchlage in darüber- bzw. darunterliegenden Segmenten.

∎ Flächige BGM.

∎ Behandlung der Symphyse bei einer sternosymphysialen Belastungshaltung (nach Brügger) und Kreuzung der Adduktoren – Bauchmuskulatur.

Verbesserung der Sensomotorik

∎ Wahrnehmung der physiologischen WS-Stellung (Spiegel).

∎ Atemwahrnehmung (Zwerchfell, Bauchatmung).

∎ Sensomotorisches Training auf Wackel- und Schaukelbrett 👁.

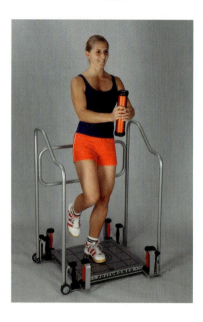

Stabilisation und Kräftigung

∎ Segmentale Stabilisation in verschiedenen ASTEN (siehe nachstehende Checkliste).

Segmentale Stabilisation
Einsatz: Pressure Biofeedback Unit (PBU)

∎ **M. transversus abdominis**
– ASTE RL
– Lage erklären und dabei „Bauchdecke komplett entspannen"
– Einstieg über Wahrnehmung der Bauchatmung
– Palpation (taktile Anbahnung) M. transversus abd. 1–2 cm medial der Spina iliaca ant. sup. – durch Therapeut oder Patient 👁

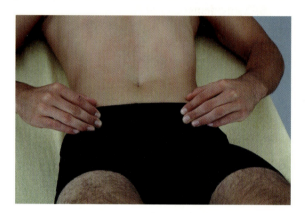

∎ **Tipps:** Mögliche Ansprache an Patienten:
– „Bauchdecke unterhalb des Nabels leicht nach innen ziehen"
– „Machen Sie ihren Unterbauch flach"
– „Spina iliaca anterior superior 1 mm zusammenziehen"
– „Gürtel enger schnallen"

∎ **Mm. multifidi**
Möglichkeiten der Aktivierung:
– ASTE BL
– Erklärungsmodell zum Spannungsaufbau: Wirbelkörper stellen drei übereinanderliegende Klötzchen dar, das mittlere Klötzchen wird 1 mm nach ventral gezogen
– Taktiler Reiz auf den Querfortsätzen (QFZ) 👁 oder seitlich zwischen die Dornfortsätze (DFS) in die Tiefe, Hilfestellung mit Mittel- und Zeigefinger (leicht gespreizte Position). Patient soll gegen den leichten Druck paravertebral/symmetrisch Spannung aufbauen
– Beginn außerhalb von OP-, Narben- oder Beschwerdebereich – dann langsames Vorarbeiten zum Problemgebiet

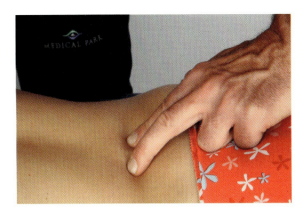

▌ **Beckenbodenmuskulatur**
- Wahrnehmung über Palpation und Husten
- Erarbeitung der Beckenbodenspannung

▌ **Tipps:** Möglichkeiten der Ansprache:
- „Aufzug fahren"
- „Urinverhalt"
- Dann ASTEN variieren: RL/SL/BL/Sitz/Stand/VFST = *möglichst bald vertikalisieren!*
- Hausaufgabe: leichte Anspannung 10×10 Sek./in verschiedenen ASTEN bei Alltagsbelastungen (ADL und Transfer)
- Die Anspannung sollte leicht, langsam und in geringer Intensität erfolgen
- Unabhängig von der Atmung – bei Ausatmung sollte die segmentale Stabilisation gehalten werden!
- Taktile Hilfe: je eine Hand über/unter dem Bauchnabel (Pat. oder Therapeut)
- Anspannung in Stufen (100%/50%/20%) – konstant die 20% Spannung als Basis erarbeiten!

Übungsvariationen:

▌ Variation Seitenlage:
- Anfangs Unterlagerung des Taillendreiecks
- Der Patient soll später in der Lage sein, selbständig den Taillenabstand koordinativ auszugleichen – WS gerade verlaufend!
- Speziell für Segment L5/S1: Vorstellung, den Oberschenkel in der Längsachse Richtung Hüftpfanne zu ziehen
- Falls keine isolierte Anspannung möglich ist (mangelndes Körpergefühl, kognitive Schwäche), über Rotationswiderstände von *proximal* nach *distal* arbeiten.

Erweiterung der Variationsmöglichkeiten bei Beherrschung der Aktivierung:

▌ Variation Rückenlage:
- Grundspannung von 20% aufnehmen
- Kontrolle der Anspannung, Einsatz PBU
- Beine nacheinander in 90/90°-Position bringen und wieder zurück
- Langsames Strecken eines Beines aus 90° Flex – 0° Ext
- Wiederholungsanzahl wird bestimmt durch die Dauer der korrekten Grundspannung.

▌ Variation Vierfüßler-Stand:
- Grundspannung (20% Muskelanspannung)
- Kontrolle der lokalen Stabilität
- Variationen/Schwierigkeitsgrade:
  - – Verkleinerung der Unterstützungsfläche
  - – Progression durch Hebelvergrößerung/Dynamisierung
  - – Statisch-diagonales Heben von Arm/Bein
  - – Dynamisch-diagonale Bewegung der Extremitäten.

▌ E-Technik nach Hanke (z. B. Kriechmuster).

▌ Therapeutisches Klettern: Anspannungsübungen im Stand über Muskelketten 👁, 3D-Verschraubung.

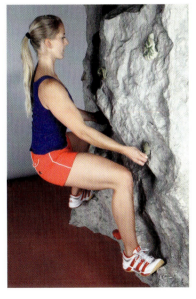

▌ Spiraldynamische Stabilisation für Fuß und Beinachse.

▮ Stabilisationsübungen in BL zur Kräftigung der Extensoren unter Kontrolle der segmentalen Stabilität (PBU) 👁.

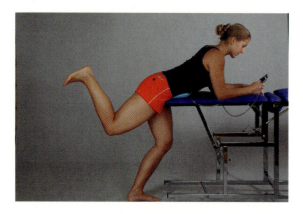

▮ Stabilisation im Stand in Verbindung mit Vitality®-Band-Übungen in aufgerichteter gerader und nach ventral flektierter Haltung 👁 👁.

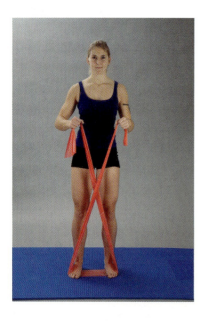

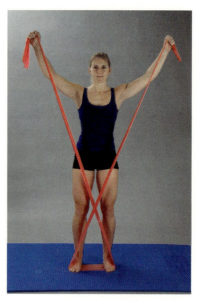

▮ Stabilisationsübungen in SL mit kurzen Hebel (Rotationswiderstand am Becken und unteren Brustkorbrand).

▮ Kräftigung Rücken/Arme mittels Gymstick-Rudern sitzend 👁

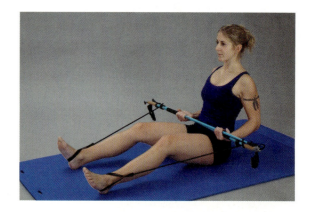

▪ Technikschulung und beginnende Kräftigung axialer Kompression: Neck Press, Front Press, Squats in gefühlten Kniebeugeständen inkl. isometrischer Haltephasen bei 120° und 100° 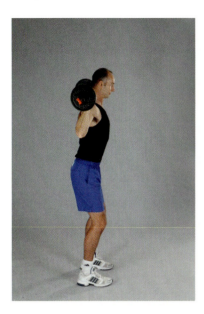 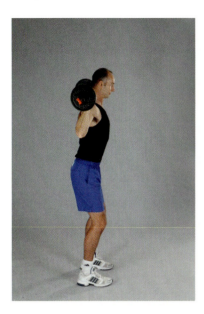.

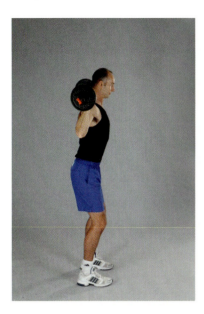

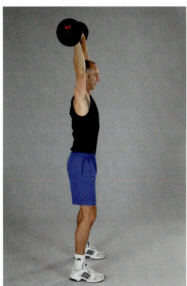

▪ Symmetrisch-reziproke und asymmetrische Widerstandskombinationen über Schulterblatt und Becken.

▪ Üben von Bewegungsübergängen unter muskulärer Stabilisation ◉.

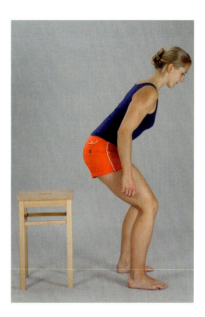

▪ Integrationsschulung für Alltag/Arbeitsplatz (funktionell und ergonomisch).

▪ Redcord® (ASTE: Rückenlage, Stand) ◉.

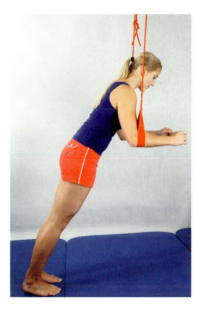

▮ Pilates-System: Reformer 👁.

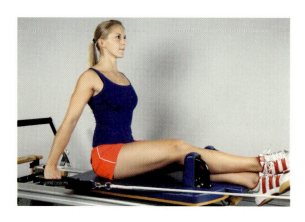

▮ Bewegungsbad.

▮ Tai Chi: Erarbeitung der ersten Schritte, Stand des Bären 👁 👁 👁.

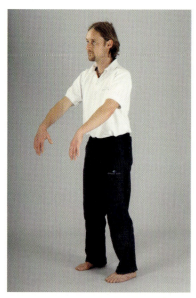

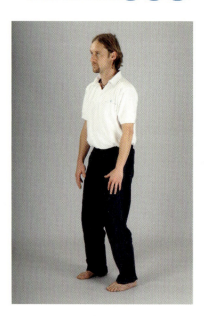

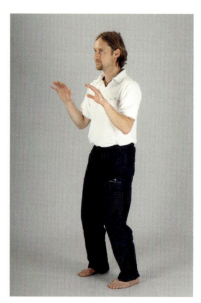

Physikalische Maßnahmen

▮ Fußreflexzonenmassage.

▮ Lymphdrainage (Hinweis: Verquellungen in der Regio epigastrica und Regio inguinalis).

▮ Akupunktmassage (APM).

▮ Wärmepackung auf die Bauchregion.

▮ Massage.

▮ Elektrotherapie: sedierende Ströme, Mikroreizstrom oder Exponenzialstrom bei denerviertem Muskel.

▌ BGM.

▌ Heiße Rolle.

Tipps:
▌ Baldmöglichste Vertikalisierung
▌ Geringe Intensität bei allen Stabilisierungs-übungen zur Vermeidung einer globalen Muskelaktivierung
▌ *Cave:* Bei Übungen im Bewegungsbad in der 3. postoperativen Woche besteht die Gefahr der Instabilität aufgrund mangelnder Stabilisationsfähigkeit!
▌ Sitzen mit stabilisierender Grundspannung
▌ Pausen und Körperwahrnehmungsschulung regelmäßig in den Tagesablauf einbauen (Liegepausen einplanen)
▌ Spazierengehen
▌ Rückenschulprogramm (Praxis und Theorie)

Hinweis: Alle Übungen unter Berücksichtigung der segmentalen Stabilisation: d.h., erst Spannungsaufbau und dann Komplexbewegungen durchführen.

Medizinische Trainingstherapie

▌ Allgemeines begleitendes Training des Herz-Kreislauf-Systems:
– Ergometertraining: 2×10 Min. mit geringer Belastung bei 20–50 W
– Laufbandtraining als Gehtraining mit leichter Steigung (maximal 5%)
– Cross-/Ellipsoidtrainer: 2×10 Min. mit geringer Belastung von ca. 50 W
– Orthopedic Walking.

Sensomotorisches Training

▌ Segmentale Stabilisation auf labilen Unterstützungsflächen (Therapiekreisel, Dotte-Schaukel, Posturomed).

▌ Pilates-Training, Rumpfstabilität (Power House).

▌ Körperwahrnehmungsschulung bzgl. Stellung und Bewegung der LWS und des Beckens ◉ ◉:
– Feldenkrais, Tai Chi.

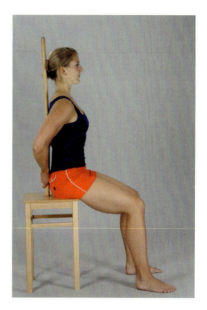

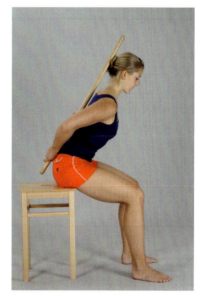

Krafttraining

▌ Intramuskuläre Ansteuerung über Isometrie 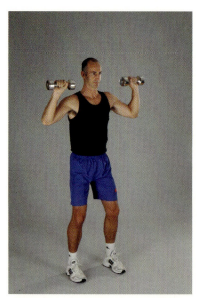.

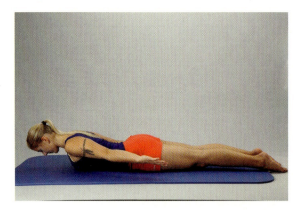

▌ Kraftausdauertraining (angepasst an Vorgaben; Fokus auf die lokalen Stabilisatoren; 4×20 (–50) Wiederholungen im absolut schmerzfreien Bereich).

▌ Isometrische Ansteuerung über lange Haltezeiten mit niedriger Intensität (20–30% mit über 1 Min. Haltezeit)

▌ Overflow über Extremitätenbewegungen bei stabilisierter LWS (segmentale Stabilisation): Vitality®-Band, Seilzug, Pezzi-Ball, Hantel in verschiedenen ASTEN.

▌ Unidirektionales Training aus stabilen ASTEN: z.B. Rückenlage, minimales Anheben eines Beines bei stabilisiertem Becken.
▌ Axiale Kompression: Squats, Dumbell Press.

▌ Extension Static Stabilisation:
  – High Dead Lift
  – Front Press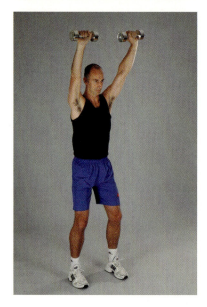

– Barbell Rowing ⊙ ⊙.

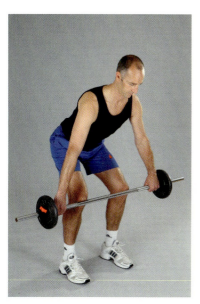

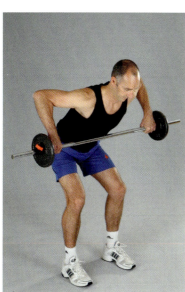

▌ Rotation Static Stabilisation: Dumbell Raises: front ⊙.

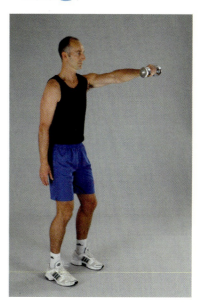

▌ Lateral Static Stabilisation: Dumbell lateral Raise ⊙.

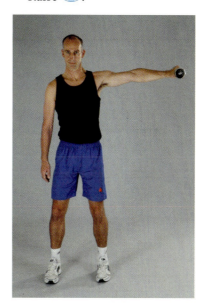

▌ Intensivierung/Rhythmisierung über Atmung.

Therapeutisches Klettern

▌ Lastwechseltraining an mittleren Griffen im Stand.

▌ Trittwechseltraining an großen Tritten mit stabiler Grifffixation.

16.3 Phase III

Ziele der Phase III (nach ICF)

▊ **Körperfunktion/Körperstruktur:**
- **Verbesserung der Körperwahrnehmung**
- **Optimierung der segmentalen Stabilität**
- **Wiederherstellung der Rumpfstabilität/ Muskelkorsett**
- **Verbesserung der Beweglichkeit**
- Verbesserung der die Sensomotorik
- Verbesserung der Muskelkraft
- Schmerzlinderung/-kontrolle
- Verbesserung der physiologischen Bewegungsmuster

▊ **Aktivitäten/Teilhabe:**
- Korrektur falscher Haltungs- und Bewegungsmuster
- Aufbau aktiver Coping-Strategien im Umgang mit Schmerzen
- Tipps und Hinweise zur Selbstversorgung bei Anforderungen der täglichen Routine
- Erlernen eines Heimtrainingsprogrammes
- Förderung der Mobilität (Aufrechterhalten und Änderung der Körperpositionen, Gehen und Fortbewegung unter muskulär stabilisierter WS)
- Abbau von Barrieren, die die Teilhabe erschweren (Angst)
- Wiedereingliederung in Beruf, Sport
- Ergonomieberatung für Alltag und Beruf

Therapieinhalte

Physiotherapie

Patientenedukation

▊ Gemeinsame Absprache der Therapieziele und -inhalte mit dem Patienten.

▊ Ergonomieberatung (Alltag/Arbeit/Sport).

▊ Information über Hilfsmittelversorgung.

▊ Weiterer Angstabbau und Motivation zur körperlichen Aktivität durch Information des Patienten über den aktuellen Stand der Wundheilung und die damit verbundene Belastbarkeit des Gewebes.

▊ Aufzeigen der Wichtigkeit und Förderung der Motivation zur Fortführung eines Heimtrainingsprogrammes zur langfristigen Sicherung des OP-Ergebnisses.

Verbesserung der Beweglichkeit

▊ Verbesserung der Beckenkippung mit Erlernen der physiologischen Mittelstellung.

▊ Mobilisation neurale Strukturen: Übergang von Slider- zu Tensioner-Techniken: Slump, SLR, PKB.

▊ Segmentale Mobilisation (*Cave:* vorsichtiges Vorgehen in Richtung OP-Segmente wie nach einer Spondylodese).

▊ Weiterführen der Sakrumtechniken: Mobilisation um die verschiedenen Sakrumachsen. Unterstützende Lagerung zur besseren Intensität der Techniken: Kopfrotation/Extensionsoder Flexionstellung, LWS/Unterlagerung der Spinae.

▊ Weichteilbehandlung:
- Behandlung der umliegenden Muskulatur: M. piriformis, M. psoas, M. iliacus, M. quadratus lumborum, M. tensor fasciae latae, Beckenbodenmuskulatur, Adduktoren
- Behandlung der Ligamente mittels Querfriktionen: Lig. sacrotuberale, Lig. spinotuberale, Lig. iliolumbale
- Behandlung der Faszien über Druck- und Release-Techniken: Fascia thoracolumbalis, oberflächliche Rückenfaszie
- Viszerale Mobilisation nach Befund: z. B. Dünndarm, Dickdarm, Ileozäkalklappe, Nierenfaszien.

▊ Kontrolle der Mobilität der HWS, BWS, bei Befund Behandlung mit manuellen Techniken oder aktiv durch Nackendrücken mit Langhantel unter Stabilisierung LWS.

▊ Mobilisation des thorakolumbalen Überganges (TLÜ) – Kreuzung der AP- und PA-Muskelkettenlinien sowie der absteigenden anterior posterioren Schwerkraftlinie (Zentrum auf Höhe Th11 und Th12).

▊ Kontrolle der Beckenstellung: Up slip, Down slip, In- und Outflare, Iliumrotationen, L5 (Rotationsposition als Folge der Fixation untere BWS oder Hüftgelenk).

▊ Überprüfung der Ursache-Folgen-Ketten, Beispiele siehe Anhang.

**Regulierung vegetativer
und neuromuskulärer Funktionen**

▪ Behandlung neurolymphatischer Reflexpunkte nach Befund.

Verbesserung der Sensomotorik

▪ Beginn mit Koordinations- und Gleichgewichtsschulung mit und ohne Kleingeräten:
  – Bodyblade, Boing ⊙

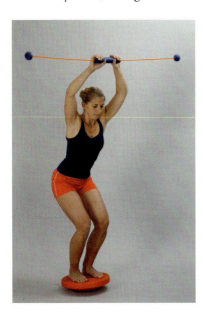

  – Pilates ⊙

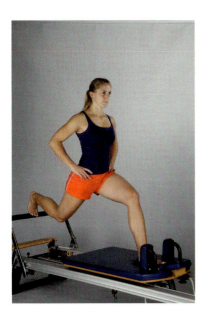

– Gyrotonic ⊙.

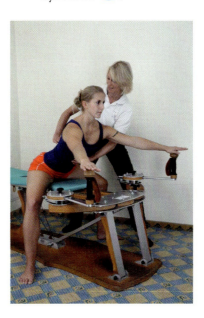

▪ Training auf labilen Unterlagen (Balancepad,
MFT, Kreisel, Pezzi-Ball, Pedalo etc). ⊙.

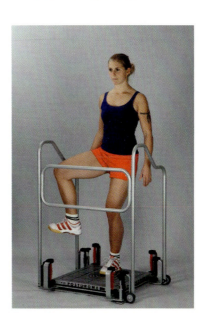

▪ Bewegungsbad:
  – Übungen gegen Widerstand
    (z. B. Schwimmbrett, Ball etc.)
  – Aquajogging
  – Koordinationsschulung.

▪ Dynamische Pezzi-Ball-Übungen (nach Klein-Vogelbach: Cowboy, Cocktailparty etc.).

▪ Verstärktes Training der Bein- und Gesäß-muskulatur: Flowin-Matte, „Brücke" 👁 👁.

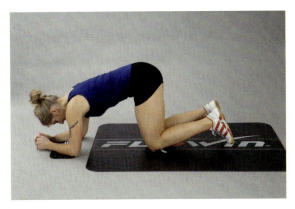

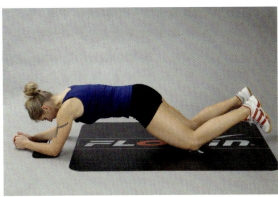

▪ ADL: Bewegungsübergänge mit segmentaler Stabilisation (Hebe- und Bücktraining).

▪ Steppertraining.

▪ Redcord®: hohe Intensität bei M. transversus abdominis 👁 👁.

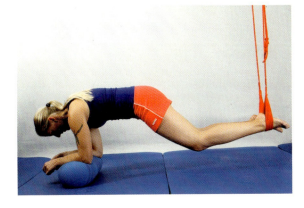

▪ Beginn mit beidbeinigen und Übergang zum einbeinigen Bridging

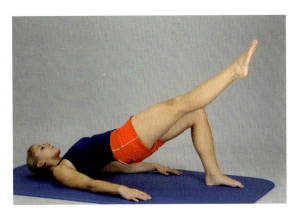

Physikalische Maßnahmen

▪ Klassische Massage BWS und HWS, Gluteal-bereich (vorsichtig LWS).

▪ Marnitz-Schlüsselzonentherapie: Reflexpunkte des N. ischiadicus.

▪ Wärmeanwendungen (ventral nach TCM).

▪ Akupunktmassage (APM).

▪ Fußreflexzonenmassage (FRZ) zur Behandlung von Symptomzonen und vegetativen Zonen.

Medizinische Trainingstherapie

▪ Allgemeines begleitendes Training des Herz-Kreislauf-Systems
  – Ergometertraining
  – Laufbandtraining als Gehtraining (4–5 km/h) mit ca. 10% Steigung
  – Crosswalker
  – Orthopedic Walking.

Sensomotorisches Training

▪ Segmentale Stabilisation in verschiedenen Positionen und in Verbindung mit unterschiedlichen Übungen
  ASTEN: Stand, Seitlage, Kniestand.

▪ Ansteuerung Mobilisation der LWS in mittlerem ROM (z. B. Vierfüßler-Stand, Sitz)
  Aufgabe: Einrollen und Aufrichten über Bewegung des Beckens.

▪ Lastwechselkontrolle langsam:
 – Diagonale Arm-/Beinpattern bei stabiliserter LWS (mit und ohne Gewicht).

▪ Feedforward-Anbahnung:
 – Übergeben/Übernehmen von Kleingewichten aus verschiedenen Positionen.

▪ Körperwahrnehmungsschulung bzgl. Stellung und Bewegung der LWS und des Beckens.

Krafttraining

▪ Intramuskuläre Ansteuerung über Isometrie: Stützvarianten 👁 👁 👁 oder auf labilen Unterstützungsflächen 👁 👁.

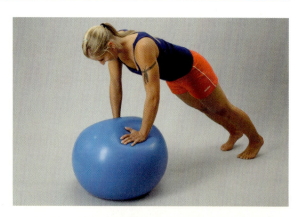

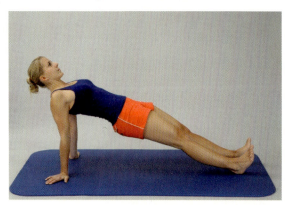

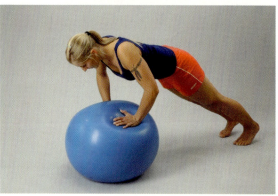

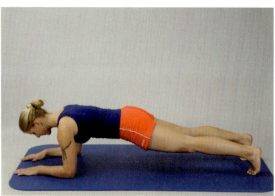

▪ Kraftausdauertraining, angepasst an Vorgaben; Fokus auf die lokalen Stabilisatoren, 4×20 (–50) Wiederholungen im absolut schmerzfreien Bereich.

▪ Isometrische Ansteuerung über lange Haltezeiten mit niedriger Intensität (20–30% mit über 1 Min. Haltezeit).

▪ Overflow über Extremitätenbewegungen unter kontrollierter LWS-Bewegung (segmentale Kontrolle).

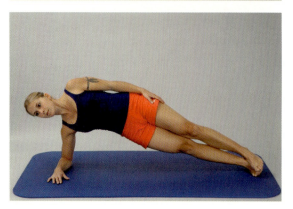

Stabilisation und Kräftigung

▮ Steigerung der segmentalen Stabilisation – Variation in alle ASTEN
  - Grundspannung (20% Muskelanspannung) Kontrolle der lokalen Stabilität!
  - Übergang zu Alltagsbelastungen (ADL)
  - Stand unter Berücksichtigung der 3P-Fuß-Koordination
  - Stützfunktionen
  - Kniebeugen/Stufentraining/Treppensteigen
  - Progression durch Hebelverlängerung und Dynamisierung
  - Rotationsvariationen in Anbahnung
  - Gangtraining.

▮ Aufbau der Stabilisation über längere isometrische Hebel in SL: Rotationswiderstände an Becken und Schultergürtel bzw. Becken und abduziertem Arm in verschiedene Richtungen.

▮ Übungen mit dem Vitality®-Band aus verschiedenen ASTEN.

▮ Abduktion des Beines aus SL mit fixierter LWS.

▮ Rhythmische Stabilisation in verschiedenen ASTEN: Steigerung durch kurze, schnelle Bewegungen als dauernden Reizwechsel auf Rückenmuskulatur.

▮ Beginnendes Muskelaufbautraining und Anbahnung von Rotationsübungen im Stand, RL, SL mit Zugapparaten (unilateral, bilateral).

▮ Stabilisation über die Muskelketten ◉ ◉.

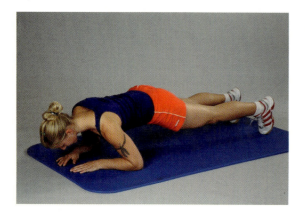

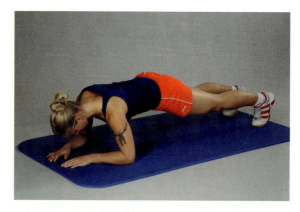

▮ Steigerung der Übungen aus der Bauchlage (z.B. „Schwimmübung") ◉ ◉.

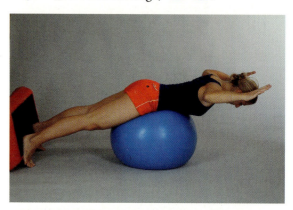

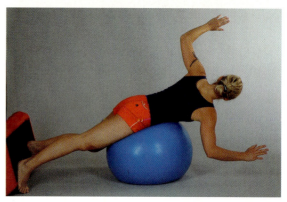

▮ Steigen auf Schemel (einbeinig) mit fixierter LWS (3D-Verschraubung).

▌ Segmentale Bewegungskontrolle:
  – Flexions-/Extensionsbewegung: Good Morning, Back Extension, Stiffed Leg, Dead Lift ⊙

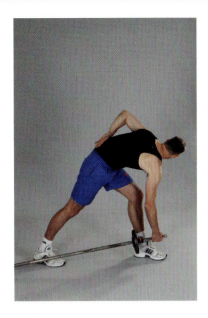

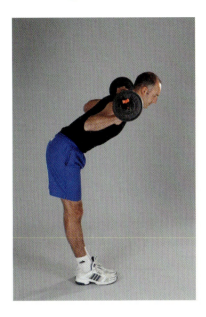

  – Lateralflexionsbewegung
  – Rotationsbewegung: Barbell Rotation, Bend- over Rowing ⊙ ⊙, One armed Rowing ⊙ ⊙, Step-ups ⊙, Lunges.

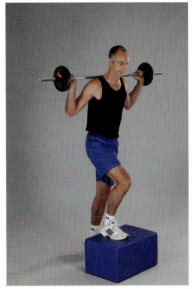

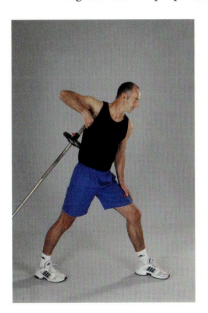

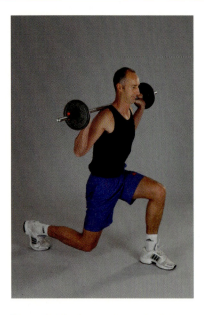

▌ Multidirektionales Training aus variablen ASTEN, z. B.: Schrittstellung, Seilzug diagonal von schräg hinten unten nach vorne oben ziehen, Haramed ◉ ◉.

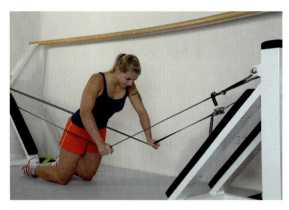

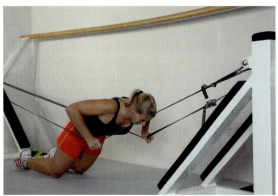

▌ Chopping und Lifting am Seilzug in diagonaler Zugrichtung im Halbbeinstand und Einbeinstand.

▌ Intensivierung/Rhythmisierung über Atmung.

▌ Gyrotonic ◉.

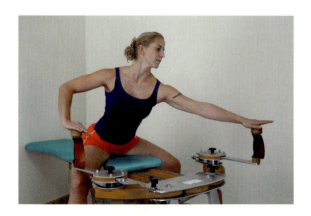

Therapeutisches Klettern

▌ Trittwechseltraining im positiven Wandbereich, Wechsel von Moves (up/down, side to side), achten auf Beckenstabilität.

▌ Lastwechseltraining an mittleren Griffen im senkrechten Wandbereich.

▌ Trittwechseltraining an großen Tritten mit variabler Griff-Fixation.

▌ Freigabe rotatorischer Griff-Folgen ◉.

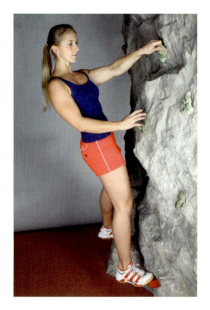

▌ Isokinetik: Stabilisationstraining im Stand gegen stochastische Impulse 👁.

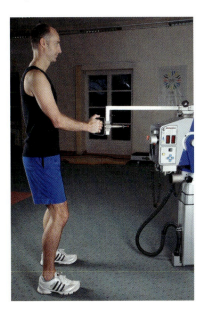

16.4 Phase IV

Sporttherapeutische Inhalte

Wirbelsäule

Allgemein

▌ Bewegungsvorbereitung durch Üben der Belastungsform mit niedriger Last.

▌ Maximalkrafttraining der globalen Muskulatur (2- bis 3-mal pro Woche) als Overflow-Training.

▌ Verteilung der Krafttrainingseinheiten auf Muskelgruppen und verschiedene Tage.

▌ Beachten der klassischen Trainingsprinzipien.

▌ Einbeziehen/Abstimmen mit Wettkampfplanung/Periodisierung.

▌ In jedem Training sportartspezifische Trainingsformen integrieren.

Sensomotorisches Training

▌ Integration in jede Trainingseinheit nach der Aufwärmphase.

▌ 3D-Feinkoordination: z. B. Griff-/Trittverbindungen am Kletterfelsen.

▌ Körperwahrnehmung aus der sportspezifischen Bewegung: eigene innere Fehleranalyse, Fehlerabgleich in Eigen-/Fremd- und Videoanalyse, z. B. Eisschnelllauf auf Slideboard 👁:

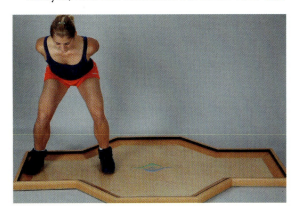

– Instabile Umgebungen, erhöhte Anforderung: z. B. Einbein-Kniebeugen am Haramed, Jonglieren während Pedalofahren, Liegestütz am Haramed, Redcord®-Training) 👁 👁

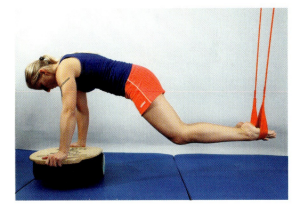

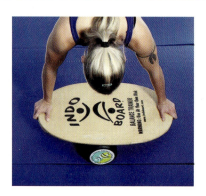

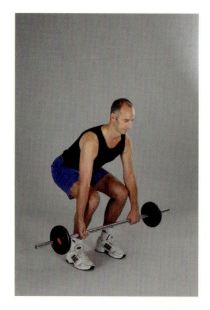

- Feedforward-Training: z.B. Passen/Fangen unterschiedlich großer oder schwerer Bälle, Niedersprünge mit geschlossenen Augen, Landen auf unbekanntem (visuell verdeckt) Untergrund.

Krafttraining

▮ Intramuskuläres Koordinationstraining im vollen ROM, 6×3–5 Wiederholungen:
  - Gerätegestützt: z.B. Beinpresse, Latzug, Back Extension
  - Hanteltraining mit Kurz- oder Langhantel: Good Morning, High Dead Lift, Barbell Rotation, Barbell Rowing, Walking Lunges, Squats
  - Explosive Belastungen (Positiv-Sprünge).

▮ Reaktive Belastungen (Ausstoßen mit Langhantel).

▮ Erlernen der segmentalen Bewegungsregulation:
  - Schnelle Extensionsbewegung
  - Exzentrische Rotationsbewegungen in Extension
  - Exzentrische Rotationsbewegungen in Flexion.

▮ Wurftraining.

▮ Sprungtraining.

▮ Training der lokalen Stabilisatoren (M. transversus abd., Mm. multifidi (dynamisch als funktionelle Ausdauerleister, hohe Wiederholungszahl mit geringer Intensität oder lange Haltezeiten).

▮ Ansteuerung der Belastung weniger über Serien als vielmehr über Aneinanderschalten von verschiedenen Übungen (Sequencing) 👁 👁.

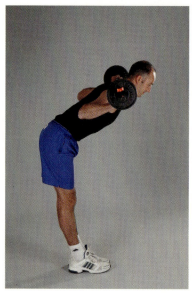

▮ Push up Varianten:
  - breite und enge Armposition
  - Hände oder Füße erhöht
  - Eine Hand erhöht auf Step
  - Hände klatschen

▮ Sumo mit Kettleball

▮ Einbeiniges Kreuzheben mit 2 Hanteln

▮ PNF-Heben mit Pezziball einbeinig
  Start: tiefe einbeinige Kniebeuge, Pezziball seitlich neben Fuß
  Ende: aufrechte Haltung, Pezziball auf der anderen Körperseite neben dem Kopf

▪ Multidirektionales Training aus variablen ASTEN:
  - Imbalanced Squats ⊙ ⊙

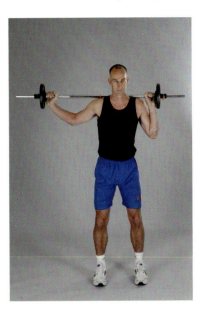

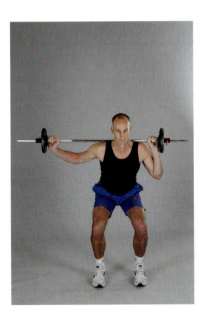

  - Langes mit Oberkörperdrehung in Verbindung mit Pezziball in Vorhalte

  - Rotatorische Standstabilisation ⊙.

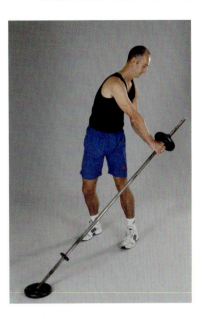

▪ Segmentale Regulation:
  - Fähigkeit zur angepassten Kraftsteuerung (hohe Last, hohe Spannung und Stiffness, niedrige Last, niedrige Spannung und Flexibilität)
  - Reaktiv-situative Belastungen, Training im Dehnungs-Verkürzungs-Zyklus (z. B. Weitsprung, Skisprung)
  - Plyometrietraining (Vordehnung + maximale Kontraktion mit wettkampfspezifischer Bewegung):
    Aufbau:
    – – Allgemein
    – – Vielseitig zielgerichtet
    – – Spezifisch
  - *Beispiel Tennisspieler:*
    1. Babell rotation einarmig
    2. Hantel werfen + halten (bremsen)
    3. Tennisaufschlag mit maximaler Qualität.

▪ Aufbau von Bedingungsvariablen:
  - Präzisionskontrolle (z. B. Stellung Becken während Liegestütz ⊙)
  - Zeitkontrolle (z. B. Ansteuerungszeit bis zur Stabilisation)
  - Situationskontrolle (z. B. Auswahlreaktionen auf Signal)

– Komplexitätskontrolle (Fokussierung auf segmentale Stabilisierung unter erhöhten Anforderungen) 👁 👁.

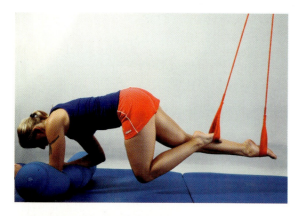

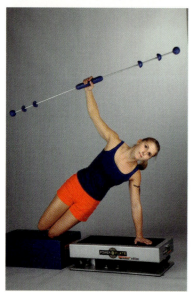

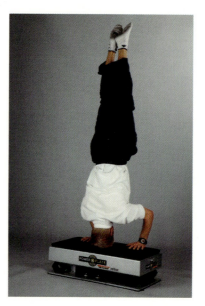

Therapeutisches Klettern

▎ Variables Klettertraining in unterschiedlichen Schwierigkeitsgraden

Beispiele für Trainingsprogramme zum Ende der Reha

▎ **Normale Person:**
  – Tonisierung: Roman Chair, 2–3×15 Wdh
  – Kompression: Dead Lift, 3×10 Wdh, 30% des 1 RM (Wiederholungsmaximum)
  – Exzentrische schnelle Rotation:
    – – Good Morning Inbalance Rotation, 3×5 Wdh (exzentrisch, schnell, azyklisch, Serienpause 3 Min.)
  – Hypertrophie:
    – – Dumbell Rowing one armed, 3×5 Wdh (explosiv, exzentrisch, azyklisch rechts und links)

– Cooling down: Russian Twist, keine Flexion der LWS und kontrollierte langsame Bewegungsausführung, 3×8–12 Wdh 👁 👁.

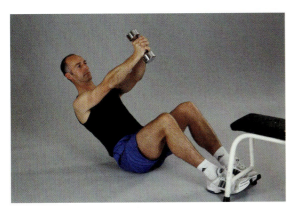

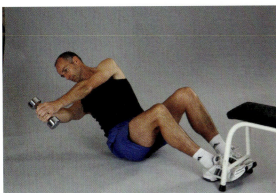

▌ **Marathon-Läufer:**
– Sit-ups, 2×10–15 Wdh
– Good Morning, 2×20 Wdh
  40–50% des 1 RM
– Walking Lunges, 3×20–30 Wdh, rechts und links
– Step-ups zyklisch rechts und links, 25 cm Stufenhöhe; 3×20–30 Wdh
– Lat Pull-down.

17 Anhang

17.1 Glossar

Akupunktmassage: Die spezielle Massagemethode wurde vor fast 50 Jahren von Willy Penzel entwickelt und orientiert sich an dem seit Jahrtausenden bewährten Heilwissen der fernöstlichen Medizin. Im gesunden Körper, so die Überzeugung der „alten Chinesen", zirkuliert die Lebensenergie (das „Chi") ständig entlang von exakt definierten Bahnen, den Meridianen. Diese bilden einen Energiekreislauf, der anderen Systemen übergeordnet ist, sie versorgt und ihre Funktionen aufrechterhält.

Antagonistenhemmung: statische Muskelaktiviät des Agonisten im PNF-Muster gegen Therapeutenwiderstand, um verkürzte/hypertone Muskulatur zu inhibieren (= reziproke Hemmung).

ASTE: Ausgangsstellung.

Belastung: hoch = 70–80% von Einwiederholungsmaximum; höhere = Körpergewicht

BGM: Bindegewebsmassage.

Brisk Walking: 6–8 km/h.

CPM: Continous Passive Motion: Passive Bewegungsschiene.

Cryokinetics: Kurzzeiteisabreibung (ca. 20 Sekunden) im Wechsel mit hubarmen therapeutischen Bewegungsübungen (ca. 2 Minuten), 3–4 Wiederholungen pro Behandlungseinheit.

DVZ: Dehnungs-Verkürzungs-Zyklus.

Dynamische Umkehr: agonistische Technik aus dem PNF-Konzept: wechselnde konzentrische Kontrakion zwischen Agonist und Antagonist im PNF-Muster ohne Entspannungsphase.

EMG: Elektromyograph.

Fazilitation: Erleichtern bzw. Stimulieren von mototrischen Aktivitäten.

Inhibition: Hemmung oder Verhinderung von Muskelkontraktionen oder Nervenimpulsen.

INIT: Integrierte Neuromuskuläre Inhibitionstechnik.

Irradiation: „Überfließen" bzw. die Ausbreitung von Reaktionen und Nervenimpulsen auf gegebene Stimuli.

Kinematische Kette: Zusammenwirken verschiedener Segmente des Körpers während einer Aktivität. Jedes Segment wird von der Bewegung beeinflusst.

MET: Muscle Energy-Technik.

MFT: Muskelfunktionstest.

Motorisches Lernen: 3-Phasen-Modell nach Fitts (1964):
- Kognitive Phase: Lernen ist deklarativ/verbal (Sprachzentrum aktiv): Konzentration auf PT-Auftrag
- Assoziative Phase: Einzelne Bewegungskomponenten werden mit Erfolg und Misserfolg assoziiert und entsprechend beibehalten oder modifiziert; Patient entwickelt Strategie zur Lösung der Aufgabe (sensomotorische und motorische Areale aktiv), Feedback besonders wichtig
- Automatische Phase: Ziel des Lernens; keine bewusste Kontrolle mehr erforderlich.

MT: Manuelle Therapie (nach Kaltenborn-Evjenth, Maitland, Mulligan, Cyriax).

MTT: Medizinische Trainingstherapie.

OAA: Okziput-Atlas-Axis-Komplex.

Ortho- und parasympathische Beziehungen zum axialen System und Organen

- **Wirbel C0–C2/OAA**
  Vagus (para-) Ganglion cervicale sup. (ortho-)
  – – Kopf-/Halsorgane (para- und orthosympathisch)
  – – Herz, Lunge, Thymus, Ösophagus, Leber, Gallenblase, Magen, Milz, Pankreas, Duodenum, Dünndarm, Caecum, Colon ascendens u. transversum, Niere, Nebenniere, oberes 1/3 Urether (para-)

- **Wirbel C6–C7**
  Ganglion cervicale medius (ortho-)
  – – Herz, Lunge, Ösophagus, Leber, Gallenblase, Magen, Milz, Pankreas, Duodenum

- **Wirbel Th1–Th5/Rippen 1–5**
  Ganglion stellatum (ortho-) Truncus sympathicus (ortho-) Plexus cardiacus (ortho-)

– – Kopf-/Halsorgane, Herz, Lunge, Thymus, Ösophagus

- **Wirbel Th6–Th9/Rippen 6–9**
  Ganglion coeliacum (ortho-) Truncus sympathicus (ortho-)
  – – Leber, Gallenblase, Magen, Milz, Pankreas, Duodenum

- **Wirbel Th10–Th11/Rippen 10–11**
  Ganglion mesentericum sup. (ortho-) Truncus sympathicus (ortho-)
  – – Dünndarm, Caecum

- **Wirbel Th12–L2/Rippe 12**
  Ganglion mesentericum inf. (ortho-)
  Truncus sympathicus (ortho-)
  – – Colon ascendens, Colon transversum, Colon descendens, Sigmoid, Nebenniere, Niere, Urether, Beckenorgane, Geschlechtsorgane

- **S2–S4/Sakrum**
  Plexus sacralis (para-)
  – – Colon descendens, Sigmoid, Beckenorgane, Geschlechtsorgane, Untere 2/3 Urether

- **Coccyx**
  Ganglion impar (ortho-)
  – – Beckenorgane.

Overflow: Streuung einer Antwort von einem stärkeren zu einem schwächeren Abschnitt innerhalb einer kinematischen Kette.

PKB: Prone Knee Bend: Test der Neurodynamik bei allen Symptomen im Bereich des Kniegelenks, Oberschenkels und der oberen LWS (Spannungsübertragung über N. femoralis auf Nervenwurzel L2, L3, L4; N. femoralis cutaneus lateralis bei zusätzlicher Hüftextension und Adduktion, N. saphenus bei Einstellung der Hüfte in Abduktion und Außenrotation).

Pneumatische Pulsationstherapie: Die pneumatische Pulsationstherapie basiert auf dem Prinzip des Schröpfens/Saugmassage; allerdings entsteht hierbei kein starres Vakuum, sondern eine pulsierende Unterdruckwelle, die eine Wechselwirkung zwischen Sog und Entspannung erzeugt.

PNF: Propriozeptive Neuromuskuläre Fazilitation, Behandlungskonzept auf neurophysiologischer Grundlage.

Redcord®-System: Schlingensystemkonzept zur ganzheitlichen aktiven Behandlung und zum Training; zur langfristigen Verbesserung von Beschwerden am Muskel- und Skelettsystem (Training von Weak-Links).

RM: Rotatorenmanschette.

ROM: Range of Motion – Bewegungsausmaß.

SLAP: Läsion im Bereich des superioren Labrum glenoidale (Superior Labrum Anterior to Posterior).

SLR: Straight Leg Raise (Test für N. ischiadicus auf Bewegung und Verlängerung gegenüber Grenzgewebe; zusätzliche Hüftinnenrotation, Plantarflexion und Inversion setzt den N. peroneus profundus unter Spannung; Dorsalextension mit Eversion vermehrt die Spannung des N. tibialis; Dorsalextension mit Inversion erhöht die Spannung auf N. suralis.

SLUMP: Kombination aus zervikaler Flexion und Knieextension setzt das Nervensystem maximal unter Spannung: Test bei allen Symptomen an der Wirbelsäule oder in Verbindung mit der OEX/UEX, jedoch nicht bei instabilen Bandscheibensymptomen.

Strain-Counterstrain: Technik zur Behandlung von Tender- und Triggerpunkten.

Thrustpattern: ulnare und radiale Stoßbewegung, abgewandeltes Armpattern aus dem PNF-Konzept.

ULNT: Upper Limb Neural Tissue (provocation) Test.

ULNT 1: Hauptkomponente Abduktion SG – Neurodynamiktest mit Schwerpunkt N. medianus (Störung im kranialen Bereich, Plexus brachialis).

ULNT 2 a: Hauptkomponente Außenrotation und Depression SG – N. medianus (distale Anteile N. medianus, bei Unterarmbeschwerden).

ULNT 2 b: Hauptkomponente Innenrotation SG – N. radialis brevis, (Beschwerden im Bereich des Versorgungsgebietes, wie Epicondylitis lat. humeri, Tendosynovitis M. ext. pollicis brevis, M. abductor pollicis longus).

ULNT 3: Hauptkomponente Außenrotation und Abduktion SG, EBG Flexion – N. ulnaris (bei Karpaltunnelsyndrom, Epicondylitis med. humeri, Thoracic-outlet-Syndrom).

Ursachen-Folge-Ketten:

∎ *Absteigende UFK*

→ Primäre Läsion ist eine Iliumrotation nach anterior + Outflare
- L4-/L5-Rotation durch Zug Lig. iliolumbale homolateral
- Dehnung der Mm. semitendinous und semimembranosus (Funktion Kniegelenk: Flex/IR)
  Dadurch Einfluss auf:
  – – Pes anserinus (z. B. Tendinitis)
  – – medialen Meniskus (Fixation nach dorsal)
- dorsale Kapselspannung
- Dehnung des M. biceps femoris (Funktion Kniegelenk: Flex/AR)
  Dadurch Einfluss auf:
  – – Fibula (cranial translatiert/Einschränkung PF)
  – – N. peroneus
  – – Durchtrittsstelle Gefäß- und Nervenbündel Membrana interossea (Zirkulationsstörungen in US und Fuß; Parästhesien im Verlauf des N. peronaeus communis)
  – – Dehnung M. peroneus longus (IR Os cuboideum)
  – – Dehnung M. tibialis posterior (AR Os naviculare)
- Os ilium anterior führt zu IR-Stellung der Hüfte (IR der gesamten UEX; Talus kippt nach medial; Fußinnenrand vermehrt belastet)
- Probleme beim Sitzen durch Ilium Outflare- Fixation
- Ilium-anterior-Fixation durch Hypertonus M. iliacus = Bezug Beckenorgane.

→ Primäre Läsion ist eine Iliumrotation nach posterior und Inflare:
- Dehnung M. sartorius (Funktion Kniegelenk: Flex/IR)
  Dadurch Einfluss auf:
  – – Pes anserinus
- Dehnung M. tensor fasciae latae (Schmerz laterale Knieseite)
- Dehnung M. rectus femoris (Einfluss auf Tuberositas tibiae; Lig. patellae; Erhö-

hung Anpressdruck im Femuropatellargelenk
- Os ilium posterior führt zu AR der Hüfte; Talus kippt nach lateral; Fußaußenrand vermehrt belastet.

∎ *Aufsteigende UFK*

→ Primäre Läsion ist ein Inversionstrauma:
- Os cuboideum in AR fixiert
- Fibula nach kaudal translatiert
- Dadurch Einfluss auf:
  – – Durchtrittsstelle Gefäß- und Nervenbündel Membrana interossea
  – – Dehnung M. biceps femoris (Iliumrotation nach posterior)
  – – Einfluss auf Tractus iliotibialis
- Ilium-posterior-Rotation führt zu Hypertonus der homolateralen paravertebralen Muskulatur
- Dehnung Ligg. sacrotuberale und sacrospinale
- Basis Os sacrum homolateral relativ anterior
- Torsion im oberen Sprunggelenk (AR Tibia – IR Talus)
- Probleme beim Stehen durch Ilium-Inflare-Fixation.

→ Primäre Läsion ist ein Eversionstrauma:
- Interne Rotation der Tibia und Talus gleitet nach antero-intern

→ Valgusstellung des Calcaneus und Vorfuß Abduktions-Supinations-Bewegung
- mediale Fußgewölbe flacht ab
- Endorotation des Unterschenkels
- Valgus im Knie
- Endorotation Oberschenkel und Hüfte
- Os ilium anterior
- Dehnung Lig. iliolumbale.

→ Primäre Läsion Sturz aufs Handgelenk = Radius cranial und EG in Flexion/varus
- Dadurch Einfluss auf:
  – – Verkürzung M. pronator teres
  – – Ulnar Deviation Radiocarpalgelenk
  – – Schulter vermehrt in IR:
    ACG posterior Rotation
    BWS Flexion
    Rippen in Inspriationsstellung heterolateral und Exspir homolateral
    Lumbale Seitneigung homolateral.

VAS: Visuelle Analogskala-Quantifizierung von Schmerz 0–10.

Walking: 1–6 km/h.

Sachwortverzeichnis

Printing and Binding: Stürtz GmbH, Würzburg